Geschichte des Diabetes mellitus

Überreicht durch
Bayer AG und Schering AG

Hans Schadewaldt

Geschichte des Diabetes mellitus

Mit 38 Abbildungen

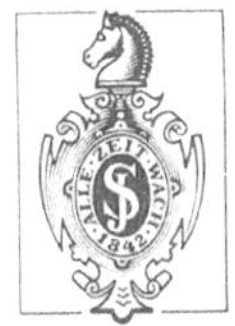

Springer-Verlag Berlin Heidelberg GmbH 1975

Professor Dr. med. Hans Schadewaldt
Direktor des Instituts für Geschichte der Medizin,
Universität Düsseldorf,
4000 Düsseldorf, Moorenstraße 5

Erweiterte Fassung des gleichnamigen Beitrages im
Handbuch der inneren Medizin, 5. Auflage, Band VII/2 A,
Herausgegeben von K. Oberdisse

ISBN 978-3-662-36158-0 ISBN 978-3-662-36988-3 (eBook)
DOI 10.1007/978-3-662-36988-3

Ursprünglich erschienen bei Springer-Verlag Berlin Heidelberg New York 1975.

Satz- und Bindearbeiten: Appl, Wemding.

Inhaltsverzeichnis

Einleitung

(Θώυμα τὸ διαβήτεω πάθος)

„Der Diabetes ist eine rätselvolle Krankheit"

Diese Feststellung des antiken Arztes Aretaios von Kappadozien (um 81– um 138 n. Chr.) besteht auch heute noch mit vollem Recht. Fast zwei Jahrtausende war die eigentliche Ursache dieses merkwürdigen Leidens im Dunkeln geblieben. Endlich glaubte man, mit der Entdeckung des Pankreasdiabetes im Jahre 1889 und der Einführung des Insulins in den Arzneischatz ab 1922 die Ursache und die ätiologische Therapie des Diabetes gefunden zu haben. Da traten auf der Basis des neu erworbenen Wissens auch wieder neue Probleme auf, die der Forschung neue Rätsel aufgaben. Es sei nur an die Insulinresistenz, die Wirkungsweise des Pankreashormons im Fett- und Kohlenhydratstoffwechsel und neuere Erkenntnisse der Pathologie und Elektronenmikroskopie erinnert. Auch die Tatsache, daß Aretaios im 1. nachchristlichen Jahrhundert noch davon sprechen konnte: *„(der Diabetes) ist bei den Menschen auch ganz und gar nicht häufig"*, während 1964 auf dem 5. Kongreß der „International Diabetes Federation" in Toronto Herbert H. Entmacher und Paul S. Marks feststellten, daß in vielen Ländern der Welt heute bereits ein Diabetiker auf 900 gesunde 25jährige Menschen kommt und dieser Quotient bei 25–44jährigen auf 1 : 200, bei 45–64jährigen auf 1 : 50 und bei über 65jährigen sogar auf 1 : 20 ansteigt, gab zu weitschichtigen Überlegungen Anlaß, ohne daß bis heute die außergewöhnliche Vermehrung der Diabetesfälle in aller Welt bis ins einzelne geklärt werden konnte. Sicher ist, daß diese Vermehrung weder allein durch die höhere Lebenserwartung mit einem verstärkten Auftreten von Altersdiabetes noch durch die besseren diagnostischen und therapeutischen Verfahren erklärt werden kann.

Die im Laufe der Geschichte wechselnden Vorstellungen über Entstehung und Behandlung des Diabetes haben natürlich auch die Medizingeschichtsschreibung beeinflußt. Nach der epochemachenden Entdeckung des „Pankreasdiabetes" im Jahre 1889 durch Joseph von Mering (1849–1908) und Oscar Minkowski (1858–1931) waren viele frühere historische Darstellungen zum Thema Diabetes überholt, denn sie hatten natürlich die engen Zusammenhänge, die zwischen dem Diabetes und bestimmten Erkrankungen der Bauchspeicheldrüse bestanden, nicht erfassen können. Während bis vor wenigen Jahren die im Schatten der erfolgreichen Arbeiten von FREDERICK GRANT BANTING (1891–1941) und CHARLES HERBERT BEST (geb. 1899) stehenden Vorläufer, die sich ebenfalls um die Gewinnung von blutzuckersenkenden Pankreasextrakten bemüht hatten, in den medizinhistorischen Darstellungen nur kurze Erwähnung fanden, hat sich dies seit dem spektakulären Eintreten des rumänischen Gelehrten ION PAVEL (geb. 1897) für seinen Landsmann NICOLAS PAULESCO (1869–1931) wesentlich gewandelt (PAVEL und SDROBICI; MURRAY, 1969 a und b, 1971). Freilich hatte schon 1953 AUGUSTE LOUBATIERES (geb. 1912) auf die entsprechenden Verdienste seines Montpellienser Kollegen EMMANUEL HEDON (1863–1933) aufmerksam gemacht, und DICKINSON W. RICHARDS (geb. 1895) hatte 1966 die Arbeiten von ERNEST LYMAN SCOTT (1875–1934) gewürdigt. 1971 hat mein Doktorand KLAUS HELMUT MELLINGHOFF (geb. 1944) GEORG LUDWIG ZUELZERS (1870–1949) Verdienste um die Insulinforschung in einer Dissertation herausgearbeitet und ein Jahr später, 1972, M. PESTEL auch die Arbeiten von EUGENE GLEY (1857–1930) als Vorläufer von BANTING und BEST diskutiert. Es zeigte sich dabei immer wieder, wie wichtig eine subtile medizinhistorische Bearbeitung der Originalliteratur war, und wie man immer wieder auf ältere Abhandlungen zurückgreifen mußte, um das Auf und Ab der Entwicklung der Pankreasextraktforschung bis zur Gewinnung eines am Menschen anwendbaren und wirkungsvollen Insulinpräparates nachzuzeichnen.

Die Diabetesforschung hat in den letzten Jahrzehnten eine Literaturflut entstehen lassen, die ein einzelner nicht mehr bewältigen kann. Den letzten Versuch hierzu unternahm mein Freiburger Lehrer JOSEPH SCHUMACHER (1902–1966), der 1961 auf der Basis jahrzehntelanger Literaturstudien und der bis dahin zur Verfügung stehenden großartigen amerikanischen Bibliographien, der 4 Serien des „Index Catalogue of the Library of the Surgeon-General's-Office" und des „Index medicus", den „Index zum Diabetes mellitus" zusammenstellte. Ich habe einige Jahre an diesem Werk mitarbeiten dürfen und die Schwierigkeiten der gesamten Literaturerfassung sehr intensiv erleben müssen. Schon der Abschnitt „Literatur zur Geschichte" umfaßte darin vier enggedruckte Seiten mit reinen Titelangaben, auf die hier als weiterführende Sekundärliteratur verwiesen sei (SCHUMACHER, 1961, S. 61–64). SCHUMACHER selbst hatte darin seine umfangreiche Arbeit „Hundert Jahre Diabetes mellitus" aus dem Jahre 1956 nicht erwähnt, wohl weil er dem Index eine ebenso ausführliche Einführung voranstellte, auf die der Leser verwiesen sei (SCHUMACHER, 1961, S. 1–34). Auf zwei im „Index" erwähnte medizinhistorische Werke sei indes noch einmal aufmerksam gemacht, da es sich bei diesen um monographische Darstellungen handelt.

Der Direktor des „Diabetic Center" von Athen Nikos S. Papaspyros hatte 1952 ein relativ schmales Buch „The History of Diabetes mellitus" erscheinen lassen, das eine sehr gute Übersicht über die Geschichte der Zuckerkrankheit gab, worin jedoch das Literaturverzeichnis zu wünschen übrigließ, weil es eine relativ kursorische Auswahl bot. Viele für die Geschichte des Diabetes wichtige Autoren waren zwar im Text erwähnt, aber nicht mit ihren Arbeiten in der Bibliographie aufgeführt. Eine erweiterte und revidierte zweite Auflage erschien 1964. Darin war der Diabetes in der Antike ausführlicher dargestellt und ein neues Kapitel über die oralen Antidiabetika, die in jener Zeit aufkamen, angefügt. Nach wie vor von Wert ist auch die Arbeit von Max Salomon (1837–1912), der 1871 eine „Geschichte der Glycosurie von Hippokrates bis zum Anfange des 19. Jahrhunderts" verfaßte und darin ausführlich von Originalzitaten der angegebenen Autoren Gebrauch machte.
Sehr nützlich ist im übrigen gerade für die ältere Zeit die Lektüre der Dissertation von Rudolf Meindl (geb. 1914) aus dem Jahre 1948, die der Autor im Selbstverlag hektographiert herausgab, und einer bei Schumacher noch nicht aufgeführten Doktorarbeit von Joachim Peter Heinz Hoffmann (geb. 1923) „Die Geschichte des Diabetes mellitus" aus Düsseldorf, 1960, die leider ebenfalls nicht im Buchhandel vertrieben werden konnte. In einer dritten Dissertation von Johannes-Hermann Otten (geb. 1932) aus dem Jahre 1966, der sich im besonderen Maße der Entwicklung der oralen Diabetestherapie widmete, ist die Vorgeschichte der modernen Diabetestherapie recht ausführlich dargestellt. Hier sei auch die, bei Schumacher ebenfalls nicht erwähnte, medizin- und kulturhistorische Studie von Günther Wolff (geb. 1922) „Zucker, Zuckerkrankheit und Insulin" aus dem Jahre 1955 genannt. Auch aus drei nicht so sehr für den Forscher, sei er Diabetologe oder Medizinhistoriker, sondern für das breitere Publikum bestimmten Monographien kann man manche nützliche Einzelheit entnehmen. Es sind dies die 1962 zuerst unter dem englischen Titel „The Story of Insulin" von Gerald Alfred Wrenshall (geb. 1912) und Mitarbeitern publizierte Vorgeschichte und Entwicklung des Insulins, in der 1963 herausgekommenen deutschen Ausgabe als „Die Geschichte eines Sieges" apostrophiert, und die beiden 1971 veröffentlichten Bücher von Erwin Lausch „Diabetes, Siege, Hoffnung und immer neue Rätsel" sowie von Helmut Holscher und Rene Kende „Diabetes", die auch zahlreiche Abbildungen bringen.
Die beiden Insulinjubiläumsjahre 1971 und 1972 brachten eine Fülle von medizinhistorischen Darstellungen zu diesem Thema – sie werden bei der Besprechung der Geschichte der Insulingewinnung Erwähnung finden. Allgemeinere Zeitschriftenaufsätze zur Geschichte des Diabetes, die nicht mehr in den „Index zum Diabetes mellitus" von Schumacher Aufnahme finden konnten, verfaßten Angrisani; Barach (1928 u. 1949);

Barthelheimer und Lorentz; Berg (1962b); Drury; Duncan und Clarke; Furfaro; Gemmili; Goldman; King; Kloppe; Leibowitz (1972); Lesky; Levine (1964); Notelovitz, dessen Ausführungen jedoch von James zum Teil kritisiert wurden, Mann, Oliaro; Paton; Poulet, Reshef, Schadewaldt (1968 und s. auch 1971); Scholz; Stöcker (1966); Schneider und Zander. Damit sind aber keineswegs sämtliche medizinhistorische Abhandlungen zur Geschichte des Diabetes erwähnt, die seit 1960 in der Weltliteratur veröffentlicht wurden. Vor allem mußte auf ein Zitieren der Literatur in den nicht gängigen osteuropäischen und ostasiatischen Sprachen sowie in Spanisch und Portugiesisch in diesem deutschen Beitrag verzichtet werden. Der 1961 publizierte Abbildungsband „Famous Faces in Diabetes" von Cecil Striker (geb. 1897) enthält Porträts von 172 Diabetologen und ist damit eine sehr gute biographische Quelle, doch sind die Abbildungen zum Teil sehr mäßig, und die Aufnahme von reinen Phantasieporträts, etwa von Galen (129–199 n. Chr.), Avicenna (980–1037) und Rhazes (um 850–923), um nur einige zu nennen, mindert den wissenschaftlichen Wert.

Die älteren Historiographen der Geschichte des Diabetes haben es – wie übrigens auch noch die meisten Autoren unserer Tage – vorgezogen, die Geschichte der Zuckerkrankheit rein chronologisch darzustellen. Das hat den Vorteil der Kontinuität, jedoch auch den Nachteil gelegentlicher Unübersichtlichkeit, weil es sich gerade bei der Erforschung der Ursachen des Diabetes und seiner Therapie um in der Wissenschaft nicht seltene episodische Ereignisse handelt, die erst in einer späteren Epoche mit fortschreitender Erkenntnis der Zusammenhänge richtig eingeordnet werden konnten. So wurde von einigen Autoren der Versuch gemacht, wenigstens die großen Perioden, die einen inneren Zusammenhang zu zeigen schienen, zusammenzufassen und gegeneinander abzugrenzen. Meindl zum Beispiel hat eine Unterteilung der Diabetesgeschichte in eine solche der außereuropäischen Völker und des Abendlandes vorgenommen und diese wiederum in ein Zeitalter der Antike, Ostroms, der Araber, des Mittelalters und der Zeit des Paracelsus unterteilt, worauf er ein Zeitalter des sogenannten „Diabetes anglicus", eine therapeutische Ära und eine Epoche der Erforschung der pathophysiologischen und physiologischen Stoffwechselzusammenhänge folgen ließ. Frederick Madison Allen (1879–1964) hatte vier Perioden vorgeschlagen (Papaspyros, S. 1). Die älteste bezeichnete er als die *Periode der klinischen Beschreibung* des Krankheitsbildes, die er von der Antike bis ins 17. Jahrhundert ansetzte; die zweite als *diagnostische Periode,* als deren Beginn er die Entdeckung des süßen Geschmacks im Harn durch Thomas Willis (1621–1675) im Jahre 1674 und als deren Höhepunkt er die Erkennung dieser süßen Materie als Zucker durch Matthew Dobson (1746–1784) 1776 betrachtete; die dritte Periode nannte er die der *empirischen Behandlung.* Ihren Kulminationspunkt erreichte sie nach seiner Auffassung mit der von JOHN ROLLO (gest. 1809) eingeführten Fleischdiät; und die letzte, die *experimentelle Periode* begann mit den Arbeiten von CLAUDE BERNARD (1813–1878) über Probleme des Zuckerstoffwechsels vom Jahre 1847 (DUNCAN, S. 12f.).

Ebenfalls ein Viererschema, aber eine etwas andere Einteilung, empfahl J. POULET. Auch er ließ eine erste Periode der *klinischen Beschreibung* bis WILLIS reichen, wobei er besonderen Wert auf die von jener Zeit an erfolgte Unterscheidung in den Diabetes mellitus und Diabetes insipidus legte, eine Bezeichnung, die WILLIS übrigens noch nicht kannte; dann folgte auch bei ihm eine *diagnostische Periode*, wobei sich vor allem die Engländer durch die chemische Analyse des Diabetikerharns auszeichneten; die dritte Periode ließ er zu Beginn des 19. Jahrhunderts anfangen, in ihr wurden besonders die *Stoffwechselstörungen und die biochemischen Veränderungen* studiert; mit dem 20. Jahrhundert begann nach POULET die vierte Periode, die die *Rolle des Pankreas* deutlich machte und zur *Entdeckung des Insulins* führte. Diese letzte Periode wollten ELLIOT PROCTOR JOSLIN (1869–1962) und GERFIELD GEORGES DUNCAN (geb. 1901) noch weiter eingeteilt wissen. Sie gaben den einzelnen Abschnitten die Namen ihrer hervorragendsten Vertreter. So bezeichneten sie die Zeit von 1898–1914 als Naunyn-Ära, von 1914–1922 als Allen-Ära, von 1922–1936 als Banting-Ära, von 1936–1943 als Hagedorn-Ära und von 1943–1951 als sogenannte Best-Ära (DUNCAN, S. 9ff.; DUNCAN u. CLARKE; J.P.H. HOFFMANN, S. 2). Alle diese Einteilungen gingen offensichtlich auf die ältere von SALOMON aus dem Jahre 1871 zurück, der die Geschichte der *„Glycosurie“*, wie er das Krankheitsbild damals noch bezeichnete, in drei Hauptabschnitte einteilte: in eine *alte, mittlere und neue Geschichte.* Die alte schloß bei ihm mit der zweiten Hälfte des 17. Jahrhunderts ab, auch er wählte WILLIS als Endpunkt, und auch bei ihm wurde in dieser Zeit der Diabetes mellitus vom insipidus durch *klinische Beobachtung* bereits getrennt. Das Mittelalter der Diabetesgeschichte reichte bis zu ROLLO, also bis in die Mitte des 18. Jahrhunderts, und führte zu einer *wissenschaftlich unterbauten Diagnostik.* Auch hier wurde wieder der schon erwähnte Name DOBSON genannt. Diese Epoche wurde als die *diagnostische* bezeichnet. Die dritte hingegen vom Anfang des 19. Jahrhunderts an benannte SALOMON als *wissenschaftlich-therapeutische* (SALOMON, S. 489; HOFFMANN, S. 2). Dieser Dreiereinteilung fügte dann wenige Jahre später ARNALDO CANTANI (1837–1893) eine, wie er sich ausdrückte, moderne *experimentelle Periode* hinzu (CANTANI, S. 1; HOFFMANN, S. 2). Mein Lehrer SCHUMACHER hatte in seinem Indexbeitrag 1961, nachdem er in gebotener Kürze die Kenntnisse über den Diabetes in der Frühgeschichte, Antike und Neuzeit behandelt hatte, darauf aufmerksam gemacht, daß die moderne Entwicklung eigentlich ziemlich genau mit dem Jahre 1840 eingesetzt hätte. Denn in diesem Jahr ließ JUSTUS VON LIEBIG (1803–1873) seine berühmte Schrift „Die organische Chemie in ihrer Anwendung auf Agrikulturchemie und Physiologie" erscheinen, der zwei Jahre später sein Lehrbuch der physiologischen Chemie, damals noch „Tierchemie" geheißen, folgte (SCHUMACHER, 1961, S. 6f.). Er erkannte, daß von nun an die weitere Geschichte der Erforschung des Diabetes in vier unterschiedlichen Entwicklungsreihen verlaufen war, nämlich auf der Grundlage von Erkenntnissen der Chemie, der Anatomie und Pathologie, der Physiologie und der Endokrinologie, die alle 1921/22 in der Entdeckung des wirksamen Pankreasfaktors zusammenliefen (SCHUMACHER, 1961, S. 7).

Im Gefolge dieser Überlegungen kristallisierte sich bei den Vorarbeiten zum Drehbuch eines historischen Diabetesfilmes von GEORG MUNK (geb. 1922) 1966 heraus, daß eigentlich die chronologische Darstellung als solche im Rahmen der Geschichte des Diabetes nicht tunlich war, sondern daß man versuchen sollte, eine sog. *„Sanduhrform"* zu konzipieren. Drei voneinander völlig unabhängige Forschungsrichtungen schienen es nämlich zu sein, die erst in den letzten Dezennien des 19. Jahrhunderts zusammenliefen und, sozusagen die Enge der Sanduhr bezeichnend, in der Entdeckung des Insulins 1921 kumulierten. Dies war einmal die *klinische Symptomatik.* Zum andern waren dies die *pathologisch-anatomischen Befunde,* fußend auf der Entdeckung der Funktion des Pankreas, und die Entwicklung der *Biochemie,* die zu einem allmählichen Verständnis der Stoffwechselvorgänge im Organismus führten. Klinik, Pathologie und Biochemie waren also die drei Zweige, aus denen die moderne Diabetesforschung entstanden ist und die nach der Entdeckung des Insulins wieder zum Teil auseinanderstrebten, weil infolge der längeren Lebenserwartung der mit Insulin behandelten Diabetespatienten neue, bisher nur selten gesehene Komplikationen relativ häufig auftraten und sich Fragen der Insulinresistenz und Insulinallergie ergaben. Zum andern wurden durch die Einführung des Elektronenmikroskops wesentliche neue Erkenntnisse über die Struktur des Pankreas und der Inselzellen sowie ihrer Funktion gewonnen. Zum dritten erlaubten differenzierte Experimente neue und bisher unbekannte Einblicke in den Kohlenhydrat- und Fettstoffwechsel des diabetischen Organismus. Daß alle diese Erkenntnisse zusammengenommen dann auch zu weiteren therapeutischen Konsequenzen führten, also sozusagen eine zweite Sanduhrenge andeuteten, sei hier nur am Rande erwähnt. Aber der Einsatz gerade der moderneren oralen Antidiabetika führte häufig erst zur Erkennung bisher nicht beachteter Phänomene auf den drei anderen Gebieten (SCHADEWALDT, 1968).

So soll im folgenden versucht werden, im Rahmen dieser historischen Darstellung die *klinische Symptomatik*, die *anatomischen und pathologi-*

schen Befunde am Pankreasorgan und die *Entwicklung der biochemischen Erkenntnisse* nacheinander zu erörtern und dann, beginnend mit dem Insulin, auf die modernen Antidiabetika einzugehen. Dabei wird es sich zeigen, daß der Satz, den 1924 THEODOR BRUGSCH (1878–1963) niederschrieb und den SCHUMACHER (SCHUMACHER, 1961, S. 34) an den Schluß seiner geschichtlichen Einleitung stellte, zu Recht bestand und heute mehr denn je Beachtung finden dürfte:

„Der Diabetes ist eine personale Erkrankung, und von der richtigen Einstellung auf das personale Moment hängt der Erfolg der Therapie ab, auch wenn allem Anschein nach organizistisch das Pankreas der Sitz der Läsion ist."

Terminologie

Wenn man davon ausgeht, daß der antike Arzt Aretaios einige Jahrzehnte früher gelebt hat als Galen (129–199 n. Chr.), und dafür gibt es eine Reihe von Indizien, auch wenn bisher der letzte wissenschaftliche Beweis dafür fehlt, dann hätte dieser ärztliche Schriftsteller zum ersten Mal den Ausdruck *„Diabetes"* gebraucht. Er steht – wir zitierten eingangs den Satz – zu Beginn der eindrucksvollen Krankheitsschilderung, bei der allerdings bis heute noch nicht entschieden ist, ob es sich um einen Diabetes mellitus, für den vieles spricht, oder um einen Diabetes insipidus gehandelt haben dürfte. Darüber wird später zu diskutieren sein. Nachdem Aretaios sein Kapitel mit den Worten „Der Diabetes ist eine rätselvolle Krankheit" eingeleitet hatte, fühlte er sich doch bemüßigt, innerhalb des Kapitels auf diesen offensichtlich nicht allzu bekannten Terminus technicus noch einmal hinzuweisen, indem er erklärte:

„Und daher hat auch, wie ich glaube, die Krankheit den Namen Diabetes erhalten, als wenn sie ein Weinheber (Siphon) wäre, weil nämlich die Flüssigkeit nicht im Körper bleibt, sondern den Menschen wie eine Röhre benutzt, durch welche sie abfließen kann" (Aretaios, *S. 133;* Schadewaldt, *1968).*

Auch Aretaios' Zeitgenosse Galen benutzte den gleichen Ausdruck, und auch er scheint empfunden zu haben, daß der Begriff Diabetes noch keineswegs bei allen Ärzten seiner Epoche als bekannt vorausgesetzt werden konnte. Denn er fügte seiner Darstellung hinzu, daß man diese Krankheit nicht nur *Diabetes*, sondern auch „Διάῤῥοια εἰς οὖρα" (Diárrhoia eis oúra), also *Harndurchfall*, oder „Ὕδερος εἰς ἀμίδα" (Hýderos eís amída), *Nachttopfwassersucht* nennen würde, was bald in die gesamte ärztliche Literatur in der lateinischen Form des *„Hydrops ad matulam"* einging (Galen, Bd. 7, S. 394; Salomon, S. 493). Schließlich kannte Galen auch noch eine dritte Bezeichnung „Δίψακος" (Dipsakos), die *Durstkrankheit*, die treffend eines der wichtigsten Symptome des Diabetes wiedergab (Galen, Bd. 7, S. 394). Auch fast alle anderen antiken Autoren, die sich mit diesem eigenartigen, in Griechenland damals wohl relativ seltenen Krankheitsbild beschäftigten, glaubten, zusätzliche Erläuterungen geben zu müssen, wenn sie von dem Diabetes sprachen. So betonte RUFUS VON EPHESOS (um 98–117 n. Chr.), also wohl ein Zeitgenosse des ARETAIOS und des GALEN, eine Ähnlichkeit des Krankheitsbildes mit der sog. „Λειεντερία" (Leientería), der Darmruhr, und schlug deshalb als zweite Bezeichnung „Λειουρία" (Leiouría), also *Harnruhr*, vor (RUFUS, S. 35; SCHUMACHER, 1961, S. 2). GALEN und RUFUS haben somit zwei praktisch synonyme Bezeichnungen für den, wie sie meinten, schnellen Durchfluß von Flüssigkeit durch den Körper neben dem offensichtlich älteren Begriff Diabetes erwähnt. Der eine sprach von der *„Diárrhoía eís oúra"*, der andere von der *„Leiouría"*. Beide meinten damit eine Art Harnruhr. Noch CASSIUS FELIX, der um 447 n. Chr. sein Werk über die Medizin niedergeschrieben haben dürfte, glaubte, den Begriff Diabetes näher erläutern zu müssen. Er sagte:

„Die Krankheit wird von den Griechen Diabetes genannt, da ja tatsächlich alsbald nach dem Trinken die Flüssigkeit wegen der Porosität der inneren Organe durch die Harnwege wieder entleert wird, so als ob sie durch einen leeren Raum stürze." (ORTH; SCHADEWALDT, *1968)*

Erst in einer glücklicherweise erhalten gebliebenen Schrift über die akuten und chronischen Krankheiten des byzantinischen Arztes CAELIUS AURELIANUS aus dem 5. nachchristlichen Jahrhundert erfahren wir in einem Abschnitt über die Wassersucht etwas über den offensichtlichen Wortschöpfer. Dort heißt es nämlich:

„Apollonius von Memphis erklärte, daß eine Form von Wassersucht durch Zurückhaltung von Flüssigkeiten ausgezeichnet ist und eine andere Form durch die Unfähigkeit, Wasser zurückzuhalten, so daß, was der Patient auch immer trinkt, dies unmittelbar, als wenn es ein Rohr passiere, ausgeschieden wird, und er behauptet in Übereinstimmung mit den meisten Ärzten, daß derjenige Typ der Wassersucht, der zur Retention führt, in drei verschiedenen Formen auftritt. Aber DEMETRIUS VON APAMAIA *hat diese Krankheit besser von der Wassersucht unterschieden, bei der alles, was getrunken wird, sofort wieder im Urin erscheint, und er hat diese Diabetes genannt."*

Da DEMETRIOS VON APAMAIA ein Nachfolger des alexandrinischen Arztes ERASISTRATOS im 3. vorschristlichen Jahrhundert war, darf man feststellen, daß dieser Begriff offensichtlich schon aus dieser Epoche stammt und daß damals schon zwischen zwei grundverschiedenen Typen von *„Hydrops"* unterschieden wurde, einem, der Wasser im Körper zurückhielt, und einem anderen, der zur sofortigen Ausscheidung der Flüssigkeit führte, ein *„Hydrops cum et sine retentione"*, wie es der bereits im 3. vorchristlichen Jahrhundert lebende APOLLONIUS deutlich angegeben hatte. Auch wenn bis heute strittig ist, ob DEMETRIOS VON APAMAIA im 2. vorchristlichen Jahrhundert (ORTH; SCHUMACHER, S.2) oder erst im 1. Jahrhundert v. Chr. (GEMMILI) gelebt hat, so darf doch festgestellt werden, daß er offensichtlich den Begriff Diabetes früher benutzt hat als ARETAIOS, GALEN und die späteren antiken Ärzte.

Neben den bisher erwähnten Begriffen taucht schließlich im 1. nachchristlichen Jahrhundert bei dem römischen Arzt SCRIBONIUS LARGUS in den etwa im Jahre 17 n. Chr. entstandenen „Compositiones medicamentorum" unter den Magenkrankheiten ein neuer Begriff „ἐγκαῦσις" (Enkausis) auf, was soviel wie *„Verbrennung"* bedeutet und auch in dem lateinischen Text des Traktats mit diesem griechischen Begriff bezeichnet wird. Da es sich dabei um eine Krankheit handelt, die alle Säfte des Magens austrocknete und die Kranken zwang, ganze Krüge voll Wasser zu trinken, ohne auch nur im geringsten damit ihren Durst löschen zu können, ist damit wohl sicher der Diabetes bzw. der „Dipsakos", die Durstkrankheit der griechischen Ärzte, gemeint (ORTH). Jedoch ist diese Bezeichnung, die zweifelsohne die ausgeprägte Polydipsie mit dem Gefühl des Vertrocknens, ja sogar des Verbrennens wiedergeben sollte, bei anderen antiken ärztlichen Schriftstellern nicht zu finden. Dagegen hat sich der Begriff *„Dipsakos"*, die Durstkrankheit, gehalten und ist außer bei GALEN bei AETIOS, ALEXANDER VON TRALLES und PAULOS VON ÄGINA nachzuweisen (ORTH). Der Begriff selbst wurde übrigens von ARETAIOS darauf zurückgeführt, daß man nach dem Biß einer *„Dipsas"* genannten Schlange von einem ungeheuren Durst geplagt würde (ARETAIOS, S. 134). Doch hat sich schließlich der Begriff *Diabetes,* aus dem 2. vorchristlichen Jahrhundert stammend, schnell durchgesetzt und ist heute in aller Welt gebräuchlich.

In den letzten Jahren hat sich allerdings ein philologischer Streit darüber entzündet, ob die bisher übliche Übersetzung von *Diabetes* als eine Art Weinheber überhaupt berechtigt sei. Insbesondere FOLKE HENSCHEN (geb. 1881), THEODORE JAMES und KARL KALBFLEISCH (1873–1946) haben sich mit diesem Problem auseinandergesetzt. In der Tat ist die normale griechische Bezeichnung für den Weinheber das auch uns bekannte Wort „Σίφων" (Siphon). Ursprünglich bedeutete „Διαβήτης" (Diabetes), abgeleitet von „διαβαίνειν" (diabainein = ausschreiten), den Krieger, der sich breitbeinig dem Feind gegenüberstellt und im übertragenen Sinne den zweischenkligen Zirkel, mit dem die Mathematiker arbeiteten. Erst in der Spätzeit, so bei JUNIUS MODERATUS COLUMELLA um 60 n. Chr. und bei dem in der gleichen Zeit lebenden alexandrinischen Physiker HERON, würde der Begriff auch als Doppelheber zur Entnahme von Wein aus dem Fasse gebraucht (KALBFLEISCH). Wie dem auch sei, es besteht offensichtlich kein Zweifel, daß sich dieser von DEMETRIUS VON APAMAIA wohl erstmals geprägte Begriff von dem griechischen Verbum

„διαβαίνειν“ (diabaínein) ableitet, was übertragen auch soviel wie überschreiten, übersetzen, durchgehend bedeuten kann und damit durchaus den griechischen wissenschaftlichen Vorstellungen jener Zeit entsprach. Eine weitere philologische Diskussion hat sich im übrigen an dem Adjektiv *„mellitus“* entfacht, das in die medizinische Terminologie überhaupt erst offensichtlich JOHANN PETER FRANK (1745–1821) Ende des 18. Jahrhunderts eingeführt hat (FRANK, § 479, S. 39; SALOMON, S. 566; EBSTEIN (1907); SCHADEWALDT 1968). Noch BERNHARD NAUNYN (1839–1925) benutzte im Titel seines später so berühmt gewordenen Werkes die Bezeichnung *„Diabetes melitus“* und ging auch davon, nachdem dieser Titel der ersten Auflage von 1898 von Rezensenten beanstandet worden war, bei der zweiten Auflage von 1906 nicht ab. Im Gegenteil, er setzte in diese Auflage eine Verteidigung für seine Schreibweise ein, indem er betonte (NAUNYN, S. VI; s. Abb. 34):

„Wir schreiben wenigstens, außer im Englischen, aber Melituria, und darin liegt, wenn ich es recht verstehe, der Hinweis darauf, daß wir dieses Wort aus dem Griechischen ableiten. Dann ist es, um eine Übereinstimmung zu erzielen, das einfachste, die gleiche Ableitung auch für Diabetes melitus gelten zu lassen und melitus mit einem „l“ zu schreiben“.

NAUNYN war also offensichtlich ein guter Humanist, dem es widerstrebte, dem griechischen Substantiv Diabetes ein vom lateinischen „mel“ (Genetiv „mellis“) abgeleitetes Adjektiv zur Seite zu stellen und der es vorzog, auch die griechische Fassung von honigsüß „μέλιτος“ (mélitos) zu verwenden.
Neben der Schreibung ergeben sich auch Konsequenzen für die Aussprache, denn das lateinische Adjektiv mellitus muß wegen des langen „i“ auf eben diesem Vokal betont werden. Das griechische „μέλιτος“ (mélitos) wird hingegen auf dem Epsilon betont. In der Regel hat sich aber in unserer Zeit ein philologisch nicht exakter Kompromiß eingestellt, indem die lateinische adjektivische Bezeichnung mellitus mit zwei „ll“ benutzt, aber die griechische Betonung auf der ersten Silbe verwendet wird.
Nur in der deutschen Sprache hat sich neben dem allgemein akzeptierten Begriff Diabetes die Bezeichnung *Zuckerharnruhr* oder *Zuckerkrankheit* eingebürgert, die natürlich erst entstehen konnte, nachdem als entscheidendes Symptom der Zuckergehalt des Urins festgestellt worden war. Der antike Begriff der „Διαρροια εἰς οὖρα“ (Diarrhoia eis oura), der *Harnruhr*, hatte bis ins 19. Jahrhundert überlebt. Er findet sich z. B. noch in einer Münchener Dissertation aus dem Jahre 1852 von ALVANITKI. Ein Jahr später ist auch schon die Rede von der *Zuckerharnruhr* (FALCK), doch liegen zur Zeit noch keine exakten Untersuchungen vor, die die Einführung dieses typisch deutschen Begriffes chronologisch eindeutig bestimmen lassen können.

Klinische Symptomatik

Es ist überraschend, daß sich im Corpus Hippocraticum, das etwa im 3. vorchristlichen Jahrhundert entstanden sein dürfte und das aus Schriften verschiedener Autoren – nur wenige sind von HIPPOKRATES (460–375 v. Chr.) selbst verfaßt – besteht, kein einziger Hinweis auf den Diabetes findet. Weder kommt der offensichtlich erst im 2. vorchristlichen Jahrhundert von DEMETRIOS VON APAMAIA eingeführte Fachausdruck im Corpus Hippocraticum vor, noch findet sich irgendwo unter den zahlreichen, außerordentlich subtilen Krankenschilderungen irgendeine Darstellung des Verlaufs einer Zuckerkrankheit. Dies hat bis zum heutigen Tage die Medizinhistoriker überrascht. Man muß aber darauf verweisen, daß offensichtlich der Diabetes in der Antike relativ selten diagnostiziert worden ist. Selbst GALEN berichtet, daß er nur zwei Fälle in seinem Leben gesehen habe, und auch ARETAIOS erwähnte, wie schon berichtet, daß diese Krankheit nicht häufig bei den Menschen vorkäme.
Aber nicht nur im Corpus Hippocraticum, auch in den ägyptischen medizinischen Papyri, die vor einigen Jahren von HERMANN GRAPOW (1855–1967) in bewundernswürdiger Weise ediert und kommentiert worden sind, findet sich kein Hinweis auf eine Krankheit, die dem Diabetes ähneln würde. Freilich gibt es in diesen medizinischen Schriften, insbesondere im Papyrus Ebers, der um 1550 v. Chr. entstanden sein dürfte, eine Reihe von Rezepten, die einen sog. „Überfluß an Harn" beeinflussen sollten (DEINES, GRAPOW u. WESTENDORF, Bd. 4, 1, S. 134f.). Die Auffassungen verschiedener Autoren, daß es sich dabei um Rezepte gegen einen Diabetes gehandelt hätte, sind jedoch durch keinerlei spezifisch-klinische Hinweise in den Papyri selbst abgesichert (PAPASPYROS, S. 4; WOLFF 1955; HOLSCHER und KENDE, S. 23; OTTEN, S. 10), und man sollte vielleicht vorsichtiger mit STÖCKER (1966) allenfalls von Rezepten zur Behebung einer Polyurie sprechen. Überhaupt muß man sich hüten, bei der Erwähnung des Terminus „Diabetes" sofort an unsere Zuckerkrankheit zu denken. Dies gilt für den ägyptischen und für den antiken Kulturraum, denn Beseitigung des Überflusses an Harn kann natürlich auf ganz unterschiedliche Krankheitsbilder schließen lassen, sei es ein Diabetes mellitus, ein Diabetes insipidus oder nur eine Zystitis mit Strangurie. Daher ist äußerste Vorsicht bei der Interpretation der betreffenden Rezepte bezüglich ihrer Beziehung zum Diabetes mellitus am Platze. Es geht nicht an, daß man die Verwendung von bestimmten

Kohlenhydraten als komaverhütende Maßnahmen ansieht und glaubt, daraus weitreichende Schlüsse über die Kenntnisse der alten Ägypter bezüglich des Diabetes ableiten zu können.

Tatsache bleibt, daß in der ägyptischen Medizin kein spezielles Krankheitsbild des Diabetes, wie es uns in der griechischen Heilkunde entgegentritt, bekannt wurde und in den bisher veröffentlichten Papyri niedergelegt wäre. Die wenigen Rezepte, die offensichtlich gegen verschiedene Arten von Pollakis- oder Polyurie empfohlen werden, stützen keineswegs die Auffassung, daß die ägyptischen Ärzte bereits den Diabetes diagnostiziert hätten. Auf die Wiedergabe der Rezepte gegen Harnflut aus den drei ägyptischen medizinischen Schriften, den Papyri Ebers, Berlin und Kahun, wird verzichtet, da sie im „Grundriß der Medizin der alten Ägypter“, Bd. 4, 1 (DEINES u.a.) in neuester Übertragung abgedruckt sind. Hinweise auf eine mögliche Beeinflussung einer Harnflut durch die vorwiegend vegetabilen Ingredienzien in diesen Rezepten bringt im übrigen WOLFF (1955).

Wesentlich anders ist dieses Problem in der altindischen Sanskritmedizin, etwa in den Lehrbüchern von SUSRUTA, CHARAKA und VAGBHATA, zu beurteilen. In diesen berühmten medizinischen Schriften, die etwa in der Zeit zwischen 300 v.Chr. und 600 n.Chr. entstanden sein dürften, deren genaue chronologische Einordnung jedoch bis heute sehr schwierig ist, erscheinen immer wieder Hinweise auf spezifische Erkrankungen, bei denen ein *Zuckerrohrharn* (Iksumeha) oder ein *Honigharn* (Madhumeha) zu konstatieren seien, wobei nicht nur die zusätzlichen Hinweise auf eine „Hastimeha“, d.h. einen *Harnfluß wie bei einem brünstigen Elefanten* oder auf die Beobachtung, daß Ameisen und Insekten zu einem derartigen Harn hineilen würden, um sich an diesem süßen Abfallprodukt zu delektieren, Indizien für echte diabetische Krankheitsfälle sind (SCHUMACHER, 1961, S. 4; L.L. FRANK).

Die Frage, ob die altindischen Ärzte bereits den Zuckergehalt des Diabetikerharns erkannt haben, ist bis heute umstritten. Tatsache ist, daß ziemlich gleichlautend in allen drei Lehrbüchern eine Systematik von Krankheitseigenschaften des Harns zu finden ist, wobei 20 verschiedene Harnflußarten unterschieden werden. Sie werden in Sanskrit „*Prameha*“ genannt. Ausgelöst werden sollten diese krankhaften Harnflußerscheinungen durch drei in der indischen Medizin sehr häufig erwähnte Krankheitsursachen, die sog. „Tridosa“ Schleim (Kapha), Galle (Pitta) und Wind (Vataja). 10 der 20 Harnvariationen werden vom „Schleim,“ 6 von der „Galle“ und 4 vom „Wind“ ausgelöst. Die zweite der durch „Schleim“ hervorgerufenen Harnanomalien wurde nun in der „Charaka Samhita“ als „*Iksumeha*“, Zuckerrohrharn, bezeichnet, eine zweite durch „Wind“ ausgelöste Harnflußerkrankung erhielt den Namen „*Madhumeha*“ (Honigharn). Auch in den beiden anderen großen Standardwerken der indischen Medizin tauchen diese Begriffe bei der Aufzählung der 20 Harnflußarten auf. Bis ins 20. Jahrhundert hinein haben sich, vor allem aufgrund eines Berichtes des englischen Arztes THOMAS CHRISTIE aus Ceylon in Indien, der dort 1805 von einem eingeborenen Arzt über die Krankheitsbilder des „*Madhumeha*" eingehend informiert worden war und der wohl als erster die Ansicht aussprach, daß die Inder nicht nur den Diabetes gekannt, sondern auch die süße Qualität des Harns als erste beobachtet hätten, die Medizinhistoriker mit dieser Frage beschäftigt. Die Befürworter dieser Theorie, die sich mehr oder weniger intensiv mit CHRISTIES Mitteilungen und den nachfolgenden englischen Übersetzungen der drei indischen Sanskritwerke auseinandersetzten – die Autoren waren in der Regel des Sanskrits selbst nicht mächtig –, hat MEINDL in seiner Dissertation (S. 5ff.) im einzelnen erwähnt. SALOMON (S. 520) und SECKENDORF meldeten jedoch bereits als erste gewisse Bedenken an, weil von der Kenntnis des süßen Urins in der griechischen Antike nie die Rede war und auch sonst in späteren Zeiten, trotz der relativ engen Beziehungen Europas zu Indien, nach den Entdeckungsreisen, niemals, bis auf CHRISTIE im Jahre 1805, irgendeine Kenntnis darüber nach Europa gelangt sei.

Da erschien 1932 die umfassende Arbeit des hervorragenden deutschen Sanskritkenners und Medizinhistorikers REINHOLD F.G. MÜLLER (1882–1966), der erhebliche Bedenken gegen die Ansicht vortrug, daß die alten Inder bereits die Glukosurie gekannt hätten, und meinte, daß die als „Honigharn" oder „Zuckerrohrharn" bezeichneten Krankheitsbilder nur im übertragenen Sinne aus der altindischen Mentalität heraus gedeutet werden dürften. In einer 1942, zehn Jahre später, erschienenen allgemeinen Übersicht hat MÜLLER diese Auffassung noch einmal bekräftigt. 1957 ist dann der englische Experte LUDWIG L. FRANK ausführlich auf den ganzen Problemkomplex eingegangen und hat sich vor allem auch mit MÜLLERS Thesen auseinandergesetzt. MÜLLER meinte, daß nicht jede Form von Prameha als Polyurie, als Harnruhr, angesehen werden könne, sondern daß sich darunter vielleicht auch Fälle von Pollakisurie verbergen würden. FRANK wies auf die besondere Krankheitsvarietät, „*Hastimeha*" (Urin eines brünstigen Elefanten) hin, was doch sehr für eine Polyurie, eines der Hauptsymptome beim Diabetes, spreche. MÜLLER betonte, daß nirgends in den altindischen Texten von einem Kosten des Harns die Rede sei. Er schloß allerdings nicht aus, daß eine solche Prüfung in Gegenwart des Arztes von dem Patienten selbst vorgenommen worden sei. FRANK wies auf die sehr interessante Beobachtung der Attraktion von Ameisen und Insekten hin, und wenn MÜLLER sich über die reichliche Verordnung von Honig und Zucker bei der Behandlung von Patienten, die von Iksu- und Madhumeha befallen waren, wunderte, so konnte FRANK mit Recht darauf verweisen, daß ja auch in späteren

Jahrhunderten im Sinne einer Substitutionstherapie gerade Zucker und Kohlenhydrate in reichlichen Mengen Diabetikern gegeben wurden, um den Zuckerverlust im Urin angeblich zu ersetzen. MÜLLER wies ferner darauf hin, daß eine Form, der Zuckerrohrharn „Iksumeha", als eine vorübergehende Erkrankungsform, die andere jedoch, „Madhumeha" der Honigharn, als ein infaustes Leiden betrachtet wurden, allerdings waren Übergänge zwischen beiden Formen möglich.

FRANK führte im übrigen aber noch weitere Argumente für seine Theorie an, daß es sich bei den beschriebenen Erscheinungen doch um Diabetes gehandelt haben dürfte.

Jüngst hat auch ein indischer Autor S. S. AJGAONKAR, der Vizepräsident der Indischen Diabetesgesellschaft, in einer subtilen Sanskritstudie die Auffassung, daß die alten Inder die Zuckerkrankheit gekannt hätten, unterstrichen. Er ging sogar soweit, neben dem Diabetes mellitus (Prameha), ein Krankheitsbild, das hauptsächlich als „*Iksumeha*" mit süßem vermehrtem Harn einherging, von Erscheinungen des Diabetes insipidus (*Udakmeha*) abzugrenzen und bereits zwei Formen, die später als „Diabète maigre" und „Diabète gras" bezeichnet wurden, herauszustellen. Der Autor betonte, daß in den altindischen Sammelwerken exzessive Nahrungsaufnahme, insbesondere großer Mengen von Milch und Milchprodukten und Zerealien, als auslösender Faktor betrachtet wurde. Wenn als weitere auslösende Ursache Mangel an Bewegung angesehen und als Therapieanweisung Bewegung und Massage empfohlen wurden, so sind dies durchaus auch heute noch gültige Vorstellungen.

Häufig wurden die Harnstörungen mit Fettsucht in Verbindung gebracht. Eine Reihe von Nahrungsmitteln, so frischer Reis und Kuhmilch, wurden als Ursachen angegeben, und besonders auffallend ist die häufige Erwähnung eines fast unlöschbaren Durstes, so daß die drei Kardinalsymptome Polyphagie, Polyurie und Polydipsie hier durchaus zu finden sind. Daß auch manche der heute so geläufigen Komplikationen bereits im altindischen Schrifttum erwähnt wurden, sei nur am Rande vermerkt. So tauchen in allen drei Werken Erwähnungen von Abszessen und Karbunkeln auf, die mit den Harnvarietäten in Verbindung gebracht wurden, und zunehmende Müdigkeit und Schlappheit sowie die Hinweise, daß in späteren Stadien Atemnot, Somnolenz und Erbrechen hinzutreten können, haben dazu geführt, darin Erscheinungen der Ketose und des Coma diabeticum zu vermuten (PAPASPYROS, S. 4f.).

Was die Therapie der Erkrankten betraf, so benutzten die alten Inder zwei Methoden, eine diätetische und eine medikamentöse. Die Diät bestand erstaunlicherweise aus kohlenhydratreicher Diät, besonders gern scheint man Weizen- und Gerstenzubereitungen verwendet zu haben. Diesen wurde häufig auch Honig zugesetzt. Interessant ist, daß zwar auf der einen Seite das Trinken von Zuckersaftalkoholika und das Essen von

Keksen und Fleisch verboten waren, auf der anderen Seite aber, vor allem bei hochgestellten Persönlichkeiten, reichlich von dem Süßen mit Honig Gebrauch gemacht wurde und diesen Honoratioren auch das Trinken von Honigbier oder Honigwein erlaubt war. Aktive körperliche Betätigung wurde im übrigen ebenfalls angeraten, und das entspricht durchaus unseren heutigen Vorstellungen. Typisch für Indien ist im übrigen die Empfehlung, neben langen Fußmärschen auch das Reiten auf Elefanten zu üben. Eine ausgefeilte medikamentöse Therapie benutzte verschiedenartigste, uns heute aber nur zum Teil bekannte Drogen bei den verschiedenen Harnruhrtypen. Eine Panazee erfreute sich beim Honigharn (Madhumeha) größter Beliebtheit, es war ein „Silajatu" genanntes Mittel, das acht verschiedene Metalle enthalten haben soll.

Aus der Arbeit von L.L. FRANK und den Überlegungen von MEINDL (S. 10f.), der sich vor allem auf das relativ seltene Erscheinen des Attributes „süß" bei den 20 Harnflußarten stützte und der These von MÜLLER widersprach, daß die Insekten nicht etwa durch den Zuckergehalt des Harns, sondern durch einen Fleischgeruch angezogen worden wären, geht hervor, daß doch sehr viele Argumente für die Kenntnis des Diabetes in der altindischen Medizin bestehen und daß mehr dafür spricht, daß die indischen Ärzte bereits den süßen Geschmack des Diabetikerharns kannten, als für die Theorie, daß es sich bei diesen Bezeichnungen „Iksumeha und Madhumeha" um übertragene, eine spekulative Qualität andeutende Begriffe gehandelt habe (MÜLLER, 1932).

Es bleibt allerdings nach wie vor merkwürdig, daß diese Erkenntnisse aus der indischen Medizin nicht auf die griechische Heilkunde übergegangen sind. Ob dagegen die Auffassung von BARACH zu Recht besteht, daß schon vor über 1000 Jahren Chinesen und Japaner den Urin des Diabetikers als sehr reichlich und süß erkannt hätten, so daß er Hunde heranlockte, eine Behauptung, die ohne Quellenangabe gebracht und auch von PAPASPYROS (S.5) kritiklos übernommen wurde, muß dahingestellt bleiben. Die Mitteilung, daß angeblich von den chinesischen Ärzten das Anlocken von Hunden durch Diabetikerharn beobachtet worden sei, steht nicht in der chinesischen Literatur, sondern findet sich in dem 1890 in Indien aufgefundenen „Bower-Manuskript", bei dem es sich um das älteste medizinische Dokument Indiens handelt und in dem Auszüge aus einem Kompendium des SUSRUTA, aber auch viele Stellen vorkommen, die in der Charaka Samhita enthalten sind. Es dürfte sich also hier nur um die Verstärkung der auch sonst schon erwähnten Ameisenattraktion handeln, und es schien bis vor kurzem nicht erlaubt, die indische Beobachtung auf den chinesischen Kulturkreis zu übertragen, ohne dafür exakte Belege zu haben.

Gegen eine Kenntnis des Zuckerharns spricht im übrigen die Vernachlässigung der Harndiagnostik bei den Chinesen (MEINDL, S. 19). Leider gibt

es im Gegensatz zur ägyptischen und indischen Medizin, wo man sich auf grundlegende, philologisch exakte Arbeiten von Sachkennern stützen kann, derartige Abhandlungen über die chinesische Medizin kaum, zumal das einschlägige ältere Fachschrifttum weit verstreut ist und im Augenblick der Zugang zu den Quellen sehr erschwert erscheint. 1973 machte jedoch GARRY J. TEE darauf aufmerksam, daß im chinesischen Schrifttum schon um 750 n. Chr. ein spezieller Traktat über Diabetes von LI HSÜAN verfaßt worden sei. Der Autor hatte wiederum eine ältere Quelle von CHEN CHÜAN (gest. 643) benutzt. Wie JOSEPH NEEDHAM (geb. 1900) und LU GWEI-DJEN 1970 nach dem Studium dieses Werkes feststellten, soll darin tatsächlich ein Hinweis auf die Süße von Diabetikerurin zu finden sein, den die Autoren durchaus mit der Bemerkung von WILLIS im Jahre 1674 vergleichen.
So bleibt nur anzumerken, daß zumindest in der chinesischen Volksmedizin das Krankheitsbild Zuckerharnruhr bekannt gewesen sein mußte, da auch OSKAR VON HOVORKA (1866–1930) und ADOLF KRONFELDT (1861–1939) in ihrer wohldokumentierten „Vergleichenden Volksmedizin“ erwähnen, daß gepulvertes Elfenbein in Verbindung mit einem gewissen Pflanzensaft dort gegen Zuckerharnruhr als wirksam erachtet wurde (ZAREMBA). Gewisse Hinweise auf die Kenntnis des Diabetes könnten auch darin gesehen werden, daß nach K. CHIMIN WONG und LIEN-TEH WU (1879–1959) der große chinesische Arzt TSCHANG TUG KING (um 200 n. Chr.) eine Durstkrankheit gekannt haben soll, bei der als auffälligstes Symptom eine Polyurie auftrat (PAPASPYROS, S. 5).
Es wurde schon erwähnt, daß die heute auf der ganzen Welt gültige Bezeichnung der Zuckerkrankheit *„Diabetes“* altgriechischen Ursprungs ist und wahrscheinlich auf den Arzt DEMETRIOS VON APAMAIA im 2. vorchristlichen Jahrhundert zurückgeht. Dieser Name, abgeleitet von „διαβαίνειν“ (diabainein = hindurchlaufen), beinhaltete bereits die eigentlichen ätiologischen Vorstellungen der antiken Medizin, die dieses Krankheitsbild dadurch zu erklären suchte, daß die getrunkene Flüssigkeit sofort wieder den Körper über den Urin verlassen sollte. Wenn auch die griechischen Ärzte meinten, daß der Diabetes eine nicht häufig vorkommende Krankheit sei (ARETAIOS, S. 131), und GALEN selbst gestand, daß er nur zwei Fälle von Diabetes in seinem Leben gesehen hätte, so ist es doch verwunderlich, daß über diabetische Symptome im ganzen „Corpus hippocraticum“ kein einziger Hinweis zu finden ist. Im vorigen Jahrhundert ist immer wieder einmal der Versuch gemacht worden, doch aus dem umfangreichen „Corpus“ da und dort einen Hinweis auf den Diabetes herauszulesen (zuletzt bei GEMMILI). Bereits 1840 hat KARL KORSECK in einer Dissertation die von anderen Autoren als Diabeteshinweise angegebenen Stellen eingehend geprüft und ist zu der Feststellung gekommen, daß es sich allenfalls um Hinweise auf Veränderungen des

Urins, auf Harnsteine oder auf sonstige Nierenleiden handeln könne, aber kein einziges Zitat als Beweis für die Kenntnis des Diabetes bei den Hippokratikern angesehen werden dürfte. Die entsprechenden Topoi hat MEINDL in seiner Dissertation noch einmal erwähnt (MEINDL, S. 24).

Es sollte im übrigen auch nicht vergessen werden, daß tatsächlich der Begriff „Diabetes" erst in der Zeit nach der Entstehung der hippokratischen Schriften aufgekommen ist und daher die verschiedenen Symptome vielleicht vorher noch nicht synoptisch gesehen wurden. Nach CAELIUS AURELIANUS soll bereits der Namensgeber, DEMETRIOS VON APAMAIA, den Hydrops als einen Krankheitszustand, bei dem die überschüssig gebildeten Säfte im Körper verbleiben, vom Diabetes abgegrenzt haben, bei dem „sine dilatione", also ohne Verzug, die Flüssigkeiten den Körper wieder verlassen würden. Nach CAELIUS AURELIANUS hätte aber diese Unterscheidung, ohne bereits den Namen Diabetes zu benutzen, der im 3. vorchristlichen Jahrhundert lebende APOLLONIUS aus Memphis mit einem „Hydrops cum" und „sine retentione" getroffen. APOLLONIUS habe auch schon das typische Modell für den späteren Terminus technicus geliefert, indem er davon sprach, daß das, was getrunken würde, ohne Verzug wie durch eine Röhre sofort wieder ausgeschieden würde. CAELIUS AURELIANUS hatte offensichtlich vor, sich über dieses Krankheitsbild noch ausführlicher zu verbreiten, doch scheint das Kapitel über den Diabetes verlorengegangen zu sein.

Während alle posthippokratischen ärztlichen Autoren den Begriff *„Diabetes"* bei der Beschreibung einschlägiger Krankheitsbilder zumindest mitbenutzten, fehlt dieser Terminus in der ersten klassischen Schilderung von AULUS CORNELIUS CELSUS (25 v. Chr. bis 50 n. Chr.). CELSUS jedoch war kein Arzt, sondern ein angesehener Großgrundbesitzer, der in einer von ihm zusammengestellten Enzyklopädie auch ein längeres Kapitel über die Medizin verfaßt hat, das als einziges bis auf unsere Tage erhalten blieb. Es ist wahrscheinlich, daß CELSUS sein Wissen weniger aus dem Umgang mit zeitgenössischen Ärzten, sondern mehr aus der Lektüre älterer Schriften entnommen hat, die eben wohl den Begriff Diabetes noch nicht enthielten. Im übrigen muß CELSUS, wahrscheinlich durch die Behandlung seiner eigenen Sklaven, recht gute praktische Kenntnisse erworben haben. Dafür zeugt auch sein Kapitel über die „profusio urinae", in dem davon die Rede ist, daß dann, wenn der Urin das Getrunkene übersteige und schmerzlos gelassen werden könne, Auszehrung und Gefahr bevorstehe. In solchen Fällen sei es nötig, sich Bewegung zu verschaffen und Massagen durchzuführen, möglichst in der Sonne oder am Feuer. Der Urin sei eher dünnflüssig; wenn er aber dicker würde, dann müßten die körperliche Betätigung und die Massage verstärkt werden. Auch seien alle Mittel zu meiden, die gewöhnlich urintreibend wirkten. Außerdem legte CELSUS großen Wert auf eine Einschränkung der Nahrung und auf den Genuß von saurem Wein, aber auch davon sollte möglichst wenig getrunken werden. Die im einzelnen angeführten Symptome waren: die *Polyurie* ohne spastische Beschwerden, wie man sie sonst als Begleiterscheinungen, etwa als Strangurie bei Zystitiden, kannte, und wie sie auch im antiken Schrifttum häufig erwähnt wurde; *der Marasmus* im fortgeschrittenen Stadium der Erkrankung und wohl auch die *Lebensgefahr* im Koma. Sehr richtig hatte CELSUS bereits zwei Kardinalforderungen auch der modernen Diabetesbehandlung aufgestellt, daß nämlich körperliche Bewegung zu fordern sei und die Diät adäquat eingestellt werden müsse; CELSUS empfahl eine Verminderung der Menge der Nahrung und eine Reduzierung des Weinkonsums, wobei er sauren, d. h. relativ wenig Zucker enthaltenden Weinen den Vorzug gab.

Alle diese Symptome lassen die Diagnose Diabetes mellitus als ziemlich sicher erscheinen und scheinen nicht dafür zu sprechen, daß es sich bei diesem Krankheitsbild um einen Diabetes insipidus gehandelt haben könnte. Dies gilt im übrigen auch für die meisten antiken Krankheitsschilderungen, in denen ja das wichtigste Indiz, der süße Geschmack des Urins, überall fehlt. In den meisten Fällen wurden bei chronischem Verlauf große Gefahren für den Kranken erwähnt und insbesondere eine Abmagerung, ein Symptom, das beim Diabetes insipidus in der Regel nicht zu verzeichnen ist. Als Nichtarzt enthielt sich CELSUS offensichtlich jeglicher Erörterung der Ursachen dieser Erkrankung.

Dazu äußerte sich auch nicht RUFUS VON EPHESUS, der erste Arzt, von dem Aussagen über den Diabetes überliefert sind. Er sah die Erkrankung in Analogie zur „Λειεντερία“ (Leientería) und gab ihr deshalb auch den Namen „Λειουρία“ (Leiouriá). Von diesem griechischen Begriff ist dann auch das in den deutschen Sprachraum übergegangene Wort „Harnruhr“ abgeleitet worden. Auch er konstatierte beim Diabetes ein schnelles Durchlaufen getrunkener Flüssigkeiten, ebenso, wie es sich bei der Darmruhr um das Passieren von festen Nahrungsbestandteilen durch den Körper handeln würde. Gegen den Durst empfahl er Trinken und sofortiges Wiederausspucken, auch verbot er harntreibende Mittel, glaubte aber durch Schwitzprozeduren die Harnausscheidung verringern und den Körper in gewisser Weise austrocknen zu können. Dazu dienten auch Umschläge mit Gerstenmehl oder Rosenöl. Auch RUFUS legte auf die Diät großen Wert und empfahl Gemüse und Gerstenabkochungen.

Wir erwähnten schon, daß GALEN, der Arzt, der das gesamte antike medizinische Wissen kodifiziert und kommentiert hat und dessen Werke die Heilkunde in den nächsten 1 500 Jahren maßgebend beeinflußten, nur zwei Diabetiker gesehen hat, wie er selbst angab. Es war ihm bei diesen in erster Linie ein maßloser Durst aufgefallen. Er erinnerte sich an einen Kranken, der ganze Krüge voll Wasser austrank, ohne auch nur im geringsten damit seinen Durst löschen zu können, und er schrieb an anderer Stelle von gierig trinkenden Patienten, die das Getrunkene schnell mit dem Harn wieder ausschieden. Erstmals vermutete GALEN als Ursache dieser merkwürdigen Krankheit, die er „*Diabetes*“, „*Dypsakos*“ (Durstkrankheit), „*Hyderos eis amida*“ (hydrops ad matulam) (Nachttopfwassersucht) oder „*Diarrhoia eis oura*“ (Harnruhr) nannte, eine Affektion der Niere. Das Organ würde eine ähnliche Schwäche aufweisen wie Magen und Darm bei der „Leienterie“, die auch GALEN wieder mit dem Diabetes verglich, und ebenso wie sich bei der Magen-Darm-Erkrankung häufig ein Heißhunger einstelle, weil der Magen nach Füllung verlange, ebenso würde, wohl im Sinne des antiken „Horror vacui“, die Niere nach Flüssigkeit lechzen, aber sie könne nur unverändertes Getränk ausscheiden (GALEN, Bd. 8, S. 394ff.). Damit hatte GALEN erstmals den Diabetes an das Ausscheidungsorgan des Harns, die Niere, fixiert, und jahrhundertelang sollte nunmehr die These immer wieder vertreten werden, daß die Ursache des Diabetes in einer Nierenatonie liegen müsse.

MEINDL (S. 29f.) hat darauf aufmerksam gemacht, daß das zweite Postulat GALENS, daß der Urin der Diabetiker praktisch unveränderte aufgenommene Flüssigkeit sei, nicht mit den Galenschen Vorstellungen über die Urinentstehung übereinstimmen könne, d.h. aber, daß GALEN mit dem einfachen Satz, bei Diabetes würde unverändertes Getränk durch die Nieren ausgeschieden, den Diabetes nicht nur als eine lokalisierte Nierenerkrankung auffaßte, sondern doch offensichtlich eine ubiquitäre Stoffwechselstörung im Organismus des Erkrankten vermutete (GALEN, Bd. 8, S. 394). MEINDL weist darauf hin, daß GALEN in seiner Physiologie des Stoffwechsels 3 „Kochungs-“ oder Digestionsstufen unterschied. Die erste Digestion lieferte im Magen und Darm den „Chylus“, der auf dem Wege über die Pfortader zur Leber ging. Als Abfallprodukt wurde durch den Dickdarm der Kot abgesondert. In der zweiten Digestionsstufe wurde aus dem „Chylus“ in der Leber das Blut und als Abfallprodukt der Urin gebildet und durch die Nieren ausgeschieden. Die dritte Digestion schließlich vollzog sich in der Peripherie und bedeutete die Assimilation der notwendigen Nahrungsbestandteile. Abfallprodukte wurden in der Regel ins Blut zurückgebracht und zum Teil als „Fuligines“ durch die Lungen abgeraucht, zum Teil über die Poren ausgeschwitzt. Offensichtlich war also GALEN davon überzeugt, daß beim Diabetiker das Getrunkene nicht diesen Digestionsweg durchmachte, sondern direkt aus dem Magen-Darm-Kanal in die Niere gelangen und daher unverändert dort ausgeschieden würde. Dieser Prozeß würde vor allem durch die Anziehungskraft der defekten Niere ausgelöst, die sofort alle Flüssigkeiten im Körper an sich risse. Dadurch sei es auch zu erklären, daß die Kranken keinerlei Erleichterung durch Trinken großer Flüssigkeitsmengen erfahren würden.

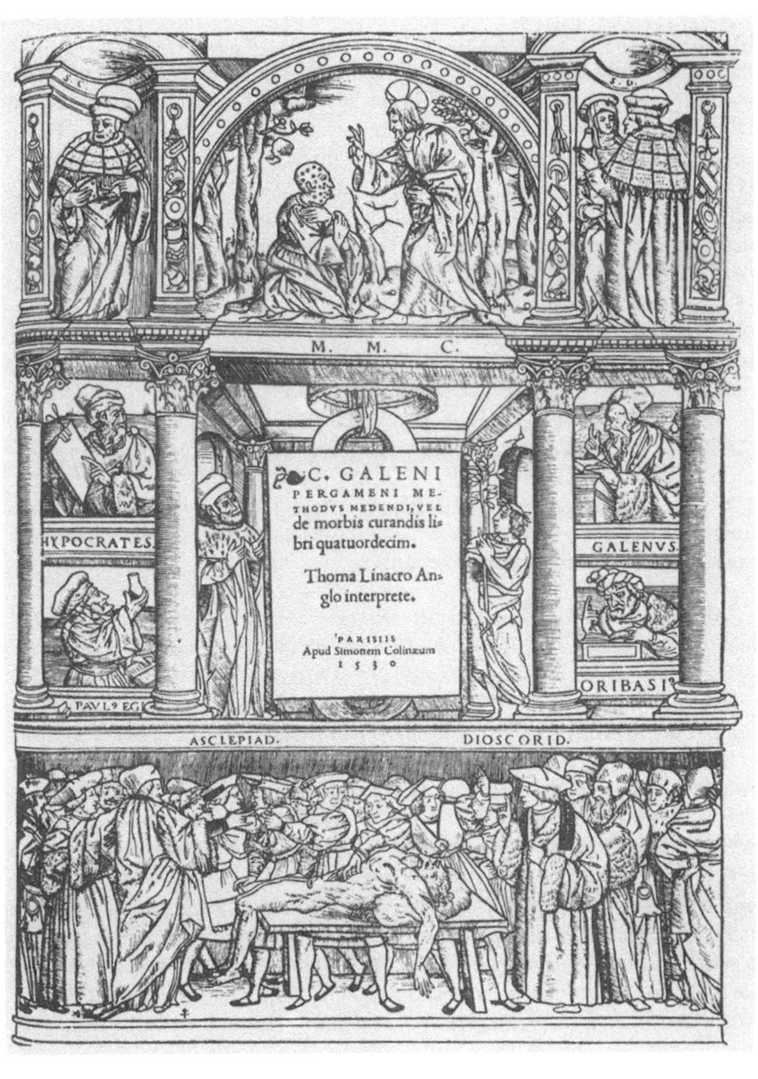
C. GALENI
PERGAMENI ME-
THODVS MEDENDI, VEL
de morbis curandis li-
bri quatuordecim.
Thoma Linacro An-
glo interprete.
PARISIIS
Apud Simonem Colinæum
1530

Abb. 1. Titelblatt einer prachtvollen Humanistenausgabe der Werke von GALEN (129–199 n. Chr.), Paris 1530

Die hervorragendste Beschreibung der klinischen Symptome des Diabetes lieferte jedoch ARETAIOS VON KAPPADOZIEN. Die Hypothese, daß ARETAIOS etwas früher als GALEN gelebt haben soll, wird im übrigen auch dadurch wahrscheinlicher, daß GALEN in seinem kurzen Kapitel über den Diabetes, allerdings ohne Namensnennung, gegen diejenigen zu Felde zog, die die Ursache der Erkrankung in den Magen verlegen wollten (GALEN, Bd. 8, S. 399). Tatsächlich hat ARETAIOS in einem therapeutischen Kapitel (S. 309ff.), wo er noch einmal die wichtigsten Symptome des Diabetes zusammenfaßte, eindeutig hervorgehoben, daß der Sitz und der Ursprung des ungeheuren Durstes im Magen zu suchen seien und daß es sich bei den Veränderungen an Niere und Blase, die er nicht negierte, sozusagen um Sekundäreffekte handeln müsse. An einer anderen, früheren Stelle in seinen Werken (S. 255ff.) erscheint jedoch die klassische Schilderung des Diabetes, die in verschiedenen Arbeiten ausführlich erörtert wurde (GEMMILI; HENSCHEN; LEOPOLD; LESKY; REED; SALOMON, S. 491ff.). Obwohl eine Anzahl deutscher Übertragungen des griechischen Textes vorliegen (LESKY; MANN; MEINDL, Anhang S. 10; OTTEN, 1966, S. 20; SCHADEWALDT, 1968), sei wegen der Prägnanz der Darstellung und Berichterstattung ARETAIOS' klinische Krankheitsbeschreibung auch hier in extenso wiedergegeben:

„Eine rätselvolle Krankheit ist der Diabetes und nicht sehr häufig bei den Menschen. Fleisch und Bein schmilzt im Urin zusammen, Feuchtigkeit und Kälte ist die Veranlassung wie bei der Wassersucht, aber die Flüssigkeit geht auf dem gewohnten Weg durch Nieren und die Blase ab. Die Kranken hören nie auf, Harn zu lassen, sondern wie aus geöffneten Schläuchen rinnt es unaufhörlich. Über die Entstehung und Entwicklung der Krankheit dauert es einige Zeit, aber sind die Symptome erst vollkommen ausgebildet, so befindet sich auch der Mensch nahe am Ende seiner Tage, denn dann nimmt die Abzehrung rasch überhand, und nach einem elenden und schmerzvollen Leben erfolgt der schnelle Tod. Die Kranken haben einen unauslöschlichen Durst und trinken und harnen sehr viel. Indessen übersteigt die Quantität des gelassenen Urins doch noch die des Getränks. Versuche auch nicht, sie vom Harnen oder Trinken abzuhalten, denn wenn sie auch nur auf kurze Zeit sich des Trinkens enthalten, so wird alsbald der Mund trocken, der Körper verdorrt, und es ist ihnen, als wenn die Gedärme verbrennen. Sie führen ein elendes, weinerliches Leben und sterben nach gar nicht langer Zeit, denn der Durst quält sie wie loderndes Feuer. Im Beginn der Krankheit ist der Mund trocken, der Speichel weiß und schaumig wie bei durstenden Menschen, aber noch ist kein Durst vorhanden. Nimmt das Übel zu, so tritt eine zwar geringe, aber beißende Hitze in den Eingeweiden auf. Der ganze Körper magert ab, der Urinabgang wird reichlicher, der Durst wird immer heftiger. Und daher auch hat, wie ich

glaube, die Krankheit den Namen Diabetes erhalten, als wenn sie ein Weinheber wäre, weil nämlich die Flüssigkeit nicht im Körper bleibt, sondern den Menschen wie eine Röhre benutzt, durch welche sie abfließen kann. Der Diabetes wird dadurch hervorgebracht, daß irgendeine akute Krankheit sich auf diesen Teil (den Magen!) warf und bei der Krise unvermerkt einen schädlichen Stoff im Körper zurückließ. Nicht unwahrscheinlich ist auch, daß eine giftige Materie sich in der Blase und Niere festsetzt und dazu Veranlassung gibt. Und ferner entsteht die Krankheit durch den Biß jener Schlange, welche Dipsas, die Durstnatter, genannt wird."

Da nach ARETAIOS' Ansicht die Ursache der Erkrankung im Magen liege und als Hauptsymptom der quälende Durst zu betrachten sei, müsse man als Arzt alles daran setzen, den Durst zum Verschwinden zu bringen. Daher solle man den Magen mit Hilfe bestimmter, von ARETAIOS „Hiera" genannter, also wohl altehrwürdiger Purgantia reinigen und Kataplasmen mit wohlriechenden Aromatika auf die Magengegend auflegen. Auf die Diät wird großer Wert gelegt, aber im Gegensatz zu GALEN meinte ARETAIOS, daß der Wein unter allen Umständen ungemischt und süß sein solle, um den Körper zu stärken. Als Getränke wurden Obstabkochungen empfohlen sowie eine Milchdiät unter Vermeidung aller scharfen Speisen.

Alle auf GALEN folgenden ärztlichen Autoren der byzantinischen Zeit haben die Vorstellungen von GALEN übernommen, indem sie immer wieder auf den Sitz des Diabetes in der Niere hinwiesen und in ganz ähnlicher Weise wie GALEN austrocknende, die Feuchtigkeit im Körper beseitigende Medikamente empfahlen. So gab ORIBASIOS (325–403) nur Auszüge von GALEN und RUFUS. AETIOS VON AMIDA (um 502–575) verglich den Durst des Diabetikers mit dem Heißhunger bei gewissen Darmerkrankungen und stellte einen detaillierteren Heilplan auf. Zu Beginn sollte durch Aderlaß und Diurese die angebliche Materia peccans durch die Nieren ausgeschieden werden, später fügte er der Behandlung Brechmittel und – hier bezog er sich auf ARETAIOS – Dampfbäder hinzu, doch findet sich ein entsprechender Hinweis in den uns überlieferten Schriften des ARETAIOS nicht mehr. Im Endstadium schließlich wurde von ARETAIOS die später jahrhundertelang übliche Opiumtherapie als ultima ratio verwandt. Auch die letzten Autoren in der Reihe der sogenannten byzantinischen Mediziner, ALEXANDER VON TRALLES (525–605) und PAULOS VON AEGINA (625–690), boten nichts wesentlich Neues. Auch sie waren vom Sitz der Krankheit in der Niere überzeugt, auch sie glaubten, daß durch eine Atonie dieses Organs die Ausscheidung beschleunigt verlaufe und die Niere Flüssigkeit anziehe.

Immerhin hat der schon ins Mittelalter weisende, im 13. Jahrhundert lebende oströmische Arzt JOHANNES AKTUARIOS (gest. 1283), auch wenn er sonst die Galenschen Vorstellungen übernahm, zwei zu Dogmen gewordene Lehrmeinungen der Antike nicht mehr überliefert. Er war nicht mehr der Auffassung, daß der Diabetiker mehr Flüssigkeit ausscheide als er trinke, daß also die „Macies", der Marasmus, auf eine Einschmelzung von „Fleisch und Fett" zurückzuführen sei, sondern er glaubte, daß Flüssigkeitsaufnahme und Harnausscheidung sich die Waage hielten, und er war nicht mehr davon überzeugt, daß es sich beim Diabetikerharn um unverändert aufgenommenes Getränk handeln würde, was er mit der wechselnden Farbe des gelassenen Harns zu erklären versuchte. Überraschend bleibt, daß keiner der bisher erwähnten Ärzte, auch AKTUARIOS nicht, der eine der ersten Monographien über die Uroskopie (die Harnschau) verfaßt hat und differenzierte Angaben über die Diagnostik aus dem Harn machte, den süßen Geschmack des Diabetikerharns erkannt hat, und daher ist natürlich an manchen Stellen, wenn in der antiken Medizin von Diabetes gesprochen wird, schwer zu entscheiden, ob es sich um einen Diabetes mellitus oder insipidus gehandelt hat. Eine Unterscheidung ermöglicht meist nur die Beobachtung des Krankheitsverlaufes.

Auch die die Antike ablösenden sog. islamischen Mediziner brachten in der Regel nichts wesentlich Neues. Sie alle – sei es RHAZES (um 859–923), AVICENNA (980–1037) oder AVENZOAR (um 1092–1162) – stützten sich auf GALEN und dessen Tradition. Einzig AVICENNA brachte insofern eine neue Komponente in die Diskussion, als er einmal eine arabische Bezeichnung für Diabetes *„Aldulab"* einführte, was soviel wie Wasserrad bedeutet, und zum anderen zwischen der *„Lubricitas renum"*, dem eigentlichen Diabetes der Griechen, und einer einfachen, harmlosen *„Multitudo urinae"* unterschied und damit vielleicht als erster die Differentialdiagnose zwischen Diabetes mellitus und Diabetes insipidus hat andeuten wollen (SCHADEWALDT, 1968; MEINDL, S. 35; HEINZEMANN, S. 5). Während die Mehrzahl der Autoren angibt, daß die islamischen Ärzte praktisch nur die antiken Vorstellungen über den Diabetes übernommen hätten (HIRSCH, S. 569; SALOMON, S. 497; SECKENDORF; KOOPMAN; WOLFF, 1955a, S. 70 und 1955b), wurden zumindest AVICENNA drei zusätzliche Erkenntnisse zugeschrieben; einmal sei das die Erwähnung weiterer Symptome außer der in der Antike bereits bekannten Trias *Polydipsie, Polyurie* und *Marasmus,* und zwar körperliche, seelische und sexuelle Schwäche, zum zweiten das Auftreten von Karbunkeln und Gangrän, zum dritten die angebliche Wiederentdeckung der Süße des diabetischen Harns (SCHNEIDER).

Ebenso wie über die Frage, ob die alten Inder bereits den Zuckergehalt des Diabetikerharns gekannt hätten, hat sich auch über dieses Problem der Wiederentdeckung des wichtigen Leitsymptoms in den letzten Jahren eine Diskussion entwickelt. Die älteren Autoren, die sich mit den islamischen Erkenntnissen des Diabetes beschäftigt haben, wie AUGUST HIRSCH (1817–1894) im Jahre 1860 (Bd. 1, S. 569) MAX SALOMON 1871 (S. 497) oder EDMUND OSKAR VON LIPPMANN (1857–1940) im Jahre 1906 (Bd. 1, S. 328), haben noch keinen Hinweis auf den bei AVICENNA und anderen islamischen Autoren angeblich bekannten süßen Geschmack des Urins gebracht. Doch finden sich im 20. Jahrhundert dann eine Reihe von Autoren, die AVICENNA eine derartige Kenntnis zusprechen (BARACH, METTLER, S. 358; PAPASPYROS, S. 11; ACKERKNECHT, S. 144; POULET; SCHNEIDER; LEVINE; NOTELOVITZ). In anderen zeitgenössischen medizinhistorischen Darstellungen fehlt jedoch dieser so wichtige Hinweis (HOFFMANN; MEINDL; WOLFF, 1955; LEIBOWITZ, 1966 u. 1972; SCHADEWALDT, 1968). Offensichtlich hegten diese Autoren gewisse Zweifel bezüglich der Authentizität der betreffenden Aussage. 1971 hat nun HANS JÜRGEN THIES in einer brillianten Studie, die er der Übertragung der einzigen in jenen Jahrhunderten erschienenen Monographie zum Diabetes des islamischen Arztes ABD AL LATIF AL BAGDADI (1162–1231) ins Deutsche voranschickte, darauf aufmerksam gemacht, daß die Ansicht, AVICENNA hätte bereits den süßen Geschmack des Diabetikerurins gekannt, auf einer Fehlübersetzung eines tunesischen Kollegen DINGUIZLI aus dem Jahre 1913 beruht, die jener in einer französischen Zeitschrift erscheinen ließ (HAMARNEH; RODIN; TEE; THIES, S. 27ff.). THIES meinte, daß schon die eigenartige Tatsache, daß in diesem Falle nicht der antiken Tradition gefolgt wäre, zur Vorsicht hätte mahnen müssen, vor allem aber auch die Kenntnis der Ablehnung des Urinabschmeckens durch AVICENNA (THIEL, S. 29). Durch eine Gegenüberstellung des ins Lateinische übersetzten Diabeteskapitels von AVICENNA mit der deutschen Übertragung von THIES, die dieser übrigens am arabischen Original nachgeprüft hatte, und der französischen Übersetzung von DINGUIZLI konnte THIES nachweisen, daß DINGUIZLI willkürlich den entsprechenden Passus verändert hatte. Darin ist davon die Rede, daß ein *Geruch* des Harns, der zum Süßen tendiert, auf ein Überwiegen des Blutes im Harn hinweise und daß vom *Aussehen* her *Honigwasser* gegen *Harn* abzugrenzen ist. DINGUIZLI übersetzte aber, daß beim Eintrocknen des Harns ein Rückstand übrigbliebe, von süßem Geschmack wie Honig, der wie Kleie aussähe. Damit dürfte nun eindeutig klar sein, daß es eine Kenntnis des süßen Diabetikerharns auch bei den islamischen Ärzten nicht gab und daß trotz ihrer Vorliebe für die Uroskopie, die sich dann auch bei den mittelalterlichen Ärzten im Abendland fortsetzte, weder die Griechen noch die islamischen Ärzte noch die europäischen Mediziner bis zum Jahre 1674 dieses wichtigste diagnostische Symptom des Diabetes mellitus erkannt hatten.

Es war aber auch von THIES sehr verdienstvoll, daß er den längeren Traktat über den Diabetes von ABD AL LATIF durch eine ausgezeichnete deutsche Übersetzung auch den nicht des Arabischen mächtigen Fachleuten zugänglich machte, wobei eine Fülle von Therapievorschlägen auftauchte, die zum Teil auf antike Quellen zurückgingen, zum Teil aber auch aus dem Arzneischatz der islamischen Welt entnommen waren. THIES hat die arabische Terminologie des Diabetes in einem eigenen Kapitel behandelt und dabei neben der arabischen Umschreibung des griechischen Namens drei Begriffe diskutiert. Unter „Cilla Dirkariya", wurde unter Anlehnung an die archaische Bedeutung von Diabetes eine „Zirkelkrankheit" verstanden. Auch der zweite arabische Ausdruck „Duawwa" in der Bedeutung von Rundung oder Kreis kann in diesem Sinne interpretiert werden, während der Begriff „Daulab" wiederum die schon bekannte Bezeichnung der Wasserschöpfradkrankheit erkennen läßt (THIES, S. 6ff.).

Bereits 1959 hatte übrigens auch der israelische Autor A. RESHEF aus Jerusalem darauf aufmerksam gemacht, daß er trotz eifrigen Suchens im „Kanon" des AVICENNA in dem betreffenden Kapitel über Diabetes weder in der arabischen Urschrift noch in lateinischen oder hebräischen Übersetzungen irgendeinen Hinweis auf die Süße des Diabetikerharns gefunden habe. Dieser Autor weist aber darauf hin, daß der berühmte jüdische Arztphilosoph MAIMONIDES (1135–1204) in seinen „Aphorismen" im Gegensatz zu den spärlichen zwei eigenen Beobachtungen bei GALEN auf 23 Fälle von Diabetes verweisen konnte, von denen 20 männlich und 3 weiblich waren. MAIMONIDES wunderte sich bereits über die erstaunliche Häufung dieser Fälle, führte sie jedoch auf das warme Klima in Ägypten, wo er einen großen Teil seines Lebens verbrachte, und auf das „seifige" Wasser des Nils zurück. Dabei bestätigte MAIMONIDES durchaus die antike Vorstellung, indem er erwähnte, daß, solange er im Westen gelebt hatte, ihm und seinen Lehrern niemals ein Fall von Diabetes vorgekommen sei (LEIBOWITZ 1966, 1972; RESHEFF).

Von nun an wurde in fast jeder Enzyklopädie der Medizin und in vielen Einzelschriften der Diabetes stets nach Galenschem Schema erwähnt. SECKENDORF hat allein für die Zeit von 1500–1670 100 Autoren angegeben, die sich mit dem Diabetes beschäftigt hatten. Unter ihnen sind indes nur wenige mit eigenständigen Beiträgen zu nennen. VITTORIO TRINCAVELLA (1496–1568) beklagte als erster, wie es scheint, die unbestimmte Ausdrucksweise GALENS, wenn er (in den lateinischen Übersetzungen) von *„Imbecillitas"* als Ursache der Diabeteserkrankung sprach, und war im Gegensatz zur Ansicht von GALEN von der Atonie der Nieren eher von einer *„Intemperies calida et sicca"* überzeugt, die er als Folgeerscheinung etwa des Genusses von eiskaltem Wasser während eines Fiebers, aber auch als Auswirkung psychischer *„Perturbationes"* verstanden wissen wollte. Diese Diskussion um die auslösende Ursache des Diabetes und die Frage, ob es sich dabei nach GALEN um eine kalte und feuchte Veränderung oder nach TRINCAVELLA um eine warme und trockene handeln würde, beherrschte nunmehr die Diskussion. Immerhin bestätigte TRINCAVELLA aufgrund von Beobachtungen der Verwandten seiner Patienten – er hatte über 3 Fälle berichtet –, daß angeblich der ausgeschiedene Urin mit dem aufgenommenen Getränk identisch gewesen wäre. TRINCAVELLA betonte dabei, daß die Verwandten den Urin gekostet hätten, und so ist es durchaus möglich, daß hier eine, allerdings von dem Mediziner nicht ausgewertete Erkenntnis vom zuckersüßen Diabetikerharn aufgetaucht ist, da man annehmen darf, daß die von den Patienten aufgenommenen Getränke in der Regel mit Honig gesüßt waren. Doch hat sich in der Literatur jener Epoche darüber keine Verwunderung gezeigt, sondern die Tatsache wurde hier als Bestätigung der Galenschen Auffassungen betrachtet (SALOMON, S. 500f.). Wurde bei TRINCAVELLA sehr vorsichtige Kritik an den Galenschen Feststellungen laut, so griff ZACUTUS LUSITANUS (1575–1642), ein in Portugal geborener jüdischer Arzt des 16. Jahrhunderts, die alte Theorie des ARETAIOS vom Ursprung des Diabetes im Magen wieder auf. Sie sollte, so bei ROLLO, im Zusammenhang mit der Frage einer adäquaten diätetischen Behandlung des Diabetes besondere Bedeutung erlangen. Er war jedoch noch, ebenso wie sein Landsmann AMATUS LUSITANUS (RODRIGUES DE CASTELLO BRANCO) (1511–1568), der Ansicht, daß in der Tat die getrunkene Flüssigkeit keine Veränderung während des Durchlaufes im Organismus erfahre, und beide stützten damit die alte Galensche These. In der Therapie hatte sich seit der Antike wenig geändert. Sie begann mit Aderlaß und gelinden Abführmitteln, oder auch mit brecherregenden Pharmaka. Es folgten Bäder, Umschläge und schließlich die Milchtherapie (besonders Molken von Eselsmilch), die ZACUTUS warm empfahl (SALOMON, S. 302), und im Endstadium gab man Opium. Einzig vielleicht die Empfehlung der sog. „Haarseile" oder Fontanellen als eine künstlich erzeugte Eiterung zur Ableitung der Erkrankung und eiskalte Bäder sind relativ neue Therapieverfahren gewesen.

Eine wesentliche neue Komponente in die Vorstellungen über den Diabetes brachte PARACELSUS (1493–1541) in die Diskussion. Er hatte sich in seinen Werken bereits vom alten Galenismus weitgehend entfernt und als erster mit der These, daß der Diabetes seine Ursache im Vorhandensein eines sogenannten „trockenen Salzes" habe, das sich wie der „Tartarus" im Weinfaß an die Nieren hängen könne, einen neuen ätiologischen Standpunkt vertreten. Er hat eigentlich als erster die Idee vom Diabetes als einer allgemeinen Erkrankung aufgestellt und die Ursache der Krankheit in einer irgendwie veränderten Zusammensetzung des Blutes gesehen (PARACELSUS Bd. 5, S. 103f. und 145; Bd. 11 S. 15f.). Dieses im Blut entstehende *„Salz"* sollte den Durst des Diabetikers verursachen, sein Ausfallen in der Niere und dann schließlich auch im Urin, wo PARACELSUS

ALTERIVS NON SIT, QVI SVVS ESSE POTEST.
EFFIGIES PHILIPPI THEOPHRASTI AB HOHENHEIM: ÆTATIS SVÆ. XLVII.

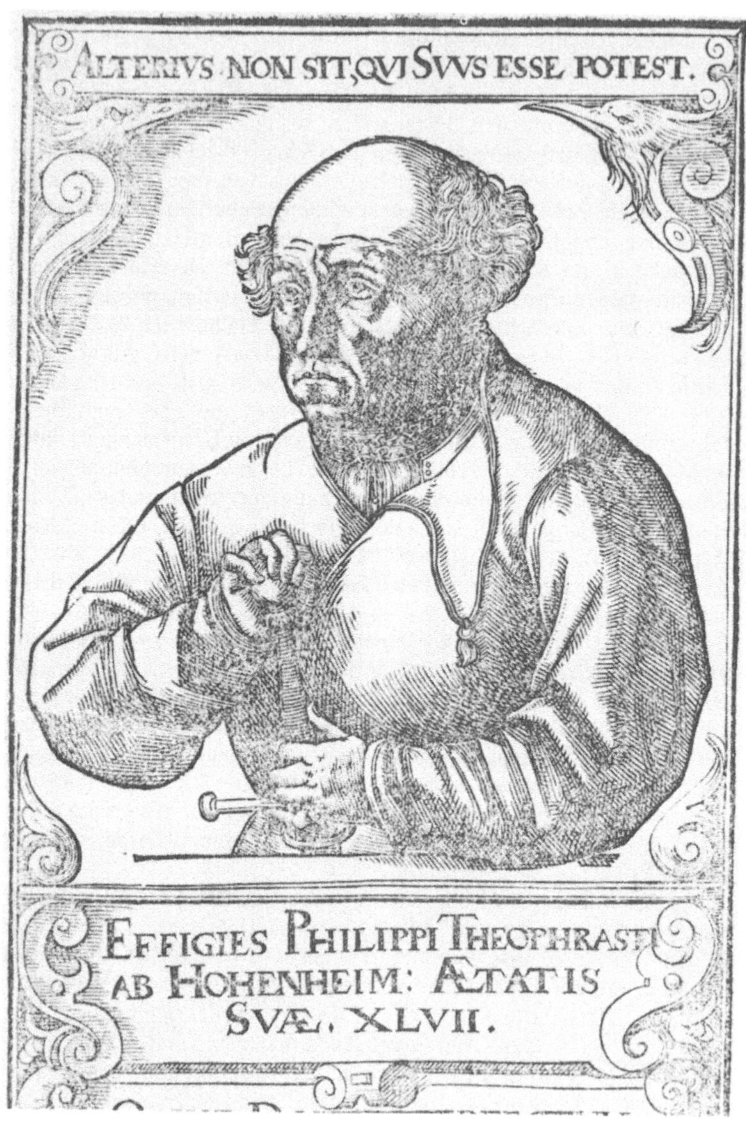

Abb. 2. Paracelsus (1493–1541) Holzschnitt und Frontispiz. Aus „Der Bücher und Schriften des Edlen, Hochgelehrten und Bewehrten Philosophi und Medici Philippi Theophrasti Paracelsi . . . 4. Teil“ der berühmten Huser-Ausgabe, Basel 1589

Diabetica passio etc) cum ergo urina est de proprietatibus nitri. nam sic considerari debet, alioquin nihil dictum est, quod dico esse colamentum; sed sciendum est, quid sit urina et unde. igitur urina cum egreditur et sal scissum, hoc est **das da ecticht ist wie salpeter,** alumen scissum ex urina **ist salpeter.** et sicut ex urina foris **der büchsenmeister seut salpeter,** ita in corpore quoque fit, ideo cum sal urinae venit ad renes, **henkt es sich an** sicut tartarus in vase, et illud alumen scissum, spiritus eius penetrat ad renes, **schleuft hinein** et facit die renes **durstig.**

Abb. 3. Textausschnitt über die „Diabetica passio" aus der PARACELSISCHEN Vorlesung über die „Tartarischen Krankheiten". Aus: Sämtliche Werke. Hrsg. v. K. SUDHOFF, Bd. 5, München u. Berlin: Oldenbourg 1931, S. 104

bereits Oktaederkristalle beobachten konnte (MEINDL, S. 39; SALOMON, S. 304), sei auf ein Versagen eines Lebensregulators, des sog. „Archeus", zurückzuführen. Wenn sich das „Salz" in der Niere abgelagert habe, sei es nicht mehr löslich, und damit sei der Krankheitsprozeß unaufhaltsam (BERG, 1962b; PARACELSUS, Bd. 5, S. 103). In diesem Zusammenhang sprach PARACELSUS auch von einer *„Dulcedo"* des Harns (SECKENDORF), ohne daß er damit aber etwa einen zuckersüßen Geschmack gemeint hatte. Der Begriff sollte eher im Sinne der Alchimie jener Tage die Tatsache, daß der Urin nicht scharf und sauer roch, bedeuten, und es bleibt nach wie vor merkwürdig, daß PARACELSUS, der an anderen Stellen seiner Schriften den Rat gab, den Urin mit der Zunge zu kosten, dies bei den von ihm beobachteten Diabetesfällen offensichtlich selbst nicht getan hat (MEINDL, S. 39). Es scheint durchaus wahrscheinlich, daß PARACELSUS bei seinen Versuchen, dieses „Salz" durch Eindampfen aus dem Urin zu gewinnen, bereits Traubenzuckerrückstände gefunden hat. Er berichtete nämlich sehr detailliert, daß sich aus einem Harnglas Diabetikerurins 4 Unzen eines Salzes gewinnen ließen. Geht man davon aus, daß die damaligen Urinale zwischen 750–1000 ml Inhalt faßten und daß 4 Unzen etwa 120 g entsprechen, so wäre diese Tatsache ein interessanter Hinweis auf eine mögliche Glykosurie, ohne daß für diese These natürlich ein Beweis erbracht werden könnte (PAPASPYROS, S. 12). Auch wenn man PARACELSUS also nicht die Erkennung des Harnzuckers zuschreiben darf, bleibt unbestritten, daß seine Theorie von der Entstehung des Diabetes die weitere Forschung erheblich beeinflußte und von der Niere als dem Ort der lokalen Entstehung der Krankheit den Blick auf das Blut und den allgemeinen Stoffwechsel hinlenkte.

Viele der Zeitgenossen und Nachfahren des PARACELSUS vertraten aber noch die alten Galenschen Auffassungen vom Sitz des Diabetes in der

Niere und von der Ursache des Diabetes in einer Nierenerkrankung sowie von der überschießenden Urinproduktion, die im übrigen ein dem Getrunkenen identisches Produkt liefere, so etwa JEAN FERNEL (1497–1558), MARCELLO DONATI (1538–1602), ANDREA CESALPINO (1519–1603) und viele andere. Auf der anderen Seite jedoch brach sich allmählich die von PARACELSUS zuerst vertretene Überzeugung Bahn, daß die Ursache des Diabetes in humoralen Faktoren, vor allem im Blute, zu suchen sei. GIROLAMO CARDANO (1501–1576) zum Beispiel, der in seiner Lebensbeschreibung „De vita propria", die erst 1643 posthum erschien, seine eigene Krankheit mit über 40jähriger Polyurie beschrieb, worunter wir heute einen Diabetes insipidus vermuten dürften (SCHADEWALDT, 1968; SECKENDORF), hat auch noch einen zweiten Fall eines 18jährigen Mädchens erwähnt, das täglich 36 „libra", d.h. ca. 13 Liter, Urin entleerte. CARDANO selbst hat durchschnittlich pro Tag 40–100 Unzen, das sind nur ca. 1,2–3 Liter, ausgeschieden, so daß an der Diagnose Diabetes insipidus auch gewisse Zweifel bestehen könnten. Er gab dabei aber eine eigenartige, ebenfalls auf antiken Vorstellungen fußende Erklärung. Er glaubte nämlich, daß die angeblich in den Arterien enthaltene Luft – hier folgte er einer antiken Theorie – sich in Wasser verwandeln und ausgeschieden würde. Daraus könnte man dann auch erklären, warum die Patienten angeblich mehr Urin lassen, als sie Flüssigkeit aufnehmen (SALOMON, S. 506).

Deutlicher betonten diese neue Aussicht, daß der Diabetes eine allgemeine Erkrankung des Blutes sei, der Paracelsist JOHANN BAPTIST VAN HELMONT (1578–1644) und der bedeutende Vertreter der Iatrochemie, FRANCISCUS DE LE BOE SYLVIUS (1614–1672). HELMONT glaubte, daß ein sog. „sal volatile", aus einer Diskordanz der Säftemischung des Körpers ausgefallen, die diabetischen Erscheinungen erzeugen würde (HELMONT, 1682a). SALOMON diskutierte im übrigen noch die Frage, ob der bei HELMONT und anderen späteren Autoren immer wieder zu findende Begriff des *„Diabetes lacteus"* (HELMONT, 1682b) nicht, wie das in der Regel üblich ist, auf einen Chylus-Diabetes zurückgeführt werden könne, sondern „lacteus" hier im Sinne von „süßlich" übersetzt werden müsse (SALOMON, S.510). Doch bringt HELMONT keinen irgendwie gearteten Hinweis auf ein Abschmecken des Harns, so daß diese Version wenig Wahrscheinlichkeit für sich hat (MEINDL, S.44).

Diese Prüfung hat offensichtlich erst der englische Arzt WILLIS durchgeführt, der kurz vor seinem Tode 1674 über die Entdeckung eines honigartigen Geschmackes im Urin berichtete. WILLIS, der darauf hinwies, daß der Diabetes früher eine seltene Krankheit gewesen sei, die zu seiner Zeit aber häufiger vorkomme, hielt die Harnruhr ebenfalls für eine Bluterkrankung, fügte aber den schon bisher bekannten Symptomen den eigenartigen süßen Geschmack hinzu: *„quasi melle aut saccharo imbutam, mire*

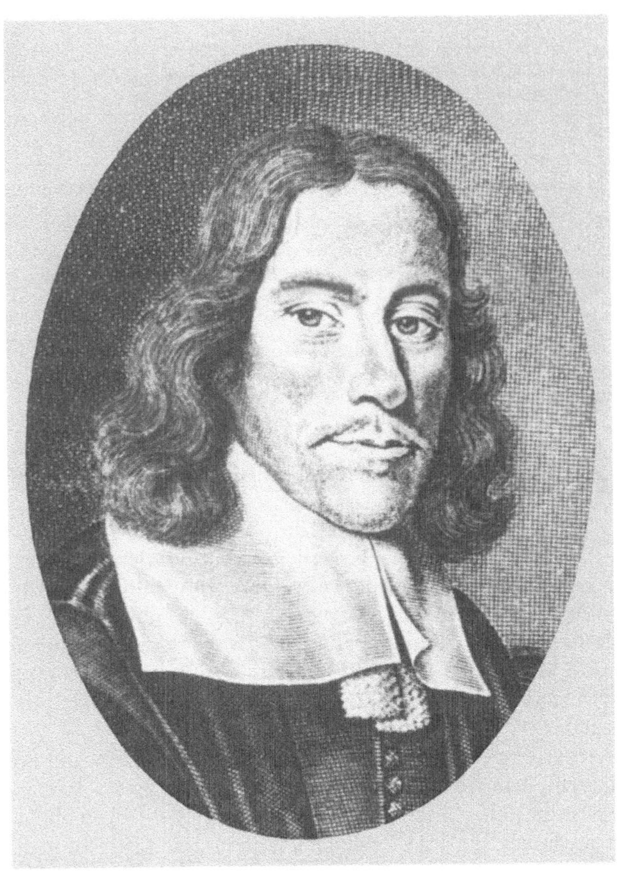

Abb. 4. Thomas Willis (1621–1675). Kupferstich und Frontispiz aus seinen „Opera omnia", Lyon: Huguetan 1681

dulcescere". Der honigartige Geschmack im Urin sollte nach Willis auf einer Ausfällung von „Salz" und „Schwefel" im Blut beruhen, das wiederum durch vermehrtes Einströmen von flüssig gewordener Körpersubstanz eine Art Fäulnisprozeß durchmachte. Damit verband Willis antike Vorstellungen über die Korrumpierung des Blutes mit iatrochemischen Ansichten, die in dem Versuch gipfelten, ganz bestimmte chemisch umschriebene Substanzen für die verschiedenartigsten Krankheiten verantwortlich zu machen. Der Durst und das Bedürfnis, stets große Mengen Flüssigkeit zu sich zu nehmen, seien durch das schnelle Ausscheiden der

Sapor mellitus non à succo nutritio, verum à Salium cũ Sulphure combinationibus.

Hunc effectum ex eo quiſpiam oriri putaret, quod una cum ſanguinis ſero, per renes excurrente, tum liquor recens nutritius, tum ſolidarum partium liquamina amandarentur; quare non improbabile videtur dulcedinem iſtam ex ſuccis hiſce opimis lotio permixtis conciliari. Verumenimvero ex miſtione iſta ſapor tantum lenis ac inſtar lactis aut juſculi carnium blande demulcens, ſed non mellitus, excitabitur: quinimo ad hunc, qui non ſolum gratus, ſed quodammodo pungens eſt, ſpicula ſalina, una ac mulcimina ſulphurea (prout alibi oſtendimus) concurrere debent. Quare prout ſaccharum, & mel merito ad concretiones ſalino-ſulphureas referimus; ita ſuſpicari fas ſit, urinam in Diabete adeo dulceſcere, eo quod Salibus in ſero combinatis particulæ quædam Sulphureæ ex colliquatione ſolidarum partium delibatæ accreſcunt.

Abb. 5. Textausschnitt aus dem Kapitel von WILLIS über den „Sapor mellitus" im diabetischen Harn. Aus: Opera omnia, Bd. 2, Lyon: Huguetan 1681, Pharmaceutice Rationalis, S. 94

ins Blut einströmenden Säfte und der im Blut ausfallenden Salze zu erklären. Damit konnten auch die immer wieder beobachtete Abmagerung und der Kräfteverfall durch Schwund des Körpergewebes erklärt werden. Besonders stark säurehaltige Flüssigkeiten würden den Diabetes auslösen, und so warnte WILLIS vor dem übermäßigen Genuß von „Rheinweinen" und Apfelweinen. Die Therapie mußte folgerichtig darin bestehen, das Ausfallen von „Salz" und „Schwefel" zu verhindern, wofür sich ihm eindickende Mittel, wie Reis und bestimmte Gummipräparationen, sowie eine Milchdiät und vor allem auch alkalische Kalkwässer als geeignet erwiesen.

Die Entdeckung des honigsüßen Geschmacks im Urin sollte unmittelbare Folgen haben, auch wenn es erst ein Jahrhundert später dem englischen Arzt DOBSON im Jahre 1776 gelang, aus diabetischem Harn einen Rückstand zu gewinnen, der im Geschmack dem braunen Zucker gleichkam. Denn von nun an fiel auf, daß nicht alle Fälle mit *„Harnruhr"* das von WILLIS angegebene Symptom zeigten, und MICHAEL ETTMUELLER (1644–1684) hat in seinen posthum erschienenen „Opera" 1685 zwischen einem *„Diabetes notha"* und einem *„Diabetes vera"* unterschieden, wobei er – im Gegensatz zu unserem Sprachgebrauch – diesen Begriff feminin benutzte. „Diabetes notha" zeigte die typischen Symptome der süßen Harnruhr, die bei „Diabetes vera" fehlten.

„Urinae sunt dulces, et mellitae, vel limpidae." (ZANDER, S. 44f.)

Die merkwürdige Gleichsetzung des sogenannten „falschen Diabetes" mit unserem Diabetes mellitus beruhte bei ETTMUELLER darauf, daß er noch in der alten antiken Vorstellung von dem einfachen Durchlauf des

Getrunkenen als der wahren Ursache des Diabetes überzeugt war und nur beim „Diabetes notha", einer davon abweichenden Form, die Ansicht vertrat, daß sich hier im Organismus gewisse Stoffwechselveränderungen einstellten, die vor allem die Süßigkeit des Harns bedingten:

„Diabetes vera est immutata per urinam excretio, notha seu spuria copiosa et colliquativa urinae excretio."

Freilich, wenn man die Begründung liest, die ETTMUELLER für den „Diabetes notha" angab, so könnte man dahinter durchaus unsere Zuckerkrankheit vermuten. Es heißt dort nämlich:

„Dieses Leiden nennt man sonst Diabetes. Mit diesem Namen werden im allgemeinen zwei Gebrechen bezeichnet, und zwar ohne jede begriffliche Unterscheidung, nicht zugleich jedoch begründet durch gleichartige Verhältnisse. Zunächst einmal sei die zu reichliche Ausscheidung von Urin genannt, auf die heftigster Durst folgt, Schwächung der Kräfte, Magerkeit des ganzen Körpers, anhaltendes schleichendes Fieber, ein brennendes Gefühl im Bereich der Lenden, Abmagerung des ganzen Körpers und andere gleiche Krankheitserscheinungen nach der Art von chronischem Fieber oder nach der Art von Rückenmarksschwindsucht, öfter noch folgt der Tod." (ZANDER, S. 45)

Die besondere diagnostische Komponente der Zuckerkrankheit jedoch, die Süße des Harns, erkannte ETTMUELLER nur dem „Diabetes notha" zu:

„Was nun den uneigentlichen oder unechten Diabetes betrifft und diesen reichlichen Ausfluß von Urin, so ist die Ursache dafür äußerst schwierig zu ergründen ... Daher rührt nämlich die eigenartige Süßigkeit des ausgeschiedenen Urins solcher Diabetiker. Diese Süßigkeit beruht auf der beiderseitigen Beschaffenheit und auf der zur Süßigkeit neigenden Struktur des Fettes und des verflüssigten, mit den Urinsalzen vermengten milchigen Saftes" (ZANDER, S. 47f.).

Wenn dann ETTMUELLER behauptete, daß der echte Diabetes relativ ungefährlich sei und häufig spontan ausheile, der unechte hingegen oft tödlich verlaufe, besonders dann, wenn er nicht rechtzeitig diagnostiziert und behandelt werde, ist die Ansicht doch wohl gestattet, im „Diabetes notha" unseren Diabetes mellitus zu sehen.

Diese Differenzierung von falschem und echtem Diabetes findet sich dann auch 1711 bei MICHAEL BERNHARD VALENTINI (1657–1729) (VEITH). Freilich war die Unterscheidung bei ETTMUELLER nicht die erste, die getroffen wurde, denn – wir erwähnten es schon – auch AVICENNA unterschied zwischen einer *„Lubricitas renum"*, worunter er wohl unseren Diabetes mellitus verstanden haben dürfte, und einer harmloseren *„Multitudo urinae"*, worunter sich offensichtlich andere Fälle von Polyurie, vielleicht auch der Diabetes insipidus, befunden haben könnten. Auch bei den beiden von CARDANO überlieferten Berichten von Diabetes ist verschiedentlich an einen Diabetes insipidus gedacht worden, doch bestehen bezüglich dieser Diagnose nicht geringe Zweifel (HEINZEMANN, S. 7).

Zur weiteren Differenzierung trug zweifelsohne, neben der Erkennung des honigsüßen Geschmacks bei bestimmten Diabetikern, auch die Tatsache bei, daß 1763 FRANÇOIS BOISSIER DE SAUVAGES (1706–1767) im Sinne der Pflanzensystematik von CARL VON LINNE (1707–1778) auch eine Systematik der Krankheiten erarbeitete und darin 7 Diabetesarten aufführte:

1. *Diabetes legitimus Aretaeii*
2. *Diabetes anglicus*
3. *Diabetes hystericus*
4. *Diabetes arteficialis*
5. *Diabetes a vino*
6. *Diabetes arthriticus*
7. *Diabetes febricosus.*

Von diesen sehr willkürlich gewählten Gruppen entsprach der *„Diabetes anglicus"* unserer Zuckerkrankheit, weil ausdrücklich davon die Rede war, daß dabei Geruch, Geschmack und Aussehen des Urins an Honig erinnerten (SALOMON, S. 535). Freilich, die Einteilung in *„Diabetes vera et notha seu spuria"* wurde hier nicht wieder aufgenommen.

Angeregt durch SAUVAGES' Systematik, hat dann auch JOHANN PETER FRANK (1745–1821) 1794 die Unterscheidung in 3 unterschiedliche Diabetesgattungen, die er *„Diabetes insipidus seu spurius"*, *„Diabetes mellitus seu verus"* und *„Diabetes decipiens"* (die täuschende Harnruhr) nannte, übernommen (MAIWALD). Mit *„Diabetes insipidus"* scheint FRANK den Diabetes legitimus Aretaeii identifiziert zu haben, bei dem die Urinmenge größer als die aufgenommene Flüssigkeitsmenge zu sein schien. Beide Autoren haben also wohl die klassische Schilderung von ARETAIOS nicht im Sinne der Zuckerharnruhr, sondern eben des Diabetes insipidus gedeutet.

Das Adjektiv *„insipidus"* verwandte indes schon WILLIAM CULLEN (1709–1790) 1769, der den Diabetes unter die Gruppe der Neurosen rechnete, und diejenige Form, bei der sich eine süße Substanz im Harn auffinden ließ, mit dem lateinischen Adjektiv *„mellitus"*, die andere, wo ein derartiger Stoff zu fehlen schien, mit dem Begriff *„insipidus"* (geschmacklos) belegte.

Nach Meinung von KARL ZANDER (geb. 1940), der in den frühen Ausgaben die Begriffe „mellitus" und „insipidus" noch nicht finden konnte, tauchte deren Differenzierung jedoch erst zwischen 1775 und 1786 auf (ZANDER, p. 73). Auf jeden Fall erscheint die Unterscheidung in der deutschen Übersetzung bzw. Kurzfassung des Cullenschen Hauptwerkes „Kurzer Inbegriff der medizinischen Nosologie oder systematische Einteilung der Krankheiten".

„Man könnte fragen, ob der fieberhaft Harnfluß des Sydenham Diabetes febricosus zu dem honigartigen Harnfluß (Diabetes mellitus) oder zu der folgenden Art, nämlich dem Harnfluß mit einem geschmacklosen Urin (Diabetes insipidus) gehöre? Und zugleich, ob der Urin bey dem hysterischen oder arthritischen Harnfluß einen honigartigen Geschmack habe oder ob er ohne Geschmack sey ..." (ZANDER, S. 73). Daß CULLEN im übrigen neben der Niere als Sitz und Entstehungsort der Krankheit auch noch die Leber erwähnte, sei am Rande bemerkt. Verschiedentlich taucht in der Literatur dann noch eine dritte Bezeichnung, *„Diabetes chylosus"*, auf, bei dem es sich aber um kein hier zu diskutierendes Krankheitsbild gehandelt haben kann (BORSIERI, ETTMUELLER).

Mit der klaren Einteilung von FRANK begann endgültig die Differenzierung dieser beiden Harnruhrformen. FRANK konnte sich im übrigen bei der Diagnose des Diabetes mellitus der Hilfe des italienischen Pharmazeuten an der Universität Pavia, FRANCESCO MARABELLI, erfreuen, dessen Harnanalysen ab 1790 wahrscheinlich dazu geführt haben, daß FRANK neben dem Diabetes mellitus und insipidus noch eine dritte Art, den Diabetes decipiens, den betrügerischen Diabetes, postulierte, weil beide beobachten konnten, daß häufig, auch ohne das seit der Antike auffallendste Symptom der Polyurie Zucker im Harn der Kranken gefunden werden konnte. Damit wurde das Symptom der Glykosurie sehr viel stärker in den Vordergrund gestellt als die bisher vorherrschenden Erscheinungen der Polydipsie und Polyurie (HEINZEMANN; COTTURI).

Lange Zeit galt mit SAUVAGES der Diabetes als ein *„Morbus anglicus"*, aber nicht etwa deshalb, weil er in England besonders häufig aufgetreten wäre, sondern weil im Gefolge von WILLIS sich besonders bedeutende englische Ärzte dieser Erkrankung annahmen. Zu ihnen gehörten in erster Linie THOMAS SYDENHAM (1624–1689), der als der „neue HIPPOKRATES" galt und der das relativ häufige Auftreten eines Honigstoffes im Urin bestätigen konnte. Entscheidend war aber, daß er im Gegensatz zu den Iatrochemikern, die von den Veränderungen im Blute ausgingen, eindeutig den Akzent des Krankheitsgeschehens auf eine Verdauungsstörung legte. Eine in irgendeiner Weise gestörte Digestion würde zu einer veränderten Assimilation führen und damit auch den Chylus im Blute beeinträchtigen. Auch SYDENHAMS Zeitgenosse RICHARD MORTON (1637–1698) stellte die Erfahrung am Krankenbett in den Vordergrund und bestätigte die Existenz des süßen Geschmacks im Harn von Diabetikern. Er glaubte, daß ein pathologisch veränderter Chylus über

die Nieren in den Urin abströme und dort die entsprechende Süße hervorbringen würde.
MORTON hatte im übrigen bereits schon das gehäufte Vorkommen des Diabetes in bestimmten Familien beobachtet, wie vor ihm schon GUILLAUME RONDELET (1507–1566), so daß in jener Zeit sogar das Schlagwort vom *„Diabetes haereditarius"* aufkommen konnte.
Fast alle übrigen Autoren, die sich in jener Zeit mit dem Diabetes beschäftigten, brachten nichts Neues. Ausführlich sind ihre Werke bei SALOMON und MEINDL besprochen. Mit der Abgrenzung des Diabetes mellitus vom insipidus und der wenige Jahrzehnte vorher erfolgten Erkennung des süßen Rückstandes im Diabetikerharn als Zucker durch DOBSON war die im Grunde bis heute gültige klinische Symptomatik geschaffen. Den antiken Symptomen gesellte sich die Glykosurie hinzu. Das Stichwort von der *„Verdauungskrankheit"* war gefallen, wenngleich über den Sitz der Krankheit noch völlige Unklarheit herrschte, wie noch der Begründer der modernen pathologischen Anatomie, GIOVANNI BATTISTA MORGAGNI (1682–1771), 1761 bekennen mußte. Die Lösung dieses Rätsels sollte erst die zweite Hälfte des 19. Jahrhunderts bringen.
Was jedoch die klinische Symptomatik des Diabetes betrifft, so sind hier noch zwei bedeutende Erkenntnisse zu erwähnen. 1880 stellte ETIENNE LANCEREAUX (1829–1910), der sich seit 1877 intensiv mit dem Diabetes beschäftigt hatte und schon erste Beziehungen zum Pankreas vermutete, zwei unterschiedliche Diabetestypen heraus: den *„diabète maigre"* und den *„diabète gras"*. LANCEREAUX hatte die Erfahrung gemacht, daß der „diabète gras" relativ leicht auf eine adäquate Diät ansprach, während der „diabète maigre" sich trotz aller Therapiebemühungen unheilvoll weiterentwickelte (POULET). Hatte seit der Antike eigentlich der im Gefolge langdauernder Erkrankungen an Zuckerharnruhr typische Marasmus das klinische Bild, zumindest der Endstadien, beherrscht, so trat nun neben diese mageren Diabetiker eine andere adipöse Gruppe, und wir wissen heute, daß gerade diese Patienten besondere Schwierigkeiten der Therapie mit sich bringen und das Auftreten einer Adipositas in nicht seltenen Fällen überhaupt das erste Symptom eines manifest werdenden Diabetes sein kann. LANCEREAUX hat bereits die unterschiedliche Prognose dieser beiden Typen klar erkannt und damit die Möglichkeiten der diabetologischen Diagnostik und Prognostik ganz wesentlich erweitert.
1874 hatte ADOLF KUSSMAUL (1822–1902) über eine *„eigentümliche Todesart bei Diabetischen"* berichtet. Er hatte seit 1872 sehr intensiv drei Fälle von akutem Diabetes verfolgen können, die alle letal endeten und bei denen er eine „Dyspnoe" besonderer Art, die heute als sog. *„Kussmaulsche große Atmung"* seinen Namen trägt, eine beschleunigte Herztätigkeit, erhebliche Unruhe mit Stöhnen und Schreien sowie Jakta-

tionen und im Endzustand ein Dahindämmern erlebte, wie er es bisher nur im urämischen Koma beobachten konnte. Im Hinblick auf die Ähnlichkeiten des Krankheitsbildes, das auf der anderen Seite aber durch die große Atmung sich wesentlich von der Urämie unterschied, nannte er es *„diabetisches Koma"* und hat damit ein weiteres wichtiges klinisches Symptom in die Diabetologie eingeführt, das zu seiner Zeit praktisch das nahende Ende anzeigte, heute jedoch glücklicherweise häufig beherrscht werden kann.

Allerdings sind schon vor KUSSMAULS Mitteilung ähnliche Symptome bei Diabetikern bereits vereinzelt beschrieben worden, so 1842 von WILLIAM PROUT (1785–1850) und 1854 von HENRY MARSH (1790–1860) sowie von THEODOR VON DUSCH (1824–1890) (E. EBSTEIN 1912).

Fast immer war bei derartigen Kranken im übrigen ein apfel- oder veilchenähnlicher Geruch zu verspüren, den erstmals WILHELM PETTERS (1820–1875) 1857 auf im Diabetikerharn nachgewiesenes Azeton zurückführen konnte. JOSEPH KAULICH (1830–1886) konnte 1860 diese Beobachtung bestätigen und entwarf zuerst das klinische Bild der *Azetonämie* (KUSSMAUL).

Doch sei noch angemerkt, daß bereits 1711 der schon erwähnte VALENTINI einen Krankheitsfall beschrieb, bei dem der Körper des Patienten einen durchdringenden Geruch abgab, der sich auch im gelassenen Urin wiederfand. ILZA VEITH (geb. 1915), die auf diese Krankheitsgeschichte aufmerksam machte, gab dazu keinen Kommentar, doch ist eventuell zu vermuten, daß es sich bei diesem Patienten bereits um das Erscheinungsbild der Azidose gehandelt haben könnte. Es ist auffällig, daß KUSSMAUL in diesem Zusammenhang stets von einem „Chloroformgeruch" redete.

Anatomische und pathologische Befunde

Während Aretaios in der Antike den Diabetes auf eine Grundkrankheit des Magens zurückführte und sein Zeitgenosse und Widersacher Galen die Niere in den Mittelpunkt des Krankheitsgeschehens stellte – seine Theorie sollte jahrhundertelang die Medizin beherrschen –, wurde seit Sydenham wieder der Verdauungstrakt stärker als möglicher Ort der Entstehung der diabetischen Störungen berücksichtigt, daneben aber, etwa von Richard Mead (1673–1754), die Leber als eigentlicher Sitz der Erkrankung angesehen, während Cullen das gesamte Nervensystem als Auslöser der Erkrankung betrachtete und den Diabetes unter die Neurosen einreihte. Dasjenige Organ jedoch, das des Rätsels Lösung in sich barg, das Pankreas, blieb praktisch bis zum 19. Jahrhundert, in bezug auf die Diabetesforschung, unbeachtet (Schadewaldt, 1964; Schirmer; E. Ebstein, 1924; M. Frank, 1916).
Zweifelsohne war das Pankreas bereits den in Alexandrien wirkenden griechischen Ärzten Herophilos (325–280 v. Chr.) und Erasistratos (310–250 v. Chr.) bekannt, deren Schriften allerdings nur durch Galen überliefert worden sind. Der berühmte Pergamener Arzt gab im übrigen auch an, daß Rufus und vor ihm schon Eudemos um 300 v. Chr. dieses merkwürdige Organ gekannt hätten, aber über die Funktion war man sich nicht einig. Bereits im „Corpus hippocraticum" wurde zwischen Drüsen unterschieden, die ganz aus Fleisch (daher „παγκρέας" (*Pankreas*)) bestehen sollten, und solchen, die man aus in präformierte Organhohlräume sich ergießendem und dort gerinnendem Blut entstanden glaubte und die deshalb den Namen „παρεγχύματα" (*Parenchymata*) erhalten hatten. Drei Theorien über ihre Funktion wurden diskutiert. Die Alexandrinischen Ärzte scheinen – dies muß allerdings mit aller Vorsicht behauptet werden – die Annahme vertreten zu haben, daß gewisse Säfte, die dem Speichel sehr ähnlich seien, aus diesen Drüsen in die Eingeweide sezerniert würden – eine Theorie, die Galen jedoch für unwahrscheinlich hielt (Galen, Bd. 4, S. 646). Er selbst war der Auffassung, daß es sich bei diesen Drüsen nur um Fleischfüllkörper handeln würde, die entweder bestimmte Hohlräume, wie das bei der Ohrspeicheldrüse der Fall zu sein schien, ausfüllen oder wie das Pankreas die an der Wirbelsäule liegenden Blutgefäße vor einem Druck des nach der Nahrungsaufnahme gefüllten Magens schützen könnten (Galen, Bd. 3, S. 344).
Die Hippokratiker hingegen sahen diese Drüsenkörper als eine Art

Schwamm an, die Flüssigkeit aus dem Darm aufsaugen und sie dann allmählich ins Gekröse weitergeben würden (GALEN, Bd. 8, S. 561). Neben dem älteren Begriff Pankreas benutzte GALEN jedoch noch eine zweite Bezeichnung, die bis in unser Jahrhundert fortlebte und einem zweiten Hormon der Bauchspeicheldrüse (Kallikrein) seinen Namen gab, eben den Terminus „καλλίκρεας" (*Kallikreas = das schöne Fleisch*). Offensichtlich sollte damit die größte dieser „Fleischdrüsen" besonders hervorgehoben werden (GALEN, Bd. 2, S. 781). Bei der Verehrung, die der griechische Arzt 1 ½ Jahrtausende im Abendland genoß, ist es kein Wunder, daß die Galensche These von der vorwiegend mechanischen Schutzfunktion der Bauchspeicheldrüse sich wie ein roter Faden durch die medizinischen Werke des Mittelalters und der beginnenden Neuzeit zog. Das Organ wurde dabei häufig in Parallele zur Thymusdrüse gesehen, die allerdings beim Erwachsenen schnell atrophiert und sich in einen unscheinbaren Fettkörper umwandelt.

Im Volksmund wurde dieses Organ nun *Bauchdrüse, große Magendrüse, Wampenbries, Gekrösedrüse* oder *Magenrücklein* genannt (E. EBSTEIN 1924; HÖFLER; HOFMEIER) und ihr Zweck auch von den Anatomen bis weit über VESAL hinaus (SPIGEL; Platter; BAUHIN; Bartholin; ESTIENNE; COLOMBO; PARÉ) als Stütze (Fulcimentum) oder Kissen (Pulvinarium) betrachtet (M. FRANK; SCHADEWALDT, 1964).

Selbst der bedeutende Anatom ANDREAS VESAL (1514–1564) lieferte nur eine sehr ungenaue schematische Abbildung des Organs in seinem großen Folioband „De humani corporis fabrica" von 1543. Aber er räumte wenigstens mit der, in den Zeiten nach GALEN entstandenen, falschen Therorie auf, daß das Pankreas bei gefülltem Magen das Durchschlüpfen unverdauter Speisen verhindern sollte und nur eindeutig „gekochter" Chylus auf diese Weise in den Darm gelangen könne. Andere Anatomen, wie CASPAR BAUHIN (1560–1624), diskutierten die Möglichkeit, daß dem Pankreas warme und feuchte Dämpfe entströmten, die den Magen umstreichen würden, um so diese „Coctiones" zu erleichtern. ARCHANGELO PICCOLOMINI (1526–1586) und JOHANN ANTONIDES VAN DER LINDEN (1609–1664) zogen sogar den Vergleich mit dem den Alchimisten bekannten Wasserbad, dem „Balneum Mariae", herbei, um die Wirkung dieser Pankreasdünste zu erläutern (CLAESSEN).

Aus anderen Aspekten griff auch GABRIELE FALLOPPIO (1523–1562) die Theorie von der mechanischen Schutzfunktion des Pankreas an, weil diese bei vierbeinigen Tieren völlig unnütz wäre, denn bei diesen würde das Pankreas ja über und nicht hinter dem Magen liegen (SCHIRMER, S. 10). Freilich, wenn FALLOPPIO vermutete, daß das Pankreas ein Gefäß, das von der Leber zur Milz gehen würde, schützen müsse, vertrat er ebenfalls eine spekulative Theorie, die durch keine anatomischen Befunde gerechtfertigt war. Doch glaubte man in jener Zeit an derartige Verbindungen, weil nach humoral-pathologischer Ansicht die in der Leber gebildete gelbe und die in der Milz deponierte schwarze Galle miteinander kommunizieren sollten und letztere durch ein „Vas breve", das sogar auf anatomischen Abbildungen erscheint, direkt in den Magen entleert werden sollte (HERRLINGER). Ja, man nahm nunmehr an, daß das Pankreas sozusagen eine Gallenblase der Milz sei und als eine Art Depotorgan – ebenso wie die Gallenblase – zu betrachten wäre (GRAAF, BAUHIN, CLAESSEN).

Da brachten zwei anatomische Entdeckungen neue Gesichtspunkte in die Diskussion: 1641 hatte MORITZ HOFMANN (1622–1698) den „Ductus pancreaticus" beim Truthahn entdeckt und ihn während eines Gastaufenthaltes in Padua auch dem dort als Prosektor tätigen deutschen Kollegen JOHANN GEORG WIRSUNG (1600–1643) demonstriert. Kurze Zeit später gelang WIRSUNG die Entdeckung des gleichen Ganges an einer menschlichen Leiche, aber er wußte damit eigentlich noch nichts anzufangen und wandte sich in einem Brief an seinen ehemaligen Pariser Lehrer JEAN RIOLAN (1577–1657), um ihn über den Zweck dieses Ganges

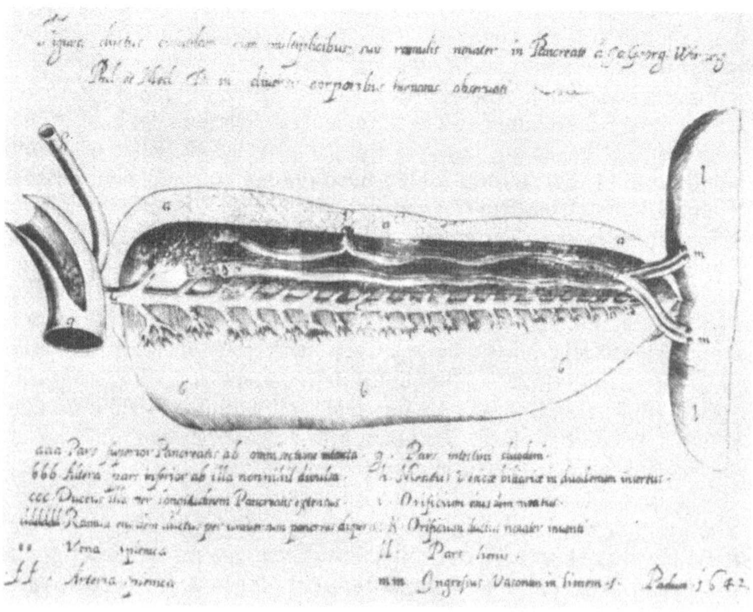

Abb. 6. Erste Darstellung des von JOHANN GEORG WIRSUNG (1600–1643) beim Menschen entdeckten Pankreasausführungsganges. Kupferstich auf Veranlassung von WIRSUNG aus dem Jahre 1642. Aus: SCHADEWALDT, H. (1964)

zu befragen. Da WIRSUNG kurze Zeit später im Verlaufe eines Duells getötet wurde, verfügen wir nur über diesen Brief und über eine, auf WIRSUNGS Geheiß gestochene Kupferplatte, auf der seine Entdeckung festgehalten ist (SCHIRMER, S. 14; MORGENSTERN).

Damit war die alte These vom Pankreas als ein fleischiges Stütz- und Füllorgan widerlegt, doch entspann sich nun ein langer Streit, ob dieser Gang dazu dienen würde – wie dies RIOLAN in seinem Antwortschreiben vermutete (RIOLAN, 1649) –, Sekrete der Leber und der Milz aufzusaugen, daß das Pankreas also eine Art Filter wäre, in welchem der Chylus gereinigt werden könnte, oder ob aus der Drüse eine Flüssigkeit in den Darm durch diesen Gang sezerniert würde, wie dies THOMAS BARTHOLIN (1616–1680) behauptete. DE LE BOE nahm bald daraufhin mit Recht an, daß aus dem Blut in der Drüse selbst ein Saft entstünde, der an den Darm abgegeben und dort der Nahrung beigemischt werden sollte (GRAAF, S. 34). Er hatte nämlich aus der anatomischen Beziehung des Ausführungsgangs zur „Papilla Vateri", wo er zusammen mit dem „Ductus choledochus" mündete, erkannt, daß der Pankreassaft mit der Galle gemeinsam bei der Verdauung zusammenwirken müßte, und als Iatrochemiker vermutete er, daß der angeblich saure Pankreassaft und die alkalische Galle zu einer *„effervescentia in intestinis"* führen würden und damit die Nahrung lösen könnten, ähnlich wie die Seife im Wasser. Damit war eindeutig die Emulgierkraft der Verdauungssäfte, wie sie dann erst im 19. Jahrhundert nachgewiesen werden konnte, postuliert. Das Interesse wandte sich nunmehr in der Tat diesem Saft zu. REIGNIER DE GRAAF (1641–1673), ein Schüler DE LE BOES, stellte 1664 die ersten Experimente an, um Klarheit über seine Funktion zu erhalten. Um die Theorie seines Lehrers von der Mischung des angeblichen sauren Pankreassaftes und der alkalischen Galle zu beweisen, versuchte GRAAF mit Hilfe von Pankreasfisteln an Hunden Bauchspeichel zu gewinnen, ja, es gelang ihm sogar, aus dem Pankreas eines toten Seemannes (GRAAF, S. 70; METTLER, S. 126) mit diesem Saft Verdauungsexperimente anzustellen wie übrigens auch THOMAS WHARTON (1614–1673) (METTLER, S. 63). Von GRAAF stammt im übrigen dann die Gleichsetzung des Saftes mit dem der Mundspeicheldrüsen (GRAAF, S. 58), die er jedoch nicht als identisch betrachtete. GRAAF bestätigte die These seines Lehrers von dem sauren Pankreassaft, was darauf schließen läßt, daß es ihm nicht gelang, reinen Bauchspeichel zu gewinnen, sondern dieser offensichtlich Beimischungen von Magensaft enthielt. Da er das angebliche Aufbrausen von Galle und Pankreassaft jedoch in vitro nicht nachweisen konnte, nahm er an, daß dies nur unter physiologischen Bedingungen mit Hilfe des sog. „Calor innatus", einer hypothetischen, vitalisierenden Kraft, und bei der natürlichen Körperwärme vor sich gehen könne (GRAAF, S. 65f.; MANI, 1967, S. 131; METTLER, S. 126; SCHADEWALDT, 1964).

Auch ein zweiter Autor, Bernhard Swalwe († um 1680), schrieb über diesen Fragenkomplex ein Buch, ohne wesentliche neue Experimente hinzuzufügen. Es war also in den letzten Dezennien des 17. Jahrhunderts klar, daß es sich beim Pankreas um eine Verdauungssaft sezernierende Drüse handeln müsse, doch war die Bedeutung weder des Organs noch seines Exkretes eindeutig geklärt. Immerhin hat dann das Pankreas 1798 von dem Anatomen Samuel Thomas Soemmerring (1755–1830) die deutsche Bezeichnung *„Bauchspeicheldrüse"* erhalten, die es bis zum heutigen Tage trägt.

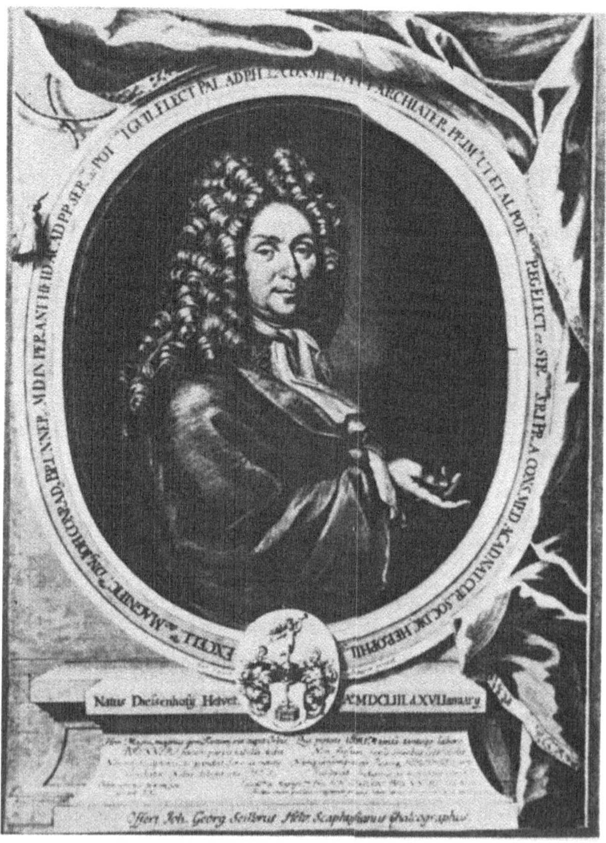

Abb. 7. Johann Conrad Brunner (1653–1727). Kupferstich von Johann Georg Seiler nach einem Gemälde von Johann Jacob Schärer

Der Frage, welche Bedeutung das Pankreas für den tierischen Organismus habe, ging ab 1673 der in Schaffhausen geborene und später als Leibarzt in Düsseldorf und Professor in Heidelberg wirkende JOHANN CONRAD BRUNNER (1653–1727) nach, der mit Hilfe von ersten Unterbindungs- und Exstirpationsversuchen sich hierüber Klarheit zu verschaffen hoffte. Diese Experimente haben zweifelsohne zum Auftreten von passageren Diabetessymptomen geführt, aber BRUNNER hat sie nicht erkannt, sondern ist knapp an der Entdeckung des Pankreasdiabetes vorbeigegangen, der erst 200 Jahre später durch die Experimente von MERING und MINKOWSKI 1889 bewiesen werden konnte. Daher ist es vielleicht erlaubt, etwas ausführlicher auf diese ersten tierexperimentellen Untersuchungen von BRUNNER einzugehen.

Mit diesen Brunnerschen Pankreasuntersuchungen, die der schweizerische Arzt 1683 in einer schmalen Monographie zusammenfaßte, während er 1689 zusätzliche Befunde in einem Artikel in den „Miscellanea curiosa“, der Veröffentlichungsreihe der berühmten Akademie der Naturforscher Leopoldina, die heute noch besteht, bekanntgab, beschäftigen sich insbesondere 1941 RALPF HERMON MAJOR (geb. 1884) und 1944 OLE CHRISTIAN ZIMMERMANN. MAJOR hat im übrigen in seinem Sammelwerk „Classic descriptions of disease“ (1959) eine Reihe von klassischen Arbeiten über den Diabetes ins Englische übersetzt und Passagen aus dem „Papyrus Ebers“ sowie aus den Werken von ARETAIOS, PARACELSUS, WILLIS, DOBSON, KUSSMAUL, MINKOWSKI, OPIE und BANTING veröffentlicht.

BRUNNER hatte sich unter dem Einfluß seines Schwiegervaters, des Schaffhausener Arztes JOHANN JAKOB WEPFER (1620–1695), der bereits vor BRUNNER 1679 die später nach jenem benannten sog. *„Drüsen“* des Duodenums gesehen hatte, mit der Verdauung beschäftigt. Aus seinen Arbeiten resultierte bekanntlich 1687 die Schrift über die Brunnerschen Drüsen, aber er hatte sich schon seit 1673 auch mit einer damals sehr stark diskutierten Frage auseinandergesetzt, welche Bedeutung das Pankreas im Rahmen der Verdauungsvorgänge habe. Wir erwähnten schon die physiologischen Versuche von BRUNNERS Zeitgenossen DE GRAAF. ZIMMERMANN erinnerte aber auch mit Recht an den Ausspruch von THEOPHILE BONET (1620–1689), einem Vorläufer von MORGAGNI, der 1679 die Bedeutung des Pankreas folgendermaßen umschrieb: *„succus pancreatis plurimos morbos facit“*. BRUNNER hatte vor allem die Frage interessiert, ob das sog. Aufwallen (Effervescentia) der Galle mit dem Pankreassaft tatsächlich stattfände und ob die Funktion dieses Organs nicht durch andere Drüsen ersetzt werden könnte. Ihn interessierte zweifelsohne ganz besonders die Frage, ob die dem Pankreas so nahe liegenden Duodenaldrüsen in der Lage seien, die ausgefallene Pankreasfunktion zu übernehmen. Zu diesem Zwecke unterband BRUN-

NER in einigen Fällen bei Hunden den Ductus Wirsungianus, oder er schritt sogar zur Exstirpation der Drüse. Aufgrund seiner Experimente kam er zu dem Resultat, daß alle operierten Hunde, denen er das Pankreas entfernt hatte, weiterlebten und keine wesentlichen Beeinträchtigungen ihres Gesundheitszustandes zeigten. Er konnte im übrigen feststellen, daß die von älteren Autoren postulierte Säure des Pankreassaftes nicht existierte, sondern daß es sich dabei um eine Flüssigkeit wie die der anderen Drüsen handeln würde. Dies war sein Argument für die Ansicht, daß das Pankreas durchaus auch von diesen Drüsen in seiner Funktion ersetzt werden könnte. Damit schienen ihm auch die entscheidenden Phasen der Verdauung in den Magen verlegt, wo der saure Magensaft wirksam werden könne.
BRUNNER hat über seine Experimente sehr eingehend berichtet, und so konstatierte er auch postoperative Symptome, die heute zweifelsohne als „passagerer Diabetes" betrachtet werden müssen. So berichtete er von seinem 6. Experiment am 19. Juli 1679:

„... er hatte Durst. Aus einem durch die Stadt fließenden Bächlein trank er unmäßig ... Seitdem fraß er Milch mit Haferbrei ... Ich gab ihm einige Brotbrocken, die er gierig verschlang."

Beim Experiment 7 vom 23. März 1683 zeigte sich:

„daß der operierte Hund wieder Durst hatte, und gierig trank er mit Milch angemachten Brei."

Am 7. Oktober 1685 schließlich beobachtete BRUNNER:

„... er lief in den Hof raus, um zu urinieren, und er bewässerte eine ansehnliche Erdfläche."

Ein halbes Jahr später gelang es BRUNNER, eine Sektion dieses Hundes durchzuführen, und er konstatierte:

„der untere Teil, den man seinen Schwanz nennen möchte, fehlte ganz, da er seinerzeit abgeschnitten worden war. Der obere Teil aber war verwelkt und vertrocknet, seltsamerweise nur einen Mittelfinger lang, kaum den kleinen breit, und entsprach meinem Federhalter, mit dem ich dies schreibe, im übrigen aber verhärtet und granuliert, wie ich auch früher beim dritten meiner Versuche vermerkt habe ... Die Blase war strotzend und von Urin gespannt, obwohl der Hund sie kurz vor seinem Ende entlastet hatte ..." (ZIMMERMANN).

Eine eindrucksvolle Abbildung zeigte das Operationsverfahren. BRUNNER hat also eindeutig die wichtigsten diabetischen Symptome, die Polydipsie, die Polyphagie und auch die Polyurie, beschrieben und erkannt. Er hat bereits bei der Sektion die Atrophie der exokrinen Anteile deutlich beobachtet, zumal es ihm auch nicht mehr gelang, den restlichen Teil des Ductus pancreaticus mit einem Stift oder mit Luft zu durchdringen. Aber da diese Erscheinungen kurze Zeit nach der Operation wieder verschwanden, hielt BRUNNER sie für harmlose postoperative Symptome.

Während es BRUNNER gelungen war, eine völlige Ausschaltung des exkretorischen Anteils der Pankreassekretion zu erreichen, genügte der stehengelassene duodenale Anteil des Pankreas durchaus, um nach einer

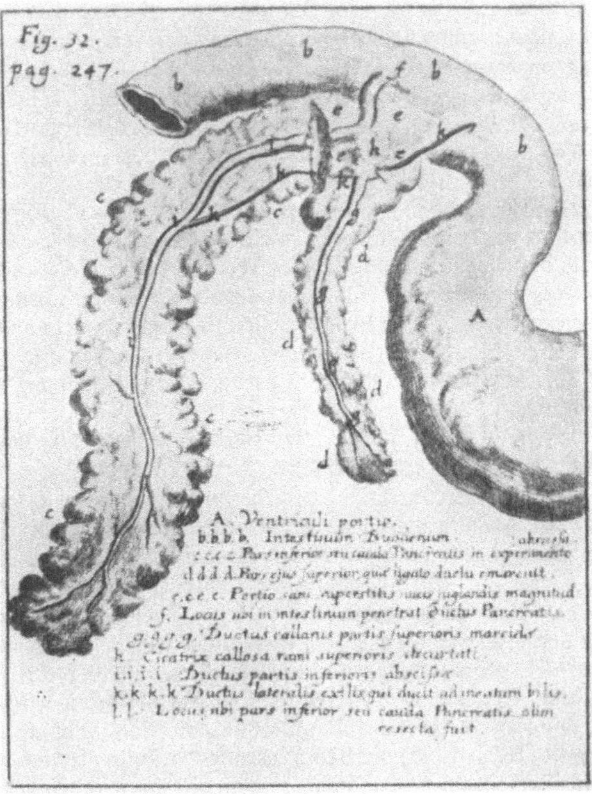

Abb. 8. Darstellung von BRUNNERS unvollständiger Pankreasexstirpation beim Hund. Aus: BRUNNER, J. C. (1688)

kurzen Übergangszeit vikariierend die Insulinsekretion zu unterhalten. BRUNNER darf daher als der erste, allerdings unbewußte Entdecker des Pankreasdiabetes betrachtet werden, der auch schon die später systematisch beschriebene Verödung des exogenen Pankreasanteils bei der Sektion beobachten konnte, ohne natürlich zu ahnen, daß der innersekretorische Anteil davon nicht berührt wurde. ZIMMERMANN meinte im übrigen, daß die Diabetessymptome zum Teil auch damit in Zusammenhang standen, daß BRUNNER die Pars caudalis, die sehr reichlich Langerhanssche Inselzellen enthält, entfernt hatte, während die Pars duodenalis nur relativ wenig endogenes Gewebe enthält und daher zuerst nicht genügend Insulin liefern konnte. Da nach späteren Forschungen aber selbst noch ein Zehntel bis ein Zwanzigstel des Pankreas zur Aufrechterhaltung einer ausreichenden Insulinproduktion ausreicht, ist es verständlich, daß die unvollständige Operation von BRUNNER keine Dauerfolge gehabt hat. BRUNNER glaubte mit seinen Experimenten bewiesen zu haben, daß das Pankreas ein entbehrliches Organ sei, und daher wandte sich die Forschung von der Bauchspeicheldrüse ab und anderen, offensichtlich interessanteren Gebieten zu. So haben BRUNNERS eindrucksvolle Tierversuche die Pankreas- und Diabetesforschung fast 200 Jahre zum Sistieren gebracht.

Dennoch, mit den Arbeiten von WIRSUNG, DE GRAAF, DE LE BOE, SWALWE und BRUNNER war ein bisher wenig beachtetes Organ in den Gesichtskreis der physiologischen Forschung gelangt. Wenn sich auch die These von der aufbrausenden Gärung mit Hilfe eines angeblichen sauren Pankreassaftes im Duodenum nach den Brunnerschen Ergebnissen nicht halten ließ, so war es doch interessant, daß nunmehr der Saft des Pankreas mit dem anderer Speicheldrüsen verglichen wurde und seine Beziehung zur Verdauung unumstritten war.

Andererseits muß darauf hingewiesen werden, daß erst 100 Jahre nach BRUNNER, 1775, der französische Arzt THEOPHILE DE BORDEU (1722–1776) wohl erstmalig die Ansicht vertrat, daß jedes Organ nicht nur über die Ausführungsgänge sondern auch direkt in das Blut bestimmte Stoffe abgeben könne, die den ganzen Organismus beeinflussen würden. Diese nur sehr vorsichtig ausgesprochene Theorie hat dann JULIEN JEAN CESAR LEGALLOIS (1770–1814) in einer Dissertation gestützt, in der er feststellte, daß dem Blut offensichtlich bestimmte Wirkstoffe aus dem Körper beigemischt seien, die an anderen Orten als an denen ihrer Entstehung bestimmte Effekte auslösen würden. Es dauerte dann noch bis zum Jahre 1878, bis der Anatom RUDOLF HEIDENHAIN (1834–1897) die Beeinflussung der Drüsensekretion durch bestimmte Nervenreize feststellte und damit die ältere, rein mechanische Theorie der Speichelentstehung widerlegte. HEIDENHAIN war im übrigen bereits der Auffassung, daß alle sekretorischen Phänomene intrazellulär ablaufen würden und sich nicht nur – etwa durch Kondensations- und Gerinnungsvorgänge – an den Drüsenoberflächen erklären ließen. Als dann erstmals WILLIAM MADDOCK BAYLISS (1860–1924) und ERNEST HENRY STARLING (1866–1927) 1904 ihre Theorie von der sogenannten „chemischen Regulation" der Sekretionsprozesse aufstellten und ein Jahr später STARLING in einer berühmt gewordenen „Croonian Lecture" für diese chemischen Wirkstoffe, die „chemical messengers", den von W. B. HARDY vorgeschlagenen Ausdruck „Hormon" „ὁρμάω" (hormáo = ich sende aus) in die medizinische Terminologie einführte, war damit der Kreis, der von den ersten Pankreasexstirpationsversuchen von BRUNNER bis zur Klärung der Ursachen des Pankreasdiabetes führte, geschlossen.

Inzwischen gingen aber weitere Impulse nicht von der Anatomie sondern von der Pathologie aus. 1789 konnte CAWLEY eindeutige diabetische Symptome – wie Polyphagie, Polydipsie, Polyurie, Glykosurie, Marasmus und Krämpfe, die heute wohl als komatöse angesehen werden müssen – beschreiben, und er wies im Zusammenhang damit auf den bei der Sektion des Verstorbenen aufgefundenen Verschluß des Pankreasganges durch Pankreassteine hin, ohne jedoch schon eine klare Zuordnung des pathologischen Befundes zum klinischen Krankheitsbild zu wagen. Es ist bezeichnend, daß der mit 34 Jahren gestorbene Patient als ein dem Trunke ergebener, sehr fettleibiger Mann beschrieben wurde (E. EBSTEIN, 1924; SCHIRMER, S. 42 f.; SCHADEWALDT, 1964; SPIEGELHOFF, S. 53 ff.).

Bereits 1767 wurde indes der Sektionsbericht des französischen Pathologen JOSEPH LIEUTAUD (1703–1780) bekannt, der bei einem Fall von ausgeprägtem Marasmus und konsekutiver Gangrän eines Fußes einen „Pankreasscirrhus" gefunden haben wollte. Dieser Bericht, den auch JACOB WOLFF (1861–1938) 1911 und ERICH EBSTEIN (1880–1931) 1924 erwähnten, konnte nur in einer posthumen deutschen Ausgabe aufgefunden werden, doch blieb es wie beim Falle von CAWLEY bei einer Feststellung der Pankreasveränderungen, ohne daß daraus direkte Schlüsse auf eine Abhängigkeit zum klinischen Bild gezogen wurden. NIKOLAUS FRIEDREICH (1835–1882) hat 1875 eine Übersicht über diese und die dann folgenden Fälle von diabetischen Erscheinungen mit Pankreasveränderungen publiziert.

Eine direkte Beziehung zwischen beiden Phänomenen vermutete RICHARD BRIGHT (1789–1858), der 1833 einen 19jährigen Schreiber sezierte. In den letzten Monaten seines Lebens hatte dieser an Diabetes, Ikterus und Marasmus gelitten, und Fettstühle waren besonders aufgefallen. Die Autopsie ergab eine sog. verstärkte Pankreasdrüse (HANSEMANN; SCHADEWALDT, 1964).

Der französische Apotheker, Hygieniker und Chemiker APOLLINAIRE BOUCHARDAT (1806–1886) war wahrscheinlich der erste, der 1852 kategorisch die enge Beziehung von Pankreasaffektionen zum Diabetes mellitus postuliert hatte.

1864 hat dann auch JOSEPH ALEXANDER FLES (1819–1905) eine von ihm bei der Sektion gefundene Atrophie des Pankreas, die allerdings mit einer solchen der Leber vergesellschaftet war, auf den zu Lebzeiten bestehenden Diabetes mellitus zurückgeführt. FLES hat bereits darüber berichtet, daß zur Behandlung der Erscheinungen erstmals Kalbspankreas oral zugeführt wurde, wodurch angeblich die Verdauungsinsuffizienz günstig beeinflußt worden sei. Das deletäre Ende war jedoch nicht abzuwenden (SCHADEWALDT, 1964).

Über zwei ähnliche Fälle, wobei sich die Bauchspeicheldrüse praktisch vollständig in einen Fettkörper umgewandelt hatte, publizierten im gleichen Jahr, 1864, auch FRIEDRICH DANIEL VON RECKLINGHAUSEN (1833–1910) und T. A. HARTSEN.

1870 berichtete EDWIN KLEBS (1834–1913) über einen zusammen mit HERMANN MUNK (1839–1912) beobachteten Fall von Diabetes, bei dem sich bei der Sektion makroskopisch praktisch kein Pankreasgewebe mehr finden ließ.

Zysten oder Abszesse im Pankreas erwähnten darüber hinaus THEODOR FRERICHS (1819–1885) 1861 und GEORGE HARLEY (1829–1896) 1862. 1873 veröffentlichten der Engländer ALEXANDER SYLVER und der Deutschbalte ERICH HARNACK (1852–1915) ebenfalls derartige einschlägige Beobachtungen.

1875 kam dann FRIEDREICH, nachdem er einen selbstbeobachteten Fall ausführlich diskutiert hatte, ebenfalls zu dem Schluß, daß die Kombination der beiden Erkrankungen nicht zufällig sei; aber er erklärte sie noch durch Vermittlung des sympathischen Nervensystems, insbesondere des Ganglion solare und des Plexus coeliacus (SPIEGELHOFF, S. 54). Er hatte im übrigen schon 1857 eine Amyloidose des Pankreas beschrieben.

Immerhin konnte 1884 FRERICHS unter 40 Sektionen bei Diabetikern zwölfmal Veränderungen am Pankreas feststellen, JOSEPH SEEGEN (1822–1904) sah 1893 unter 92 Fällen achtzehnmal Pankreasaffektionen, und HERMANN SENATOR (1834–1911) hat 1879 sogar in der Hälfte seiner Fälle Veränderungen an der Bauchspeicheldrüse gefunden (MINKOWSKI 1890 u. 1929).

Klarer sprach sich für die direkte ätiologische Beziehung zwischen Pankreaserkrankung und Diabetes LANCEREAUX aus, der diese, wie er meinte, besondere Form des Diabetes, die häufig mit dem „diabète maigre" identisch zu sein schien, erstmalig 1877 als *„Diabète pancréatique"* betrachtete.

Er hatte zwei Fälle ausführlich klinisch und autoptisch beschrieben, zwei ausgezeichnete Abbildungen vom pathologisch-anatomischen Befund in seine Arbeit aufgenommen und kam zu folgender Schlußfolgerung:

„Or, tenant compte des caractères spéciaux du diabète dans les cas d'altération du pancréas et prenant en considération les phénomènes observés chez les animaux par la destruction de ce même organe, nous croyons pouvoir conclure qu'il existe une rélation causale entre les altérations graves du pancréas et le diabète sucré en question.“

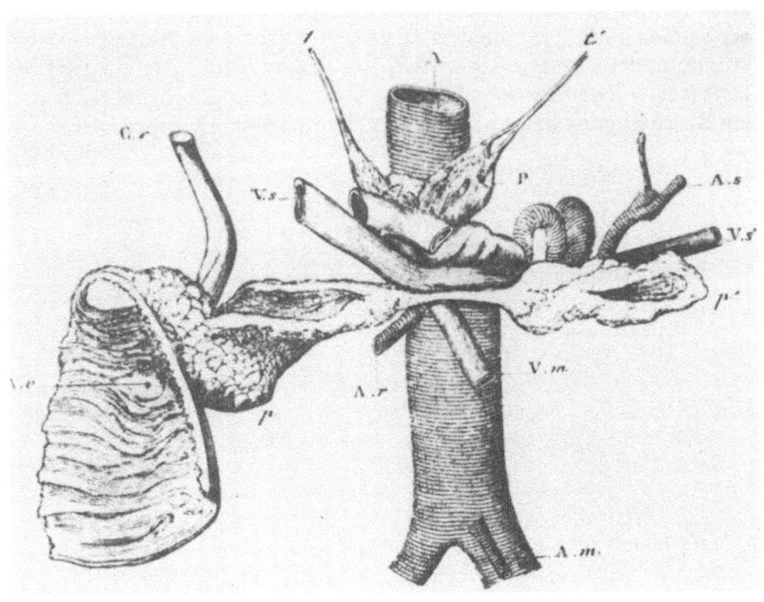

Abb. 9. Atrophiertes Pankreas bei einem Diabetiker. Abbildung aus einer Arbeit von Etienne Lancereaux (1829–1910) (Lancereaux, E. (1877, S. 1223)

Sein Schüler A. Lapierre trug 1879 dann 65 Fälle von Diabetes mit Pankreaserkrankungen zusammen.

Dennoch, die Ansicht des Montpellienser Arztes Leopold Baumel aus dem Jahre 1881, daß alle Fälle von Diabetes auf eine Erkrankung des Pankreas zurückzuführen seien, war in jener Zeit keineswegs Allgemeingut der ärztlichen Wissenschaft.

1894 hatte David Hansemann (1858–1920) eine sog. *„genuine Granularatrophie“* des Pankreas beschrieben, die nach seiner Ansicht stets zu Diabetes führen würde. Hansemann hatte bei 40 Fällen von Pankreaserkrankungen 36mal diese einfache Atrophie, 3mal fibröse Induration und 1mal eine komplizierte Erkrankung gesehen (Spiegelhoff, S. 54). Christian Dieckhoff konnte im gleichen Jahr bei 53 Fällen von Pankreaser-

krankungen 49mal verschiedenartige Pankreaserkrankungen konstatieren (SPIEGELHOFF, S. 54). Er glaubte im übrigen, bei einer Anzahl von Diabetesfällen einen Mangel oder eine geringere Anzahl von Inseln gesehen zu haben, doch war er noch der Auffassung, daß diese zum Lymphapparat gehören würden (SAUERBECK, 1904b).
Es wurde bereits berichtet, daß MORGAGNI sich nur wenig mit dem Pankreas beschäftigt hatte, und keine einzige Sektion eines Diabetikers vorgenommen hatte. Fast hundert Jahre später aber gab – freilich versteckt in eine andere, relativ kurze Arbeit mit dem Titel „Zur Chemie des Pankreas" – 1854 RUDOLF VIRCHOW (1821–1902) das Signal zur erneuten Beschäftigung der Anatomen und Pathologen mit dieser Drüse.

Zur Chemie des Pancreas.

Von Rud. Virchow.

Bei Gelegenheit einiger Mittheilungen über das Vorkommen von Leucin und Tyrosin im menschlichen Körper (Deutsche Klinik 1855. No. 4.) hatte ich schon erwähnt, dass ich am Pancreas Abscheidungen, wie sie Frerichs von der Leber in der acuten gelben Atrophie beschrieben hat, ausserordentlich reichlich antraf. Die grosse Häufigkeit dieser Abscheidungen schien um so mehr auf ein normales Verhältniss hinzudeuten, als, wie ich gleichfalls schon erwähnte, Hr. Scherer bei neueren Untersuchungen gefunden hat, dass der von ihm als Lienin bezeichnete Körper aus der Milz Leucin war.

Ich habe daher in der letzten Zeit eine Reihe von Untersuchungen mit dem Pancreas des Ochsen begonnen und es hat sich dabei herausgestellt, dass in der That schon in dem einfach ausgepressten Safte des mit destillirtem Wasser zerriebenen Organs grosse Mengen von Leucin und wahrscheinlich auch von Tyrosin enthalten sind. Die Flüssigkeiten, welche man durch Auspressen oder Auskochen gewinnt, sind constant sauer und es zeigt sich, dass manche Eigenschaften, die man dem eiweissartigen Körper (Pancreatin Bernard's) zugeschrieben hat, anderen Stoffen zugehören. Insbesondere findet sich eine schleimige Substanz in grosser Menge und ein Farbstoff, der die Fähigkeit besitzt, an der Luft blau zu werden. Sollte sich demnach die interessante Angabe von Frerichs und Städeler bestätigen, dass Tyrosin ein aus Glycin und Saligenin zusammengesetzter, gepaarter Körper ist, so würde die Vermuthung sehr nahe liegen, dass das Pancreas für die Leber gewisse Stoffe präparire, welche erst dort ihre weitere Verarbeitung und Abscheidung erfahren (Glycocholsäure, Farbstoff) und dass auch diese Drüse nicht bloss nach aussen, sondern auch nach innen, in das Blut secernire. Genauere Mittheilungen behalte ich mir vor.

Abb. 10. Artikel von RUDOLF VIRCHOW (1821–1902), in dem erstmals von einer inneren Sekretion des Pankreas gesprochen wird. Aus: VIRCHOW, R. (1854)

Er hatte in dieser Arbeit weitschauend behauptet:

„. . . so würde die Vermuthung sehr naheliegen, daß das Pankreas für die Leber gewisse Stoffe präparire . . . und daß auch diese Drüse nicht bloß nach außen, sondern auch nach innen in das Blut secernire.“

Inzwischen hatte in den zwanziger Jahren des 19. Jahrhunderts sozusagen als Reaktion auf die Bewegung der romantischen Medizin in Deutschland, aber auch in Frankreich, eine neue Epoche der exakten Naturforschung begonnen. Man wandte sich besonders den physiologischen Prozessen zu und konnte bald detaillierte Erkenntnisse auch über die Wirkung des Pankreassaftes gewinnen. Diese Entwicklung ist in Frankreich ab 1817 von François Magendie (1783–1855) und in Deutschland von Friedrich Tiedemann (1781–1861) und Leopold Gmelin (1788–1853) sowie von Justus von Liebig (1803–1873) und seiner Schule, der 1840 die neue Disziplin der „Thierchemie“ begründet hatte, ausgegangen (Mani, 1967, S. 249ff.). Die Fähigkeit des Pankreassaftes, sowohl Stärke wie Fett und Hühnereiweiß aufzuspalten, dürfte als erster Johann Nepomuk Eberle (1798–1834) in der in seinem Todesjahr erschienenen Monographie erwähnt haben. 1867 war es Willi Kühne (1837–1900) gelungen, das eiweißspaltende Pankreasferment weitgehend zu isolieren, dem er dann 1877 den Namen „Trypsin“ gegeben hatte, nachdem es schon 1862 Alexander Danilewsky (1839–1923) geglückt war, das wirksame Verdauungsprinzip durch Verreiben von Pankreassubstanz mit Sand zu gewinnen. Danilewsky hatte seinen Extrakt im übrigen bereits *„Pankreatin“* genannt, ein Name, der später zur Benennung eines Gesamtpankreasextraktes immer wieder einmal verwendet wurde, während 1921 der rumänische Forscher Paulesco mit dem abgewandelten Terminus *„Pancréine“* das von ihm isolierte blutzuckersenkende Prinzip der Bauchspeicheldrüse belegte.

Kühne arbeitete 1867 im Pathologischen Institut von Rudolf Virchow (Kühne u. Lea), und so war es sicherlich kein Zufall, daß ein junger Doktorand, Paul Langerhans (1847–1888), sich im Pathologischen Institut bei Virchow mit der mikroskopischen Anatomie der Bauchspeicheldrüse zu beschäftigen begann. 1869 veröffentlichte er eine 32 Seiten enthaltende Doktorarbeit, die heute zu den klassischen Werken der Medizin gezählt werden muß. Aus Anlaß des 100jährigen Jubiläums sind eine Reihe von Arbeiten erschienen, die Langerhans' Leben und Werk würdigten (Becker; Campbell, 1958; Hellmann; Kloppe, 1969; Giacometti und Barss; Morrison; Voss). Besonders Volker Becker (geb. 1922) hat sich ausführlich mit der Langerhansschen Dissertation beschäftigt.

Die Arbeit sollte in erster Linie der Differenzierung der verschiedenen, im Pankreas schon vor Langerhans von Bernard beobachteten Zellgruppen dienen. LANGERHANS selbst mußte ausschließlich mit Zupfpräparaten arbeiten und verfügte noch nicht über die erst kurze Zeit später eingeführten subtilen Färbemethoden. Einzig die Schwarzfärbung des Fettes mit Osmiumsäure war ihm geläufig. Zur Konservierung verwandte er im übrigen auch Chromsäure. Im ganzen gelang es LANGERHANS, neun

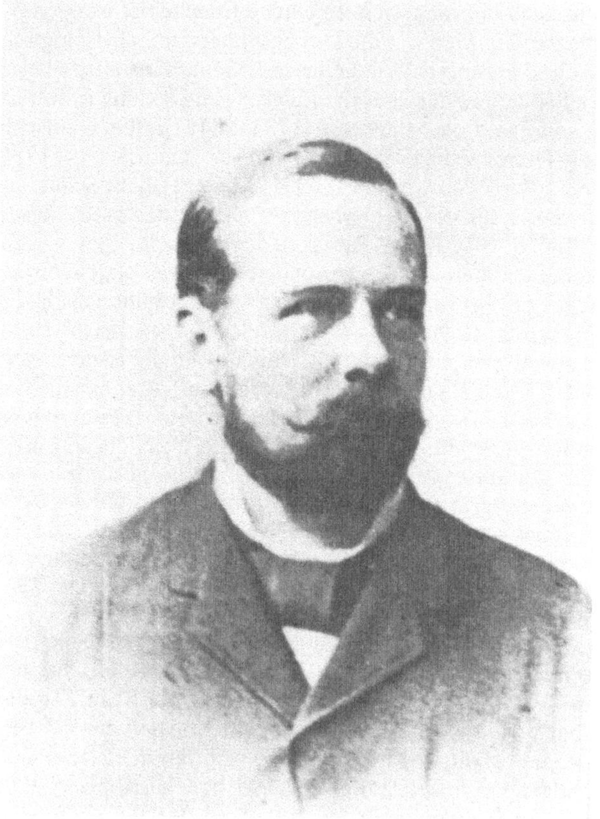

Abb. 11. PAUL LANGERHANS (1847–1888). Ausschnitt aus einem Familienfoto

unterschiedliche Zellgruppen im Pankreas zu differenzieren, die zum Teil durch eine in anderen Organen nicht zu findende Granulation auffielen. Ohne auf ihre physiologische Funktion einzugehen, beschrieb LANGERHANS als neunte Gruppe die später nach ihm genannten Inselzellen:

Beiträge

zur mikroskopischen Anatomie der Bauchspeicheldrüse.

INAUGURAL-DISSERTATION,

ZUR

ERLANGUNG DER DOCTORWÜRDE

IN DER

MEDICIN UND CHIRURGIE

VORGELEGT DER

MEDICINISCHEN FACULTÄT

DER FRIEDRICH-WILHELMS-UNIVERSITÄT

ZU BERLIN

UND ÖFFENTLICH ZU VERTHEIDIGEN

am 18. Februar 1869

VON

Paul Langerhans

aus Berlin.

OPPONENTEN:

G. Loeillot de Mars, Dd. med.
O. Soltmann, Dd. med.
Paul Ruge, Stud. med.

BERLIN.

BUCHDRUCKEREI VON GUSTAV LANGE.

Abb. 12. Titelblatt der Dissertation von LANGERHANS aus dem Jahre 1869, in der er die später nach ihm benannten Inseln beschrieb

„Diese Zellen sind kleine, unregelmäßig polygonale Gebilde. Ihr Inhalt ist vollkommen homogen, glänzend und frei von irgendwelchen Körnchen, ihr Kern hell, rund, von mittlerer Größe. Ihre Durchmesser betragen 0,0096 bis 0,012 mm, die des Kernes 0,0075 bis 0,008.
Diese Zellen liegen meist in größerer Anzahl beieinander, eigenthümlich vertheilt im Parenchym der Drüse ... Diese sind also, zu rundlichen Häuflein geschaart in regelmäßigen Abständen im Parenchym (im alten Sinne des Wortes) der Drüse vertheilt."

Nicht eine einzige Abbildung war der bescheidenen Doktorarbeit beigegeben, und da der Verfasser in seinem Vorwort selbst sagte:

„daß ich in keiner Weise imstande bin, die abgeschlossenen Resultate einer erfolgreichen Untersuchung vorzulegen, sondern höchstens wenige, vereinzelte Beobachtungen beizubringen vermag ..."
und ...
„der Zweck dieser Zeilen kann somit selbst im besten Falle nur der sein, der Bauchspeicheldrüse eine etwas größere Aufmerksamkeit zuwenden helfen, als ihr bis jetzt von den Anatomen geschenkt wurde."

ist es verständlich, daß die Dissertation kaum eine größere Resonanz auslöste und weder LANGERHANS noch VIRCHOW später auf diese Untersuchungen zurückkamen. Dennoch, in der Literatur der folgenden Jahre sind die von LANGERHANS beschriebenen Zellen immer wieder einmal erwähnt worden, erstmals wohl 1877 von KÜHNE (KÜHNE u. LEA), der noch einmal nachdrücklich darauf hinwies:

„Hier liegen wohl abgegrenzte Haufen kleiner, aber großkerniger, von den übrigen Zellen des Pankreas sehr abweichende Elemente, und es sind dies, wie dem Einen von uns aus persönlicher Erinnerung bekannt ist, dieselben Zellen, welche zuerst LANGERHANS *in seiner Dissertation als möglicher Weise in Beziehung zum Nervensystem der Drüse stehende Gebilde erörtert hat. Wir wollen dieselben für jetzt als intertubuläre Zellhaufen des Pankreas bezeichnen ..."*

Auch andere Autoren (ARNOZAN u. VAILLARD; EBNER; GIBBES; HEIDENHAIN; KÖLLIKER; LEWASCHEW; MOURET; PODWYSSOTSKY; SAVIOTTI) hatten sie in der Folgezeit beschrieben, und JOSEPH LOUIS RENAUT (1844–1917) hatte sie als „points folliculaires" bezeichnet (LAGUESSE; MOURET, 1894). Da war es 1893 EDOUARD LAGUESSE (1861–1927), der diese Zellansammlungen nach ihrem Erstbeschreiber *„îlots de Langerhans"* nannte und bereits feststellte, daß sie schon beim Fet existieren und bei diesem sogar sehr viel häufiger anzutreffen sind als beim Erwachsenen.

1896 hatte dann auch der in Deutschland arbeitende Japaner KASAHARA nachweisen können, daß sich im Pankreas von Feten und Säuglingen sehr viel mehr Langerhanssche Inseln befanden als in der Bauchspeicheldrüse von Erwachsenen; eine Beobachtung, die später BANTING und BEST bei ihren Versuchen, Insulin zu gewinnen, dazu führte, sich Kälberembryonen zu beschaffen. LAGUESSE konnte auch bereits feststellen, daß die Granula in den Zellagglomeraten, die er als „petite glande vasculaire sanguine" bezeichnete, im Moment des Kontaktes mit dem Blut sich auflösten. Er schloß daher mit der Bemerkung:

„ils semblent donc logique de supposer sous toutes réserves, que nous sommes ici en présence d'une manifestation de la sécrétion interne ... précédant l'externe au cours de la vie foetale."

Freilich war damit das Rätselraten über die eigentliche Funktion dieser merkwürdigen Inselzellen noch nicht beendet. LANGERHANS hatte gestehen müssen, daß ihm *„jede Möglichkeit einer Erklärung fehlte"*. Manche Autoren nahmen an, daß es sich bei diesen Zellsystemen um lymphoide Elemente handeln müsse (KÜHNE u. LEA, 1882; SCHLESINGER; PISCHINGER; MOURET, 1894; SOKOLOFF; PODWYSSOTSKY; DIECKHOFF), eine Ansicht, die LAGUESSE bereits widerlegte (GIBBES; HARRIS u. GOW; DIAMARE, 1895 u. 1899; SCHÄFER, 1895) und die besonders durch die Beobachtungen von MICHEL GENTES (1872–1921) 1902 an Boden verlor, der bei Fällen von Leukämie konstatierte, daß die Langerhansschen Inseln an der das gesamte lymphatische System betreffenden Hypertrophie nicht teilnahmen.

Andere glaubten, daß in den Zellen ein Co-Ferment für die exokrine Funktion, etwa im Zusammenspiel mit der Milz, erzeugt würde (HARRIS u. GOW; SAJUS), doch sprach das Fehlen von Ausführungsgängen, die Persistenz der Langerhansschen Inseln nach dem Untergang des exkretorischen Pankreasgewebes und andere Argumente gegen diese Theorie. Auch die Ansicht, daß es sich bei den „Inselzellen" um in Rückbildung befindliche, erschöpfte Azinusdrüsen handeln würde (DOGIEL; LEWASCHEW, TSCHASSOWNIKOW) ließ sich nicht bestätigen. Dagegen sprach vor allem die reichliche Blutversorgung dieses Systems.

So darf festgehalten werden, daß die bereits von VIRCHOW vermutete innersekretorische Funktion des Pankreas erstmalig von LAGUESSE 1893 auf die von ihm als Langerhanssche Inseln bezeichneten Pankreasanteile zurückgeführt wurde, eine Ansicht, die 1895 von VINCENZO DIAMARE (1872–1966) unterstützt wurde, zumal inzwischen die aufsehenerregenden Pankreasexstirpationsversuche von MERING und MINKOWSKI 1889 bekannt geworden waren, und womit bewiesen wurde, daß tatsächlich im Pankreas ein den Diabetes auslösender Faktor enthalten sein mußte.

Es muß an dieser Stelle noch kurz erwähnt werden, daß DIAMARE 1899 bereits zwei verschiedene Zelltypen in den Langerhansschen Inseln postulierte, eine Ansicht, die von TSCHASSOWNIKOW, WALTER SCHULZE, LEONID WASSILEWITSCH SSOBOLEW (1876–1919) und LYDIA DEWITT (geb. 1895) geteilt wurde (BENSLEY). HELMUT FERNER (geb. 1912), der sich seit Jahrzehnten mit dem Inselsystem des Pankreas als Anatom beschäftigt hat, weist mit Recht darauf hin, daß insbesondere die Arbeiten von TSCHASSOWNIKOW und SSOBOLEW diese beiden unterschiedlichen Zelltypen deutlich erkennen lassen, weil beide Autoren ihren Abhandlungen Abbildungen beigaben. SIR WILLIAM ARBUTHNOT LANE (1856–1943), der bisweilen als der Entdecker dieser beiden Zellsysteme

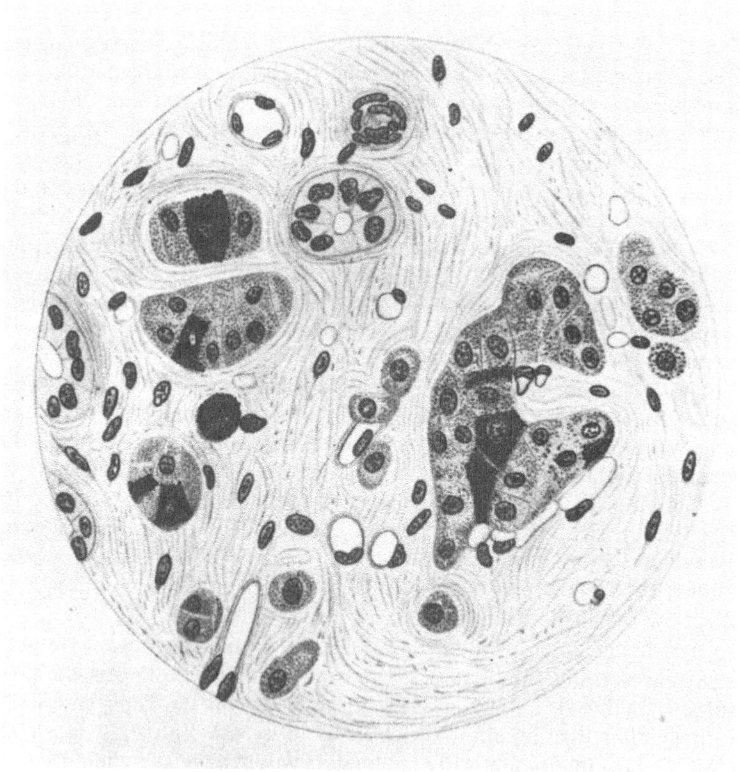

Abb. 13. Histologisches Bild einer atrophierten Bauchspeicheldrüse nach Ligatur des Pankreasganges. Es sind nur noch die Langerhansschen Inseln und einige Ausführungsgänge zu erkennen. Aus: TSCHASSOWNIKOW (1906, Abb. 3)

in den Langerhansschen Inseln fälschlich bezeichnet wird, hat dann 1907 diese beiden Zelltypen als A- und β-Zellen bezeichnet und sie nach der Löslichkeit der Granula unterschieden. Die A-Zellen blieben auch bei 50- bis 70%igem Alkohol erhalten, lösten sich jedoch in wäßriger Chromsublimatlösung auf. Die β-Zellen reagierten genau umgekehrt (Ferner, 1952, S. 5).

Ferner wies im übrigen 1969 darauf hin (Ferner u. Kern, S. 43), daß sich im angloamerikanischen Schrifttum die Bezeichnung mit den griechischen Buchstaben „Alpha" und „Beta" eingebürgert hatte, während im deutschen die Kennzeichnung als A- und B-Zellen überwiegt. Er plädierte dafür, aus historischen und praktischen Gründen die Verwendung der Großbuchstaben A und B für die Zellen selbst, die Verwendung der griechischen Lettern „Alpha" und „Beta" für die in diesen befindlichen spezifischen Granula zu verwenden (Kloppe). Robert Russell Bensley (1867–1956) hatte dann 1911 erstmalig die Ansicht vertreten, daß es sich um zwei unabhängige Zellformen handele und den beiden Zellgruppen daher auch unterschiedliche Funktionen zukommen müßten.

J. Mouret hatte bereits 1894 festgestellt, daß sich im Pankreas bestimmte Zellen aus dem Zellverband lösen und allmählich an die Oberfläche des Pankreas gelangen würden. Er stellte damals die Frage, ob diese Zellen eventuell die Elemente der „sécrétion interne" sein könnten, die in den Lymphkreislauf abgegeben würden.

Bis in die Mitte des 19. Jahrhunderts hinein waren als Sitz des Diabetes – wenn man überhaupt einen solchen in einem bestimmten Organ vermutete – die Nieren, der Magen und schließlich die Leber angesehen worden. Morgagni hatte bekanntlich zu dieser Frage keine Stellung genommen, obwohl sein Anliegen gerade die Zurückführung der Krankheitsbilder auf bestimmte Organläsionen gewesen war. So war es auch kein Wunder, daß sich die Pathologen eher mit Nieren- und Leberbefunden bei Diabetikern auseinandersetzten und das Pankreas kaum beachteten. Insbesondere die um 1847 einsetzenden Untersuchungen von Claude Bernard (1813–1878), die zur Auffindung des Glykogens in der Leber führen sollten, richteten das Interesse wieder auf dieses wichtige Organ, das offensichtlich bei der Zuckerbildung eine besondere Bedeutung hatte. Dann lenkte die Bekanntgabe der sogenannten „*Piqûre*" von Bernard 1849, mit der er bei geeignetem Vorgehen eine passagere Glykosurie auslösen konnte, die Aufmerksamkeit auf das vasomotorische Nervensystem, einen Begriff, den Benedict Stilling (1810–1879) 1840 eingeführt hatte (Schumacher, 1961, S. 17). Auf dieser Basis bildete sich die Lehre vom sog. „*angioneurotischen Diabetes*", die von Johannes Paul Uhle (1827–1861) im Jahre 1852, Max Schrader (1860–1892) und Franz J. von Becker (1823–1890), Willi

KÜHNE und vor allem MORITZ SCHIFF (1823–1896) ab 1856 vertreten wurde und experimentell belegt zu sein schien.

Man war fasziniert von der Möglichkeit, durch Zerstörung oder Reizung bestimmter Nervenbahnen oder Einwirkung verschiedener Gifte, wie Curare, Chloroform, Äther, Amylnitrit usw., ja sogar durch bloße Fesselung der Versuchstiere, artifizielle Glykosurien auszulösen (ECKHARD; KLEBS; MUNK; NAUNYN (1898, S. 32ff.); PAVY (S. 73ff.) und selbst das diabetische Koma wurde, wie SCHUMACHER (1961, S. 19) betonte, noch 1897, also längst nach den epochemachenden Experimenten von MERING und MINKOWSKI 1889 und der klaren Beschreibung durch KUSSMAUL 1874, von ADOLF VON STRÜMPELL (1853–1925) als „wichtigste Erscheinung von seiten des Nervensystems" bezeichnet. 1892 sprach JULES THIROLOIX (1861–1932) vom „*diabète nerveuse*", und der deutsche Physiologe EDUARD PFLÜGER (1829–1910) wurde ein engagierter Vorkämpfer für diese These und zum erbitterten, auch persönlichen Widersacher der Anhänger des „*Pankreasdiabetes*". Die Erscheinungen führte er nicht auf die Exstirpation der Bauchspeicheldrüse, sondern auf die operative Läsion bestimmter, angeblich im Duodenum gelegener antidiabetischer nervöser Zentren zurück. Alle diese Autoren hatten aber übersehen, daß bei ihren Versuchen eben nur Glykosurie ausgelöst werden konnte und die anderen typischen Erscheinungen des Diabetes dabei nicht zur Beachtung kamen.

Freilich, die von BERNARD unternommenen Versuche, mit Hilfe von Fett oder Paraffin den Pankreasgang zu verschließen und damit exakte Hinweise auf die wirkliche Funktion der Bauchspeicheldrüse zu gewinnen, führten zwar zu einer Atrophie des Großteiles der Drüse, jedoch nie zu einem Diabetes. Während BERNARD die ab 1855 durchgeführten Versuche vor allem dazu benutzte, um den Einfluß des Pankreassaftes auf die Verdauung zu studieren, haben wohl erstmals CHARLES LOUIS XAVIER ARNOZAN (geb. 1852) und LOUIS VAILLARD (1850–1935) 1884 diese Diskrepanz zwischen der nach Blockade des Pankreasganges auftretenden Atrophie der Gesamtdrüse und dem Fehlen diabetischer Erscheinungen hervorgehoben.

Da gelang es zwei Jahre später MERING 1886, mit Hilfe von Phlorizin einen sog. „*experimentellen passageren Diabetes*" zu erzeugen, der – wie sich bald herausstellte – auf einer Vergiftung bestimmter Pankreasareale beruhte, die vor allem die Langerhansschen Inseln in Mitleidenschaft zog.

Aber immer noch blieben die anatomisch-pathologischen Befunde zweifelhaft. Noch der berühmte Lehrer von MINKOWSKI in Straßburg, NAUNYN, soll nach Aussage seines Schülers MINKOWSKI, wie dieser in dem außerordentlich instruktiven historischen Rückblick auf die Entdeckung des Pankreasdiabetes aus dem Jahre 1929 gesagt haben:

„Es gibt nichts Langweiligeres als die Sektion eines Diabetikers, es sei denn, die Sektion von zwei Diabetikern.“

Da wirkte die kurze, nicht einmal eine Seite umfassende Mitteilung von MERING und MINKOWSKI im Jahre 1889 über „*Diabetes mellitus nach Pankreasexstirpation*“ wie ein Paukenschlag. Schon vor den beiden deutschen Autoren hatte man mehrfach versucht, das Pankreas bei Versuchstieren zu entfernen. Über BRUNNERS erste Tierexperimente wurde bereits berichtet. Auch ALBRECHT VON HALLER (1708–1777) soll nach BOUCHARDAT derartige Versuche unternommen haben und eventuell auch schon passagere Diabetessymptome gesehen haben. Dennoch war bisher eine entsprechende Literaturstelle nicht zu eruieren (MINKOWSKI, 1929; SAUERBECK, 1904b). HALLER hat allerdings die Arbeit DE GRAAFS über die Funktion des Pankreas und BRUNNERS über seine Pankreasversuche referiert.

BERNARD selber, der mehrfach eine Exstirpation der Drüse versucht hatte, hielt sie wegen der engen Beziehungen zum Duodenum für undurchführbar und ging dann – wie erwähnt – zur Verödung des Organs mit Hilfe von Fettinjektionen in den Ductus Wirsungianus über. Aber auch anderen Autoren gelang es nicht, die Drüse vollständig zu entfernen (BERNARD; MARTINOTTI; KLEBS).

MERING und MINKOWSKI waren zu ihrer Arbeit aus einer ganz anderen Fragestellung heraus gekommen, und wie MINKOWSKI selber meinte, verdankten sie ihren Erfolg einem Zufall (NOTHMAN). MERING hatte sich in Straßburg vor allem mit der Resorption der Fette befaßt. Aber auch die Unterbindung der Ausführungsgänge der Bauchspeicheldrüse vermochte nicht Pankreassaft ganz vom Darm fernzuhalten, weil es – was die Autoren noch nicht wissen konnten – noch mehrere Nebengänge der Bauchspeicheldrüse gibt. MINKOWSKI schlug MERING vor, doch das Pankreas zu exstirpieren. Er hatte sich bei derartigen Versuchen eine besondere Fertigkeit angeeignet, und so wurde am gleichen Tage ihres Gespräches der erste Hund unter Assistenz von MERING operiert. Keiner der beiden Ärzte dachte, da der Hund Operation und Wundheilung gut überstand, an irgendeine weitere Störung. MERING selbst mußte infolge einer Erkrankung in der Familie für acht Tage verreisen, doch der bis dahin stubenreine Hund entleerte mehrfach Urin im Zimmer und machte dem Laboratoriumsdiener das Leben schwer. MINKOWSKI untersuchte – einer momentanen Eingebung folgend – den Urin und fand einen hohen Prozentsatz von Zucker. Zuerst dachte MINKOWSKI daran, daß der Hund von MERING vorher zu Phlorizinversuchen verwendet worden sein könnte, doch die Latenzzeit war zu lang. Er operierte rasch noch mehrere Hunde, bei denen er sich vergewisserte, daß sie vor der Operation zuckerfrei waren, und alle bekamen einen schweren Diabetes. MERING selbst war

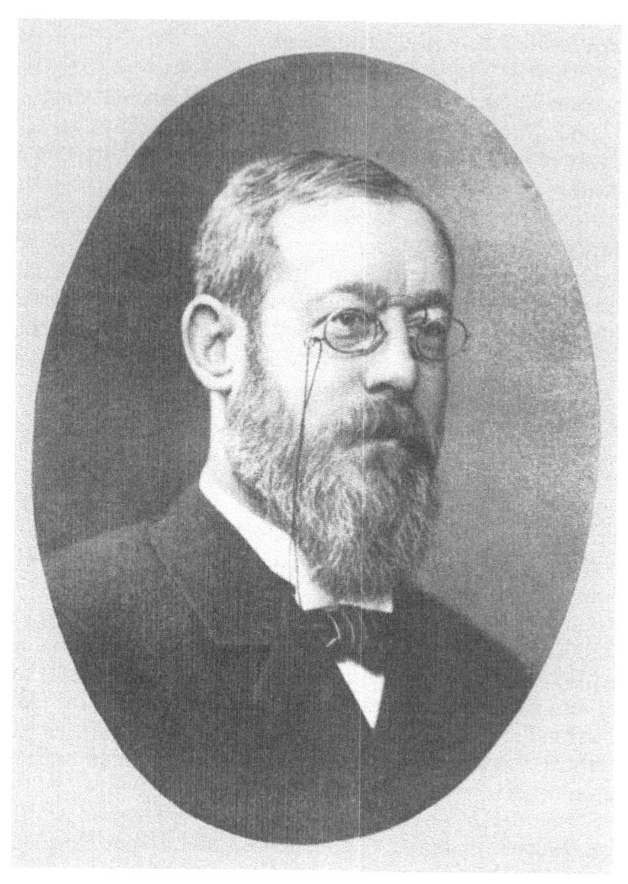

Abb. 14. Joseph von Mering (1849–1908). Zeitgenössische Fotografie

jedoch nach Minkowski an einer weiteren Studie über dieses neue Phänomen nicht interessiert – er arbeitete gerade über Fragen der Fettresorption –, doch wurden die ersten beiden Mitteilungen von beiden Autoren signiert. In der Folge jedoch hat Minkowski sich nur noch allein mit dem Pankreasdiabetes beschäftigt.

Später hat sich über die Frage, wem das eigentliche Verdienst der Entdekkung des Pankreasdiabetes zukomme, eine heftige Polemik entfacht. Georg Klemperer (1865–1946) hatte sich nach dem Tode von Minkowski dafür ausgesprochen, nur diesen als Entdecker anzusehen.

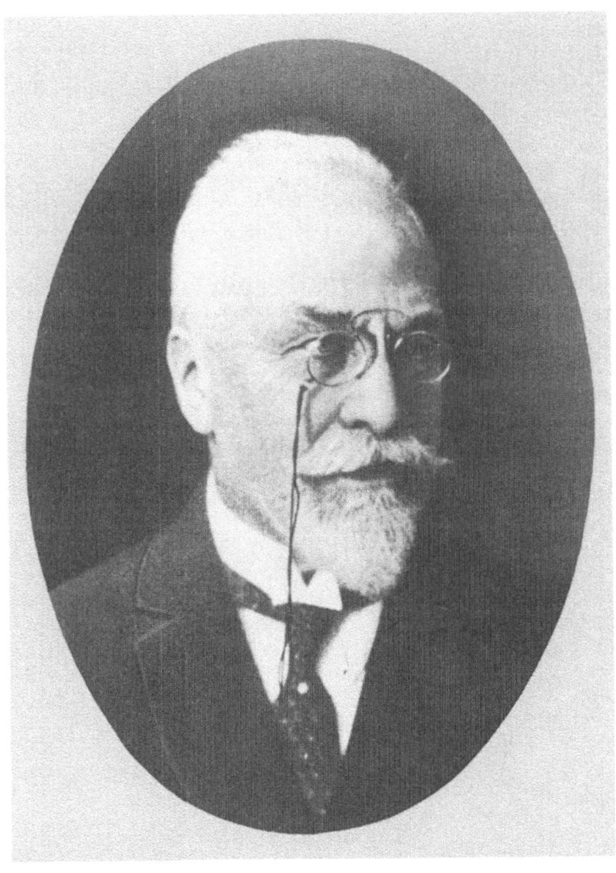

Abb. 15. OSCAR MINKOWSKI (1858–1931). Zeitgenössische Fotografie

Dieser Meinung schloß sich ERICH FRANK 1932 (1884–1957) an, während HUGO WINTERNITZ (geb. 1868) sich auf einen Brief von KARL VON NOORDEN (1858–1944) vom 25. November 1931 bezog, in dem dieser von einem Gespräch mit MERING berichtete und MERINGS Meinung wiedergab, daß er als erster die Idee gehabt und zur Ausführung gebracht habe. Dem widerspricht eindeutig die mehrfache Beteuerung von MINKOWSKI, daß die Pankreasexstirpationsversuche nicht von Studien über den Phlorizindiabetes, der zweifelsohne von MERING als erstem beobachtet worden war, ausgingen, sondern von solchen über die Fettre-

(Aus dem Laboratorium der med. Klinik zu Straßburg.)

Diabetes mellitus nach Pankreasexstirpation.

Von

J. v. Mering und O. Minkowski.

Nach Exstirpation des Pankreas tritt bei Hunden Diabetes mellitus auf. Derselbe beginnt einige Zeit nach der Operation und dauert wochenlang ohne Unterbrechung bis zum Tode der Thiere.

Außer dem Zuckergehalt im Harn beobachtet man Polyurie, großen Durst, Heißhunger, so wie starke Abmagerung und große Hinfälligkeit trotz reichlicher Nahrungszufuhr.

Ein Hund, welchem wir das Pankreas entfernt hatten, und welcher seit 48 Stunden nüchtern war, schied 5—6 %igen Zuckerharn aus.

Ein Hund von 8 kg schied bei ausschließlicher Fleischkost täglich fast 1 Liter Harn mit 6—8 % Zucker aus. Nach Zufuhr von Traubenzucker betrug der Zuckergehalt des Urins vorübergehend 13 % und wurde der weitaus größte Theil des zugeführten Zuckers unverändert ausgeschieden.

Erwähnen wollen wir noch, dass der Harn der operirten Thiere nennenswerthe Mengen von Aceton enthielt.

Der Zuckergehalt des Blutes ist in hohem Grade vermehrt; in einem Falle betrug derselbe 0,30 %, in einem anderen 0,46 %.

Was den Glykogengehalt der Organe betrifft, so schwindet derselbe; so konnten wir bei einem Hunde, der 4 Wochen diabetisch war und in voller Fleischverdauung getödtet wurde, weder in der Leber noch in den Muskeln Glykogen nachweisen.

Das Ganglion solare wurde bei der Operation nicht verletzt, und es muss der Diabetes als eine direkte Folge der Pankreasexstirpation aufgefasst werden.

Die Transfusion des Blutes eines diabetischen Hundes in die Vene eines gesunden Thieres rief bei letzterem keine Zuckerausscheidung hervor.

Erwähnt sei noch, dass bei pankreaslosen Thieren die Fettresorption in hohem Grade behindert ist, und dass auch die Ausnutzung der zugeführten Eiweißstoffe eine mangelhafte zu sein scheint.

Abb. 16. Erste Arbeit über Diabetes mellitus nach Pankreasexstirpation von VON MERING und MINKOWSKI vom 8. Juni 1889. Sie war nicht länger als eine $^3/_4$ Seite. (MERING, J. u. MINKOWSKI, O. (1889)

sorption. Der Medizinhistoriker muß also feststellen, daß bis zum Auftauchen weiterer, anderslautender Dokumente eigentlich MINKOWSKI die Priorität für die Entdeckung des Pankreasdiabetes zuerkannt werden muß, daß MERING zwar die Initiative für die Pankreasexstirpationen lieferte, jedoch nur bei der ersten Operation assistiert hat und die entscheidende Entdeckung, nämlich die Assosiation der bei dem Hunde beobachteten Polyurie mit einem Diabetes, von MINKOWSKI allein in der Abwesenheit von MERING gemacht wurde, der sofort das Folgenschwere dieser Entdeckung erkannte und durch weitere Operationen von vorher diabetesfreien Hunden jedes Mal die gleichen Erscheinungen auslösen konnte.

Die Mitteilung von MERING und MINKOWSKI ist ein Musterbeispiel für eine auf das äußerste reduzierte, aber wissenschaftlich exakte und aussagekräftige Veröffentlichung. Die Autoren stellten in ihrer ersten Arbeit 1889 fest:

„Nach Exstirpation des Pankreas tritt bei Hunden Diabetes mellitus auf, Derselbe beginnt einige Zeit nach der Operation und dauert wochenlang ohne Unterbrechung bis zum Tode der Thiere.

Außer dem Zuckergehalt im Harn beobachtet man Polyurie, großen Durst, Heißhunger so wie starke Abmagerung und große Hinfälligkeit, trotz reichlicher Nahrungszufuhr ...

Erwähnen wollen wir noch, daß der Harn der operirten Thiere nennenswerte Mengen von Aceton enthielt.

Der Zuckergehalt des Blutes ist in hohem Grade vermehrt, in einem Falle betrug derselbe 0,30%, in einem anderen 0,48%.

Was den Glykogengehalt der Organe betrifft, so schwindet derselbe ...

Das Ganglion solare wurde bei der Operation nicht verletzt, und es muß der Diabetes als eine direkte Folge der Pankreasexstirpation aufgefaßt werden.

Die Transfusion des Blutes eines diabetischen Hundes in die Vene eines gesunden Thieres rief bei letzterem keine Zuckerausscheidung hervor ...“

In dieser kurzen Mitteilung wurde also nicht nur die Tatsache der Glykosurie erwähnt, sondern wurden auch die typischen Symptome des schnell zum Tode führenden Diabetes genannt. Die Autoren haben bereits den Blutzucker bestimmt, eine Hyperglykämie gefunden, Azeton im Harn nachgewiesen, die These vom angioneurotischen Diabetes, der durch Verletzung des Plexus solaris auftreten sollte, widerlegt und schließlich durch einen Transfusionsversuch nachgewiesen, daß sich die diabetogene Wirkung nicht im strömenden Blut befinden konnte, daß also dort das vermutete Diabetesgift nicht existieren würde, sondern daß tatsächlich das Pankreas selbst Ursache der Erkrankung sein müsse, weil ein Hund mit intakter Bauchspeicheldrüse auch bei Infusion von Blut eines diabetischen Tieres nicht an der Zuckerkrankheit erkrankte.

Damit waren, so schien es, alle wesentlichen Voraussetzungen erfüllt, um das Pankreas als Sitz des Diabetes zu beweisen, und dennoch fand MINKOWSKI vor allem in PFLÜGER einen erbitterten Gegner, der bis zum Jahre 1908 immer wieder diese Pankreasexstirpationsversuche angriff und sie auf eine operative Verletzung der Plexus im Bauchraum zurückzuführen glaubte. PFLÜGER scheute dabei auch vor persönlichen Invektiven nicht zurück und hat – wie das später MINKOWSKIS Lehrer NAUNYN mit Erbitterung in seinen Lebenserinnerungen vermerkte – MINKOWSKI damit die akademische Laufbahn außerordentlich erschwert. Entscheidend war vor allem die Feststellung, daß eine Unterbindung der Ausführungsgänge zwar zu einer Atrophie der Drüse führte, aber nicht zum Diabetes, daß hingegen eine Totalexstirpation das Auftreten diabetischer Erscheinungen, die zum Tode führten, zur Folge hatte.

Es mußte sich also im Pankreas ein anatomisches Substrat befinden, dessen Entfernung für das Auftreten des Diabetes verantwortlich war. MERING und MINKOWSKI haben noch nicht die Langerhansschen Inseln erwähnt. Ihre Bedeutung zeigte sich erst, als es in der Folgezeit gelang, durch Abbindungsversuche zwar den exokrinen Anteil des Pankreas zum Veröden zu bringen, jedoch die von LANGERHANS beschriebenen Inseln intakt zu lassen.

Zu gleicher Zeit hatte auch in Italien NICOLAS DE DOMINICIS (geb. 1845) derartige Exstirpationsversuche unternommen und darüber im Dezember 1889 berichtet, während über den ersten Vortrag der beiden deutschen Verfasser in Straßburg bereits im Mai 1889 in einer französischen Zeitschrift referiert wurde. Nach eigenen Angaben will DE DOMINICIS allerdings schon im Februar und März 1888 Pankreasexstirpationen in seinem Probevortrag zur Erlangung des medizinischen Doktorgrades erörtert haben (DE DOMINICIS, 1891, s. dazu MINKOWSKI, 1893). DE DOMINICIS war jedoch der Auffassung, daß es sich beim Auftreten des Diabetes nicht – wie dies MERING und MINKOWSKI annahmen – um eine direkte Operationsfolge handelte, sondern um eine indirekte Wirkung über die sistierende exokrine Funktion. Dadurch sollte es zu abnormen Zersetzungen der Nahrungsstoffe kommen und die in jener Zeit von vielen Autoren postulierten Diabetesgifte entstehen, die sekundär zur Glykosurie Anlaß geben sollten.

Kurze Zeit danach haben auch ENRICO DE RENZI (1839–1921) und ENRICO REALE in Italien, GLEY, HEDON, MOURET und THIROLOIX in Frankreich sowie WILHELM SANDMEYER (geb. 1863) und MAXIMILIAN HERZOG (1858–1918) in Deutschland ebenfalls durch Pankreasexstirpationen Diabetessymptome bei Versuchstieren auslösen können. Wenn auch DE RENZI und REALE nicht stets einen Diabetes auslösen konnten, was MINKOWSKI wiederum auf eine mangelhafte Operationstechnik zurückführte, so ist doch ihre Beobachtung sehr interessant, daß in jedem Falle die

„Assimilationsgrenze für Rohrzucker vermindert" gewesen war, und ihre Feststellung, daß:

„nach der Verabreichung von Rohrzucker aber sich bei Thieren, welche infolge von totaler Exstirpation des Pancreas oder der Speicheldrüsen nicht diabetisch werden, die Menge des durch die Nieren ausgeschiedenen Zukkers um ein bedeutendes (erhöht)."

Damit dürfte zum ersten Mal das typische Symptom des *latenten Diabetes* beobachtet worden sein.

Den Beweis für MINKOWSKIS Theorie, daß der Diabetes durch den Ausfall einer spezifischen Funktion der Bauchspeicheldrüse im intermediären Stoffwechsel ausgelöst würde, erbrachten unabhängig voneinander MINKOWSKI und HEDON durch ihre *Transplantationsversuche*. MINKOWSKI hatte bald feststellen können, daß die Verfütterung von Pankreas bei pankreatektomierten Hunden keine Besserung des Diabetes erbrachte. Als er aber diesen Hunden Pankreas subkutan transplantierte, verschwanden die Erscheinungen relativ schnell. Auch HEDON führte ab 1892 derartige Transplantationsversuche mit Erfolg durch, und er konnte aufgrund seiner Experimente 1898 schließen, daß das Pankreas durch innere Sekretion eine Substanz absondere, die für den Zuckerstoffwechsel unumgänglich notwendig sei. Aber der letzte Beweis war nach HEDON noch nicht erbracht. Er forderte deshalb, daß dieses Produkt der Pankreassekretion isoliert werden und seine Wirksamkeit beim diabetischen Hunde erwiesen werden müsse, und er regte damit diejenigen Arbeiten an, die schließlich 1921 zur Entdeckung des Insulins führen sollten.

Ebenso wie MINKOWSKI führte HEDON von 1909 bis 1913 Parabiose-Versuche durch, indem er einen gesunden Hund mit einem pankreatektomierten über die beiderseitigen Arteriae carotides miteinander verband, und er konnte feststellen, daß beim pankreaslosen Hund eine Verminderung der Zuckerausscheidung erfolgte, also offensichtlich der gesunde Hund durch sein intaktes Pankreas die von MINKOWSKI und HEDON postulierte Substanz in das Blut abgab, das dann beim pankreaslosen Tier die Glykosurie vermindern oder verschwinden ließ. Wurde der Parabiose-Versuch beendet, so zeigten sich beim diabetischen Tier sofort wieder die typischen Erscheinungen (HEDON 1911). Über diese Arbeiten von HEDON haben die Montpellienser Autoren LOUBATIERES und LOUIS DULIEU berichtet. Auf diese Weise konnte im übrigen ein berühmter Versuchshund, *„Zygomar"*, der dem Versuchstier von BANTING und BEST, *„Marjorie"*, zur Seite zu stellen ist, über mehrere Jahre am Leben erhalten werden, wie DULIEU erwähnt.

Ein weiterer Schritt zur Aufklärung des Sitzes des Diabetes waren dann sowohl die nunmehr öfter berichteten Befunde, daß bei Diabetikern

sehr häufig Veränderungen im Pankreas und insbesondere solche der Langerhansschen Inseln beobachtet werden konnten, und die ebenfalls schon diskutierten Experimente, die beim Abbinden der Ausführungsgänge nur die Langerhansschen Inseln überleben ließen (DIECKHOFF; HANSEMANN; SPIEGELHOFF, S. 54).
Mit den Arbeiten von LAGUESSE ab 1893 wurde dann immer deutlicher, daß es sich in der Tat bei den Inselzellen um ein innersekretorisches Organ handeln müsse. Dieses Zellsystem konnte schließlich 1899 von DIAMARE in allen von ihm untersuchten Tierklassen gefunden werden, und der Autor bestätigte die Ansicht von LAGUESSE, daß aus diesen Zellen, die er als „Blutgefäßdrüsen" bezeichnete, ein Ferment direkt in das Blut abgegeben werden müsse. Schon 1895 hatte EDWARD ALBERT SCHÄFER (1850–1935) (später Sir SHARPEY-SCHÄFER) in einer aufsehenerregenden Rede vor der „British Medical Association" diese Beziehungen herausgestellt, indem er betonte:

„The only fact that appears certain in connexion with the manner in which the pancreas prevents excessive production of sugar within the body is that this effect must be produced by the formation of some material, secreted internally by the gland and probably by the interstitial vascular islets and that this internally secreted material profoundly modifies the carbohydrate metabolism of the tissues."

1900 schließlich haben, unabhängig voneinander, SCHULZE und SSOBOLEW die bekannten Resultate der Unterbindungsversuche, wie sie auch DITTMAR FINKLER (1852–1912) als Nebenbefund bei der Untersuchung über Fettgewebsnekrosen mitgeteilt hatte, bestätigt, und SCHULZE kam zu dem Ergebnis:

„daß wir es mit selbständigen Gebilden zu thun haben, die nicht zum Gangsystem des Pankreas gehören"
und:
„anatomisch betrachtet sind also die Langerhans'schen Inseln Blutgefäßdrüsen vom Typus der Hypophyse, und in ihrer Funktion sind sie wahrscheinlich an der Regulirung des Zuckergehaltes des Blutes betheiligt."

Zu Beginn des 20. Jahrhunderts erschien nun eine Reihe von Arbeiten, in denen immer häufiger auf das Fehlen von Langerhansschen Inseln bei ausgeprägten Fällen von Diabetes mellitus hingewiesen wurde oder sich bei der Sektion hyaline und hydropische Degenerationen der Inselzellen mit Vakuolenbildung, Verkalkung und Sklerose nachweisen ließen (HERZOG; OPIE; SSOBOLEW; WEICHSELBAUM u. STANGL; WRIGHT u. JOSLIN). WILHELM HEIBERG (1853–1920) aus Kopenhagen entwickelte

1906 eine besondere Methode zur exakten Bestimmung der Zahl der Inseln und fand diese regelmäßig bei Diabetikern vermindert (MINKOWSKI, 1929; SCHUMACHER, 1961, S. 21).

Durch diese Untersuchungen und Befunde gewann allmählich die Theorie vom „*Pankreasdiabetes*“ gegenüber der vom „*angioneurotischen Diabetes*“ die Oberhand, und es ist daher verständlich, daß für die immer noch hypothetische Substanz, deren Fehlen die eigentlichen Erscheinungen des Diabetes auslösen sollten, schon 1909 der Belgier JEAN DE MEYER (geb. 1878) den Namen „*Insulin*“ prägte, längst bevor das Substrat selbst entdeckt worden war.

DE MEYER hatte gemeint:

„*Le produit de la sécrétion interne du pancréas (non denommé encore) et qui, s'il dérive, comme nous le pensons, des îlots de Langerhans pourrait être appelé Insuline . . .*“

Auf einen zweiten Autor, der vor der Isolierung der Wirksubstanz den Namen „*Insulin*“ ebenfalls vorschlug, machte JOHN JAMES RICHARD MACLEOD (1876–1935) (MACLEOD, 1926, S. 2) aufmerksam. Es war der spätere SIR SHARPEY-SCHÄFER, der in einem Werk über die endokrinen Drüsen 1916 diesen Ausdruck ebenfalls vorgeschlagen hatte.

Biochemische Erkenntnisse

Erst im Jahre 1674 war durch WILLIS eines der wichtigsten objektivierbaren Symptome des Diabetes, der *süße Geschmack des Urins*, wiederentdeckt worden, doch dauerte es noch geraume Zeit, bis diese „Honigsüße" des Diabetikerharns als Zucker und schließlich als Glukose erkannt wurde. WILLIS selbst war ja noch der Auffassung, daß die Süße des Harns keineswegs auf einen Zuckerstoff sondern auf eine Verbindung von Salzen mit Schwefel zurückzuführen sei, die durch eine korrumpierte Verdauung entstehen und im Blut zu einer Art Fäulnis führen würde. Erst ein Jahrhundert später gelang es 1776 dem Liverpooler Arzt DOBSON zum ersten Mal, bei mehreren Patienten aus diabetischem Harn einen Rückstand zu gewinnen, der im Geschmack und Aussehen dem Zucker gleichkam (E. EBSTEIN 1915, S. 17; LIPPMANN; SALOMON, S. 551ff.; SCHADEWALDT, 1968).

1776 berichtete DOBSON über neun Diabeteskranke, bei denen er stets diese Urinbefunde erheben konnte. Regelmäßig gewann er einen weißen Rückstand, der im Geschmack dem braunen Zucker glich. Er war außerdem fähig, in alkoholische oder Essiggärung überzugehen, und beim Stehenlassen des Blutserums zeigte sich ebenfalls dieser süße Geschmack im Serum, allerdings nicht so stark wie im Urin. Es gelang DOBSON jedoch nicht, eine zuckerähnliche Materie aus dem Blutserum zu isolieren. Wenn es dem Patienten besser ging, war dieser weiße Rückstand nicht mehr zu gewinnen. Daraus schloß DOBSON, daß beim Diabetiker eine zuckerähnliche Masse durch den Urin ausgeschieden würde, die nicht – wie die älteren Autoren glaubten – in der Niere entstehen könnte, da sich ja im Blut ein ähnlicher Geschmack zeigte. Den süßen Geschmack im Blut konnte er übrigens auch bei Gesunden konstatieren, und er führte ihn auf den in das Blut eindringenden Chylus zurück, der stets etwas unveränderten Zucker mit sich führe. Wenn der Assimilationsprozeß jedoch verringert sei, dann würde sich mehr Zucker im Blut anhäufen und durch die Nieren ausgeschieden werden. Dieses verminderte Assimilationsvermögen erkläre auch die Abzehrung der Diabetiker, und der Verlust des Zuckers durch den Urin mache auch die Polyphagie der Kranken verständlich. Bei der zuckerhaltigen Materie müßte es sich also um ein Zwischenprodukt der Verdauung handeln, das noch ebenso gärfähig sei wie Gerste, die durch unterbrochene Keimung sich in Malz verwandeln könne, in dem sich eine Menge Zucker vorfinde. Ein ähnlicher Vorgang

" The urine of both patients had an evident ſweet taſte." This the antients had obſerved, though ſome moderns have denied it. But none ever thought of diſcovering the cauſe of this taſte, 'till Dr Dobſon analyſed the urine, by evaporation and cryſtallization, and got 1 ounce, from each pint of urine, of a ſaccharine ſaline ſubſtance, which, when taſted, he could not diſtinguiſh from brown ſugar,

Abb. 17. Textausschnitt mit Hinweis auf die Beobachtung von Matthew Dobson (1746–1784) von der zuckerähnlichen Substanz im Diabetikerharn. Aus: Home (1780, S. 302)

spiele sich in den Bäumen ab, wo der süße Saft zur Bildung der Blätter benötigt würde. Beim Diabetes müsse es sich also um eine allgemeine Krankheit des Stoffwechsels handeln, mit unvollkommener Verdauung, die Ähnlichkeiten mit der Gärung aufweise. Dobson hat also als erster sowohl die Zuckerähnlichkeit des Rückstandes im Diabetikerharn erkannt als auch die Hyperglykämie bei Zuckerkranken und das Vorhandensein von Zucker auch im Blute von Gesunden vermutet, und er war der erste, der auf die *Vergärung* des diabetischen Urins als eine *diagnostische Methode* aufmerksam machte. Freilich gelang ihm noch kein exakter Nachweis der Hyperglykämie durch die naturgemäß groben Eindampfungsmethoden, die er erfolgreich zur Gewinnung von Harnzukker verwandte.

Dobsons Beobachtungen wurden sogleich von seinem Edinburgher Landsmann Francis Home (1719–1813) aufgenommen, der 1780 die erste klinische Untersuchungsmethode des Diabetikerurins, die *Gärungsprobe*, weiterentwickelte, wobei er durch Zusatz von Hefe den im Urin befindlichen Zucker zur Gärung brachte und auf diese Weise die Glykosurie nachweisen konnte. Treffend meinte Home, daß nach beendeter Gärung die Süßigkeit verschwunden sei und der Urin des Diabetikers wie „small beer" schmecke. An zwei ausführlich dargestellten Krankengeschichten konnte er seine Beobachtungen dokumentieren. Aus einem Pfund Urin, das wären ca. 360 g des gängigen Apothekermaßes jener Zeit, konnte er eine Unze (ca. 30 g) der zuckrigen Substanz

On the 10th of April, about 20 pints of Murray's urine were put into a wooden veſſel, placed in a warm room. On the 20th, its ſurface was found covered with much ſkum, and many air bubbles, which ſhowed that it was in a ſtate of fermentation. It taſted acidulous, and like weak hard ſmall beer. So that it was under the vinous fermentation." Dr Dobſon, too, found that diabetic urine turned vinous and acid before it corrupted.

Abb. 18. Mitteilung über die sog. „Gärprobe" als Nachweismethode des zuckrigen Diabetikerharns. Aus: HOME (1780, S. 304)

gewinnen. HOME konnte im übrigen feststellen, daß die ausgeschiedene Urinmenge zwar größer war als die der eingenommenen Getränke, aber er rechnete als erster auch die flüssigen Speisen, z.B. Suppen, hinzu und konnte so ein Äquivalent der aufgenommenen zur ausgeschiedenen Flüssigkeit feststellen und damit die These der antiken Autoren, daß beim Diabetiker mehr Urin ausgeschieden als Flüssigkeit aufgenommen würde, widerlegen. Er hat als erster die bis ins 20. Jahrhundert hinein übliche Gärungsprobe durch Zusatz von Hefe zum diabetischen Urin angegeben.

Der im anderen Zusammenhang schon erwähnte CAWLEY hatte 1788–1789 ebenfalls die Diagnose des Diabetes durch den Nachweis von Urinzucker gestellt. Sein Patient wies nämlich nicht das Hauptsymptom, die Polyurie, auf, doch magerte er trotz guten Appetits laufend ab. Im Urin fand sich eine sehr große Quantität Zucker: in 2 Pfund (das sind etwa 720 g) konnten immerhin 5 bis 6 Unzen (150 bis 180 g) Zuckersubstanz nachgewiesen werden. Damit hatte CAWLEY klargestellt, daß der Nachweis des Zuckers im Harn ein viel wichtigeres Symptom als die bisher bekannten klinischen Erscheinungen war.

Auch JOHANN PETER FRANK, der in seinem Werk „De curandis hominum morbis epitome" von 1794 in dem Kapitel „De profluviis" den Diabetes abhandelte und – wie schon erwähnt – einen zuckersüßen von einem neutralen Harn unterschied, hat den Diabetikerharn über dem Feuer eingedickt und eine honigartige, braune zuckerartige Masse gewonnen, die an Geschmack, Farbe und Reinheit dem gewöhnlichen Zucker glich. Auch er beobachtete die spontane Wein- oder Essigsäuregärung, und er konnte Kristalle von angeblicher Zuckersäure, Weingeist und Essig gewinnen (E. Ebstein, 1915, S. 17). Wenn er davon schrieb, daß beim Eindampfen angenehm riechende Düfte aufgetreten seien, dann muß man an Azeton oder Azetessigsäure denken (Maiwald).

Ein dritter englischer Arzt, Rollo, der sich besondere Verdienste um die Diättherapie des Diabetes erworben hat – er führte die sog. Fleischdiät ein –, stellte mit dem Blut von zwei Diabetikern, die er beobachten konnte, verschiedene Proben an. Er beobachtete, daß diabetisches Blut auch nach tagelangem Stehen nicht in Zersetzung überging, gesundes Blut aber schon nach 4 Tagen Spuren der Fäulnis zeigte. Zwar konnte Rollo den Zuckergehalt des Blutes nicht direkt nachweisen, doch gelang es ihm nach Zusatz von etwas Zucker im Normalblut die Fäulnisvorgänge zu verhindern und damit indirekt die Anwesenheit des Zuckerstoffes beim Diabetiker wahrscheinlich zu machen (Salomon, S. 378).

Immer noch nicht war aber klar, um welche Art von Zucker es sich handeln würde. Da sprachen 1806 Guillaume Dupuytren (1778–1835) und Louis Jacques Thenard (1777–1857) sowie 1815 Michel Eugene Chevreul (1786–1889) die Vermutung aus, daß es sich dabei um *Traubenzucker* handeln müsse. 1824 gelang Tiedemann und Gmelin, festzustellen, daß aus Kohlenhydraten während des Verdauungsprozesses Traubenzucker entstehen konnte. Hatte noch 1811 William Hyde Wollaston (1766–1828), dem wir die ersten Untersuchungen mit Hilfe einer Art von Papierchromatographie verdanken, mit dieser damals relativ groben Untersuchungsmethode noch keinen Zucker im Blut von Diabetikern nachweisen können, obwohl bereits 1802 Pierre François Nicolas und C.V. Gueudeville mit Hilfe einer qualitativen Methode Zucker im Blut von Diabetikern festgestellt haben wollten, so konnte endgültig 1835 Felice Ambrosiani sowohl aus dem Harn wie aus dem Blut von Diabetikern kleine farblose Zuckerkristalle gewinnen (Schumacher, 1961, S. 14; Hoffmann, S. 10). 1838 schließlich konnten unabhängig voneinander Bouchardat und Eugene Melchior Peligot (1811–1890) die Vermutung von Chevreul von 1815 bestätigen, daß der im Urin von Diabetikern aufgefundene Zucker Traubenzucker war. Zur gleichen Zeit etwa entwickelte sich auch die Kenntnis von dem normalen Zuckergehalt des Blutes, vor allem durch die Arbeiten von Magendie 1846 und Bernard 1855. Erst 1862 stellte Frederick William Pavy (1829–1911) die direkten Beziehungen zwischen Hyperglykämie und Glykosurie heraus und zeigte ihre gegenseitige Abhängigkeit. Er betonte vor allem, daß die Hyperglykämie der Glykosurie vorangehen würde und dadurch entstünde, daß infolge Ausfallens einer spezifischen Leberfunk-

tion der Glykogenaufbau aus den zuckerhaltigen Nahrungssäften unterbliebe und die Nieren der Erhöhung des Blutzuckerspiegels mit einer Glykosurie reagierten, die nach PAVYS Meinung erst sekundär den wahren „Diabetes mellitus“ erzeugen würde (PAVY, S. 68ff.; HOFFMANN, S. 14). Diese interessante Verschiebung von Ursache und Folgesymptomen ist im übrigen auch in jüngster Zeit noch – so im Zusammenhang mit dem *„Hypophysendiabetes“* von W. HÖPKER (1956, S. 21) – diskutiert worden.
Die Tatsache jedoch, daß es sich offensichtlich bei dem ausgeschiedenen Zucker um Glukose handelte, führte bald zur Entwicklung einfacherer *Urinproben*. Die älteste, nach der schon erwähnten *„Gärprobe“* von HOME, ist zweifelsohne die von KARL AUGUST TROMMER (1806–1879) gewesen, die er 1841 angab und über die sein Lehrer EILHARD MITSCHERLICH (1794–1863) erstmals berichtete (E. EBSTEIN 1915, S. 19).
Er benutzte als Reagenz Kupfersulfatlösung und Kalilauge. 1844 entwikkelten JOHANN FLORIAN HELLER (1813–1871) und JOHN MOORE weitere Variationen dieser Analyse. 1848 gab der Stuttgarter Chemiker HERMANN VON FEHLING (1812–1885) die nach im benannte Lösung an, die bereits eine quantitative Bestimmung des Zuckergehalts im Urin ermöglichte (WOLFF, 1955). Alle diese und auch die später entwickelten Methoden beruhten entweder auf dem Prinzip der Reduktion von bestimmten Kupferlösungen durch Glukose oder auf der Gärfähigkeit des zuckerhaltigen Urins, so insbesondere auch die von KARL GOTTHELF LEHMANN (1812–1863) 1850 angegebene Probe (E. EBSTEIN, 1915, S. 18; NAUMANN; SCHUMACHER, 1961, S. 14; WOLFF 1955), mit der BERNARD seine ersten Blutzuckerbestimmungen durchführte. Auf dem Prinzip der Reduktion beruhten auch die Methode des schwedischen Chemikers EMIL NYLANDER (1835–1907) aus dem Jahre 1883, bei der Wismutsubnitrat verwendet wurde, und die in Amerika beliebte des physiologischen Chemikers STANLEY ROSSITER BENEDICT (1884–1936) aus den Jahren 1907–1909, die wiederum auf der Reduktion von Kupfersulfat fußte. Eine Weiterentwicklung mit Möglichkeiten der grob-quantitativen Bestimmung bedeutete die Probe des amerikanischen Chemikers WALTER STANLEY HAINES (1850–1923), die erstmals 1874 angegeben worden war, aber 1920 wesentlich verbessert wurde (HAINES, POND u. WEBSTER).
Schon um 1841 hatte sich im übrigen als dritte Untersuchungsmethode die von JEAN BAPTISTE BIOT (1774–1862) eingeführte *Polarisationsprobe* zur Erkennung von Traubenzucker in die Diabetesdiagnostik Eingang verschafft (BIOT 1833; BROEK 1841). 1885 entwickelte dann MAX EINHORN (1862–1953) das im Prinzip heute noch benutzte Gärungssaccharometer.
Sehr viel mehr Probleme machte der Nachweis von Zucker im Blut. Drei

Schwierigkeiten stellten sich einer Routineuntersuchung des Blutzuckerspiegels bis zum Jahre 1908 entgegen, in dem IVAR CHRISTIAN BANG (1869–1918) die ersten Mikrobestimmungen einführte. Es war außerordentlich schwierig, die Bluteiweißkörper vom Blutzucker abzutrennen. Jede Bestimmung benötigte eine längere Zeit; so brauchte man im 19. Jahrhundert noch 2 Tage, selbst 1908 wurden 3 Stunden benötigt (BANG, 1908). Erst 1910 konnte man die Proben innerhalb von 30 Min. durchführen (BANG, LYTTKENS u. SANDGREIN). Schließlich wurden bis in das zweite Jahrzehnt des 20. Jahrhunderts noch relativ große Mengen von Blut gebraucht. Für seine ersten Blutzuckeruntersuchungen benötigte BOUCHARDAT noch riesige Mengen von Blut, für eine Untersuchung etwa 300 ml, und noch um 1910 waren Blutmengen von 30 bis mindestens 10 ml notwendig.

Im Gefolge der ersten Mikrobestimmungsmethoden von BANG und Mitarbeitern erlangten die Verfahren von ROBERT CURTIS LEWIS (geb. 1888) und BENEDICT aus dem Jahre 1915 sowie von VICTOR CARYL MYERS (1876–1951) und CAMERON V. BAILEY (1887–1953) aus dem Jahre 1916, bei denen nur noch 0,5 ml Blut benötigt wurde und die im übrigen der Medizinstudent BEST 1921 verwandte, größere Bedeutung. Aus dem Jahre 1919 stammte die von KNUT OLOF FOLIN (1867–1934) und HSIEN WU (1893–1955) angegebene Probe, und 1923 wurde die heute noch allgemein bekannte Methode von HANS CHRISTIAN HAGEDORN (geb. 1888) und NORMAN B. JENSEN eingeführt.

Daß diese modernen, mit geringen Blutmengen arbeitenden und schnell zu praktizierenden Untersuchungsmethoden ganz entscheidend zur Entdeckung des Insulins beitrugen, ist unumstritten. Die Tragik vieler Vorläufer von BANTING und BEST war es gerade, daß sie über diese modernen Untersuchungsmöglichkeiten noch nicht verfügten und daher eine der entscheidensten Nebenwirkungen der Insulintherapie, die Hypoglykämie, noch nicht erkennen konnten. Heute sind die Blut- und Urinzukkerbestimmungen wesentlich vereinfacht. Die Gluko-Teststreifen ermöglichen die Bestimmung des Harnzuckers innerhalb von Sekunden.

In der Mitte des 19. Jahrhunderts war man der Ansicht, daß der Diabetes auf eine vermehrte Produktion von Zucker aus der Nahrung zurückzuführen war, doch klärten erst die genialen Untersuchungen von BERNARD den Mechanismus der Zuckerbildung auf. Vorausgegangen waren BERNARDS Versuche, einen „*diabète artificiel*" auszulösen, über die er erstmals am 23. Februar 1849 vor der „Société de Biologie" in Paris berichtete (GRMEK, 1966; YOUNG, PFLÜGER, 1905, SELMI; SCHULZ).

BERNARD hatte ursprünglich die Versuche seiner französischen Kollegen über den Einfluß von Läsionen in der Gegend der Pedunculi auf die Raumvorstellung wiederholen wollen. Er fand sozusagen durch Zufall im Urin eines der mit der „*Piqûre*" behandelten Tiere plötzlich zu seiner

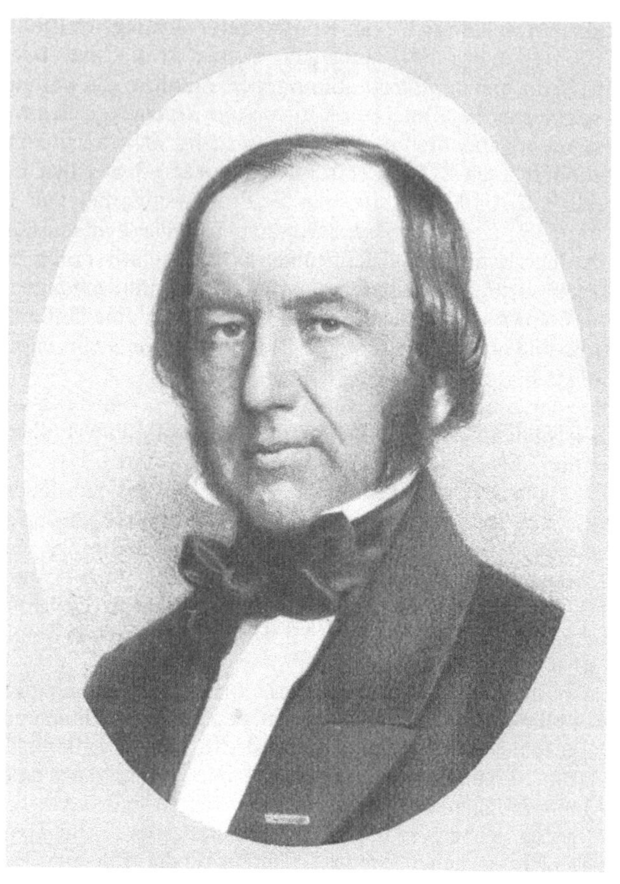

Abb. 19. Claude Bernard (1813–1878), Daguerreotypie um 1850

größten Überraschung Eiweiß und Zucker. War er zuerst noch davon überzeugt, daß es sich dabei um einen Reflexvorgang handeln würde mit einer stärkeren Durchblutung der Niere, so mußte er bald erkennen, daß sich dabei auch eine Hyperglykämie einstellte und daß die „irritation nerveuse" zu einer echten „Hypersekretion von zuckerhaltiger Materie" Anlaß gab. Damit waren die Grundlagen für den bereits besprochenen angioneurotischen Diabetesbegriff geschaffen. Doch blieb noch zu eruieren, auf welche Weise der Zucker im Blut und Urin vermehrt auftrat.

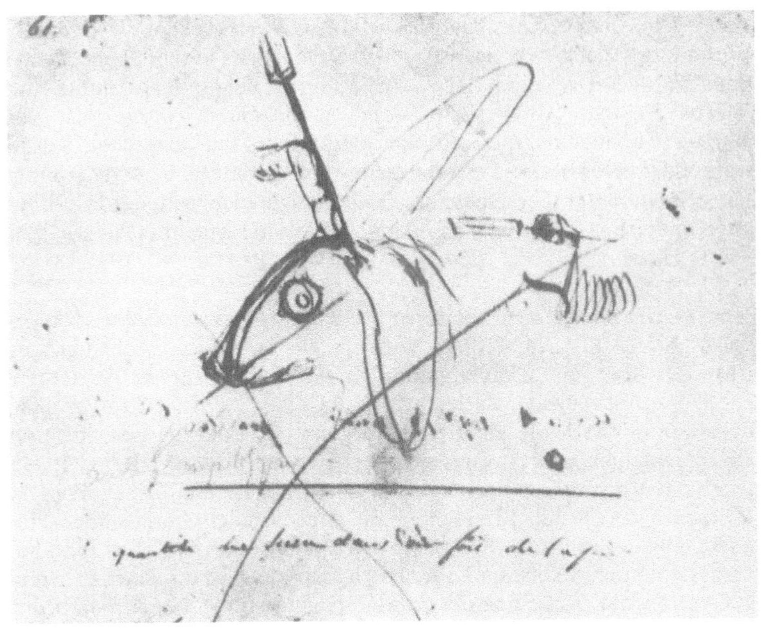

Abb. 20. Zeichnung des „Zuckerstichs", der „Piqûre", zur Erzeugung einer passageren Glykosurie von BERNARD im Februar 1850. Archiv des Collège de France, Ms. 7g, p. 61. Aus: GRMEK (1965/66)

In langjährigen Untersuchungen, die 1853 einsetzten, konnte BERNARD schließlich, auch unter Zuhilfenahme des am 9. Januar 1855 zum ersten Mal während einer Vorlesungsdemonstration praktizierten „cathétérisme cardiaque" (SCHUMACHER, 1961, S. 16), nachweisen, daß im strömenden Blut zwischen Leber und Lunge stets Zucker zu finden war, während dieser im Pfortaderblut nur in geringen Mengen oder gar nicht nachzuweisen war. Das bestärkte ihn seit 1855 in seiner Auffassung, daß die Leber das Organ der Zuckerbildung sein müsse.
War man bisher der Auffassung, daß der Zucker aus der zugeführten Nahrung schon im Chylus entstünde, so konnte BERNARD zeigen, daß der Zuckergehalt des Lebervenenblutes von der Art der Nahrung weitgehend unabhängig war. In weiteren Untersuchungen fand BERNARD schließlich eine stickstofffreie Substanz, die durch Speichel- oder Pankreassaft sowie Mineralsäuren in Zucker umgewandelt werden konnte. Er nannte sie 1855 zuerst „fécule animale", bald aber aufgrund ihrer Funktion als Zuckerbildner *„matière glycogène"*. 1857 gelang ihm die Isolierung des Glykogens.

Im gleichen Jahr haben aber auch zwei deutsche Forscher diese Muttersubstanz des Zuckers im menschlichen Organismus beschrieben: MORITZ SCHIFF (1823–1896), der BERNARDS Priorität neidlos anerkannte, und VICTOR HENSEN (1835–1924), der von einzelnen Autoren als von BERNARD unabhängiger Entdecker des Glykogens angesehen wurde, während jener HENSENS Leistung nicht voll anerkannte. Über diese Frage hat sich ein in der Geschichte der Diabetologie nicht seltener Prioritätsstreit entwickelt, der zum Teil nationale Färbung annahm (POREP, 1970, 1971; HARMSEN, 1932, 1934; WOLFF, 1960; ROSEMANN, 1932; MANI, 1967, S. 539).

HENSEN war noch ein vorklinischer Student, als ihm sein Lehrer JOHANN JOSEF SCHERER (1840–1869) auftrug, die neuesten Arbeiten von BERNARD über die Zuckerbildung in der Leber, die im September 1855 bekannt wurden, nachzuprüfen. In einer Arbeit hatte BERNARD dazu aufgefordert, die „matière glycogène“ zu isolieren und chemisch zu untersuchen, was HENSEN sich zur Aufgabe machte (POREP, 1971). In einem Vortrag vor der Physikalisch-Medizinischen Gesellschaft zu Würzburg am 18. Juli 1856 konnte der junge Student bereits über seine Forschungen berichten. Er konnte nachweisen, daß Speichel und Pankreassaft in der gekochten Leber frisch getöteter Tiere Zucker zu erzeugen vermochte. Am Ende des Semesters ging HENSEN nach Berlin und wurde dort von VIRCHOW aufgefordert, seine Glykogenstudien im Laboratorium des Berliner Pathologischen Institutes fortzusetzen. Am 11. Dezember 1856 konnte dann HENSEN im „Berliner Naturwissenschaftlichen Verein der Studierenden“ das von ihm inzwischen rein dargestellte Glykogen vorführen. Er wiederholte dies am 1. April 1857 vor mehreren Professoren im Virchowschen Institut. Doch lag bis dahin noch keine Arbeit des jungen deutschen Studenten vor. Als VIRCHOW am 12. April 1857 in der „Gazette médicale de Paris“ vom 28. März des gleichen Jahres die Mitteilung von BERNARD las, daß jener das Glykogen isoliert habe, forderte er sofort seinen Schüler auf, eine Mitteilung über HENSENS Glykogenentdeckung zu verfassen, die bereits am nächsten Tag im Manuskript vorlag. Noch im Aprilheft des von VIRCHOW herausgegebenen „Archivs für Pathologische Anatomie und Physiologie und für Klinische Medizin“ erschien dieser Aufsatz von HENSEN. Beide Autoren hatten mit unterschiedlichen Methoden gearbeitet. Während HENSEN die im Leberdekokt enthaltenen Eiweißsubstanzen durch Fällung mit Essigsäure entfernte, hat BERNARD die Beimengung durch Versetzen mit Ätzkali zerstört. Dies scheint darauf hinzuweisen, daß beide Autoren unabhängig voneinander ihre Arbeiten durchgeführt haben. In seiner relativ kurzen Abhandlung erwähnte HENSEN BERNARDS Mitteilung, die kurze Zeit vorher erschienen war, wies aber doch darauf hin, daß er in seiner Arbeit seinen Anteil an dieser Forschung zu wahren gedächte. Beide Autoren haben offensichtlich bereits vor ihrer Veröffentlichung reines Glykogen in den Händen gehabt. Doch ist eindeutig BERNARDS Arbeit etwas früher, nämlich am 28. März 1857, erschienen, während HENSEN seine Abhandlung erst am 13. April 1857 veröffentlichen konnte und sich auch loyalerweise bereits auf BERNARDS Abhandlung bezog. Damit dürfte formal die Priorität BERNARDS bezüglich der Entdeckung des Glykogens feststehen, doch haben sicherlich beide Autoren unabhängig voneinander daran gearbeitet. BERNARD hat sich allerdings sehr viel länger mit dieser Problemantik befaßt als der junge deutsche Medizinstudent, der zweifelsohne durch die früheren Arbeiten des französischen Physiologen zu seinen Studien angeregt worden ist.

Doch durch die Feststellung von BERNARD, daß die Leber die Bildungsstätte des Zuckers aus dem Glykogen sei und daß es sich hierbei – BERNARD verwandte zum ersten Mal 1855 diesen Begriff – um eine *„sécrétion interne“* handeln müsse, sowie die Feststellung, daß sich auch im Blut Gesunder eine gewisse Menge Zucker befand – BERNARD ist damit auch der erste, der die *„Normoglykämie“* von der *„Hyperglykämie“* deutlich abgrenzte – und daß schließlich eine Hyperglykämie infolge der Unfähigkeit der Niere, höhere Prozente an Zucker im Blut zurückzuhalten, zur Glykosurie führen mußte, war die Frage nach dem Stoff, der letztlich zum Coma diabeticum führte, noch nicht beantwortet. Der Zucker war ja ein physiologischer Körper, der im Organismus dringend gebraucht wurde, das Coma diabeticum hingegen wies Symptome auf, die mit einer Überzuckerung des Gewebes allein nicht erklärt werden konnten. Aber man hatte schon seit Ende des 18. Jahrhunderts festgestellt, daß Diabetiker im letzten Stadium ihrer Krankheit einen eigenartigen *veilchen-, apfel- oder chloroformähnlichen Geruch* ausströmten. Diesen hatten schon FRANK 1794 und ROLLO 1797 beschrieben.

Bereits in der Antike wurde die These aufgestellt, daß der Biß der Dipsasschlange eine Art Vergiftung hervorrufen und Diabetessymptome zur Folge haben könne. Diese *„Toxintheorie“* des Diabetes hat auch JOHANN PETER FRANK vertreten, der die Krankheit einem tierischen Gifte zuschrieb, das im Organismus als *„Virus diabeticum“* seine pathogenen Effekte ebenso auslösen sollte, wie man das bei der Tollwut vermutete (W. EBSTEIN, 1900).

Als schließlich ERNST BRAND (1827–1897) 1850 wiederum feststellte, daß in der Atemluft von Diabetikern ein merkwürdiger Apfelgeruch nachweisbar war, wurde dieses Symptom als bezeichnend für den schweren Diabetes betrachtet. 1857 stellte schließlich PETTERS fest, daß sich ein ähnlich riechender Stoff im Urin als Azeton nachweisen ließ. Ihm gelang es, aus 700 Liter Urin diese Substanz zu isolieren, und er war davon überzeugt, daß es das Azeton sei, das als intermediäres Zwischenprodukt beim unvollkommenen Abbau der Kohlenhydrate auftrete.

Seine Befunde konnte 1860 KAULICH bestätigen. Viele Symptome des Diabetes, vor allem solche mit psychischen Begleiterscheinungen oder Auswirkungen auf das Nervensystem, wurden nunmehr als *Azetonvergiftung* erklärt, bis 1874 KUSSMAUL im Zusammenhang mit seinen Studien über das Coma diabeticum und die große Atmung im Endzustand des diabetischen Leidens mit reinem Azeton Tier- und Menschenversuche anstellte und zeigte, daß erst außerordentlich große Mengen betäubende Wirkungen auslösen können, wie sie etwa auch von Alkohol, Chloroform und Äther bekannt waren, ohne an die Wirksamkeit dieser Substanzen heranzukommen. Aber er konnte niemals Symptome beobachten, wie er sie beim diabetischen Koma beschrieben hatte. Auch HERMANN VON TAPPEINER (1847–1927) (SCHUMACHER, 1961, S. 11) konnte trotz erheblicher Dosen außer einer vorübergehenden Benommenheit keine schädlichen Wirkungen erkennen. 1882 gab dann der Breslauer Arzt EMMO LEGAL (1859–1922) die nach ihm benannte Nachweismethode mit Nitroprussidnatrium-Lösung an (BERG, 1962 b), was die weitere Forschung erleichterte.

Bereits 1865 hatte CARL GERHARDT (1833–1902) im Diabetikerharn Äthyldiazetsäure gefunden, die er als Muttersubstanz des Azetons betrachtete. 1885 bestätigte RUDOLF VON JAKSCH (1855–1947) die Theorie von BERNHARD TOLLENS (1841–1918) vom Jahre 1881, daß die Azetessigsäure offensichtlich als die Muttersubstanz des Azeton zu betrachten sei (SCHUMACHER, 1961, S. 11).

ERNST STADELMANN (geb. 1854) fand erstmals 1883 eine organische Säure im Harn von komatösen Diabetikern und glaubte, in dieser *„Säurevergiftung"* die Ursache der Zuckerkrankheit gefunden zu haben.

1884 schließlich konnten MINKOWSKI und gleichzeitig RUDOLF EDUARD KÜLZ (1845–1895) *Di-Oxy-Buttersäure* im Blut feststellen (siehe auch MAGNUS LEVY, 1899 u. 1901) und damit die von NAUNYN beobachtete Übersäuerung des Blutes erklären, die 1898 von NAUNYN als „*Azidose*" bezeichnet (NAUNYN, 1898, S. 179ff.) und nunmehr für das Auftreten des Koma verantwortlich gemacht wurde.

Umstritten war die Herkunft dieser Substanz. Glaubte man zuerst an abnorme Gärungsvorgänge (PETTERS; KAULICH) und eine Abkunft vom Nahrungszucker (MAGNUS-LEVY, 1899 u. 1901) so konnten FELIX HIRSCHFELD 1893 sowie GEORG ROSENFELD (1861–1934), 1895 und HANS CHRISTIAN GEELMUYDEN (1861–1945), 1897 nachweisen, daß die Azetonurie und die Azidosis vor allem bei Mangel an Kohlenhydraten auftraten und, so paradox es erscheinen mochte, gerade durch Gaben von zucker- oder stärkehaltigen Nahrungsmitteln zum Verschwinden gebracht werden konnten. Nunmehr wurde die Entstehung der Azetonkörper aus Eiweiß, vor allem aber auch aus Fett diskutiert (EMBDEN u.a.; HÖPKER, S. 10), andererseits wurde aber auch das Fett durch den meist

Naunyn selbst in den Mund gelegten klassischen Satz von Rosenfeld, daß normalerweise „die Fette im Feuer der Kohlenhydrate verbrennen", in diesem Sinne interpretiert. Exakt heißt der betreffende Satz (Höpker, S. 10):

... daß nämlich die Fette nur dann verbrennen, wenn sie von den leicht entzündlichen Kohlehydraten in Flammen gesetzt werden ..."

(Rosenfeld, 1907)

Erst 1907 gelang es Franz Knoop (1875–1946), durch den Nachweis der Beta-Oxydation der Fettsäuren die Herkunft der Azetonkörper als Produkt des gestörten Fettabbaues zu erkennen (Berg 1962 b). In dieser Zeit wurde auch deutlich, daß die Azidose nicht die Ursache sondern die Folge der diabetischen Erscheinungen sein mußte und daß Azeton und Azetessigsäure nicht Diabetestoxine, sondern nur Begleitsymtome eines schweren Diabetes waren. Doch müssen wir hier die Betrachtung über die biochemischen Erkenntnisse abbrechen, weil diese Fragen auch heute noch lebhaft diskutiert werden.

Die Entdeckung des Insulins

Im Jahre 1971 wurde in aller Welt die 50jährige Wiederkehr der Entdekkung des Insulins gefeiert. Über das exakte Datum waren sich die Wissenschaftler, die zu diesem Jubiläum eine Fülle von Arbeiten publizierten, nicht einig. Sollte es der 16. Mai 1921 sein, wo der junge Orthopäde FREDERICK GRANT BANTING (1891–1941) und sein studentischer Mitarbeiter CHARLES BEST (geb. 1899) ihre Arbeiten im Laboratorium des Physiologischen Instituts der Universität in Toronto begannen – BEST selber gab in einem historischen Rückblick *„Nineteen hundred twenty-one in Toronto"* 1972 den 17. Mai als den Tag an, an dem die Arbeiten aufgenommen wurden – oder der 27. Juli, als es, nach DEROT, den beiden Forschern zum ersten Mal gelang, das Befinden eines durch Pankreatektomie diabetisch gemachten Hundes mittels durch Mazeration gewonnenen Pankreasextrakts für drei Tage zu bessern, so daß die Hyperglykämie sank und der Zucker im Harn verschwand? Doch der Hund starb drei Tage später. Oder – wie dies BEST wiederum selbst behauptete – war es der 30. Juli, wo offensichtlich zum ersten Mal nach intravenöser Injektion des neuen Präparats eine eindrucksvolle Blutzuckersenkung innerhalb einer Stunde beobachtet werden konnte, worüber ein einwandfreies Protokoll vorliegt? Oder gar der 14. November, als BANTING und BEST über das unverfänglich erscheinende Thema *„Pancreatic Diabetes"* vor dem „Physiological Journal Club" der Universität von Toronto sprachen? BEST hat sich wohl auch hier im Datum geirrt, weil er den 11. November angab (LAUSCH, S. 99; DEROT). Oder war es der 1. Dezember, wo BANTING und BEST eine Darstellung ihrer Arbeit vor dem 34. Jahreskongreß der „American Physiological Society" in New Haven gaben?
Andere Experten sahen sogar das Jahr 1972 für das eigentliche Jubiläumsjahr an, weil sie davon ausgingen, daß am 11. Januar 1922 der erste Patient mit dem neuen, noch als *„Isletin"* bezeichneten Präparat erfolgreich behandelt wurde. Aber auch das Datum vom Februar 1922 wurde genannt, weil in der Nummer 5 des in diesem Monat erschienenen „Journal of Laboratory and Clinical Medicine" die erste gedruckte Publikation von BANTING und BEST erschien, der in kurzen Abständen weitere Abhandlungen folgten. – Wie dem auch sei, sicher ist, daß bereits vor BANTING und BEST auch andere Forscher wirksame Pankreasextrakte in den Händen hatten, ohne jedoch – mit einer Ausnahme – diese Präparate am Menschen erprobt zu haben.

Das Jubiläumsjahr gab zu zahlreichen Publikationen über die Entdekkung des Insulins und seine Vorgeschichte Anlaß, die zum Teil bisher unbekannte Einzelheiten über die entscheidenden Monate der Arbeit im Physiologischen Institut in Toronto oder aber auch wesentliche Vorarbeiten anderer Forscher zum Inhalt hatten (ALLAN; BIBERGEIL; CHEYMOL, 1971 u. 1972 CHIRIFE u. CHIRIFE; DEROT; DRURY; ELAUT; FEDERLIN; GARRETON-SILVA; GROEN; HORNOR; KENEZ; KLEEBERG; LEBENSOHN; LUFT; MELLINGHOFF 1971 u. 1972; MURLIN; PESTEL; SCHMIDT; SCHNEIDER; STÖCKER 1971; STRIKER 1972; WALDBERG). Auch BEST selbst hatte 1972 noch einmal die Geschichte der Entdeckung des Insulins aus seiner Sicht dargestellt, nachdem er (1947, 1962 und 1963) bereits mehrfach darüber berichtet hatte.
Andere Forscher, die an diesen Arbeiten mitbeteiligt waren, gaben ebenfalls sehr interessante Darstellungen, so 1962 JAMES BERTRAM COLLIP (1892–1965), ANDREW ALMON FLETCHER (geb. 1889) und WALTER R. CAMPBELL (geb. 1890) und der damalige Direktor des Physiologischen Instituts in Toronto MACLEOD schon 1926. Vor dem Jubiläum sind außerdem bereits eine Reihe weiterer Arbeiten über diesen Fragenkomplex erschienen (BRÜGEMÖLLER u. NORPOTH; DIAMARE, 1924; FEASBY; LEVINE, 1967; MURLIN u. KRAMER, 1956; PRATT, 1954; RICHARDS; RIOS; SEALE; SELYE; STAHL; STEIGERWALDT; WOLFF, 1956; WRENSHALL u.a.).
Im Zusammenhang mit einer sogleich noch zu besprechenden Kontroverse über die Priorität des rumänischen Gelehrten NICOLAUS PAULESCO (1869–1931) sind vor allem die Arbeiten von DRURY; GOLDNER; LEICKERT; MARTIN; MURRAY, 1971; PAVEL; PAVEL u. SDROBICI; STEIN; STÖCKER, 1971 a u. b; WOLFF, 1971 zu nennen. Die umfassendste und auf soliden Quellenstudien beruhende Darstellung der Vorgeschichte der Pankreasextraktforschung hat, wie auch LEIBOWITZ betont, offensichtlich mein Doktorand KLAUS HELMUT MELLINGHOFF (geb. 1944) in seiner Dissertation über GEORG LUDWIG ZUELZER (1870–1949) 1971 gegeben.
Die jüngste, zum Teil auf bisher nicht berücksichtigtem Material basierende Studie zu diesem Fragenkomplex hat im übrigen soeben KARL HEINZ LEICKERT (geb. 1921) publiziert.
Schon MINKOWSKI hatte nach den erfolgreichen Pankreasexstirpationsversuchen, die bei ihm ausnahmslos zum Diabetes mellitus der operierten Hunde führten, das offensichtlich für die Erscheinungen verantwortliche und nunmehr fehlende Pankreasgewebe durch orale Gaben von Pankreas zu ersetzen versucht, da sich in jener Zeit mit der Verfütterung von Schilddrüsengewebe bei der Hypothyreose sehr gute Ergebnisse erzielen ließen. Doch schon 1890 mußte MINKOWSKI erkennen, daß der Weg der enteralen Verabfolgung keine Erfolge versprach, da es sich ja beim Diabetes nicht um einen Wirkstoff des Pankreassaftes im Darm, sondern „um eine Function des Pankreas im intermediären Stoffwechsel"

handeln würde. Ebensolche schlechten Erfahrungen machten auch JOHANNES KARL GOLDSCHEIDER (1858–1935) im Jahre 1894, WILHELM SANDMEYER (geb. 1863) im folgenden Jahre, LOUIS HUGOUNENQ (geb. 1860) und MAURICE DOYON (geb. 1863) im Jahre 1897 sowie neben anderen PFLÜGER 1905. GOLDSCHEIDER verwandte auch Klysmata mit Pankreasgewebe und versuchte Pankreasglyzerinextrakte und Pankreaspillen. Nur AUSSET wollte 1895 vorübergehende Erfolge nach der Verfütterung von Pankreas bei seinen Versuchstieren gesehen haben, die allerdings erst am zweiten Tage einsetzten. Dennoch ist es überraschend, daß noch 1914 LEO MOHR (1874–1918) und ERNST VAHLEN (geb. 1865) zwei oral zu verabreichende Medikamente aus dem Pankreas mit den Namen *„Metabolin"* und *„Irrebolin"* propagierten, mit denen sie angeblich günstige Erfolge erzielt haben wollten. VAHLEN selbst hatte mit einem rohen Pankreasextrakt 1909 bei Kaninchen keine positiven Ergebnisse erzielen können. 1914 jedoch sahen die Autoren bei allerdings teilpankreatektomierten Hunden eine Reduzierung der Zuckerausscheidung eine Stunde nach Gabe des Arzneimittels um 50%. Die Wirkung dauerte 48 Stunden an. Da sie ihre Extrakte zum Teil aber auch subkutan anwendeten, sind ihre Schlußfolgerungen nicht beweiskräftig. Noch 1922 hat schließlich KARL LOENING (geb. 1877) zusammen mit VAHLEN noch einmal eine Arbeit veröffentlicht, in der für die orale Organtherapie des Diabetes eingetreten wurde. Ihre günstigen Ergebnisse sind jedoch von anderer Seite nicht bestätigt worden. Doch stellte noch 1924 ein Institut für Mikrobiologie in Saarbrücken unter dem Namen *„Insulin Fornet"* ein Pankreaspräparat in Pillenform her.

Daher ging bereits MINKOWSKI dazu über, Pankreasextrakte zu injizieren, die er mit physiologischer Kochsalzlösung versetzt hatte und subkutan verabfolgte. Seine Präparate waren jedoch wirkungslos. Bereits in einer Arbeit von 1893, also vier Jahre nach den ersten Exstirpationsversuchen mit MERING, mußte er den Mißerfolg eingestehen, zumal sich an der Injektionsstelle ein Abszeß entwickelte, der weitere Versuche nicht ratsam erscheinen ließ.

Im gleichen Jahre, 1893, veröffentlichte der italienische Assistenzarzt FERNANDO BATTISTINI (1867–1929) einen Bericht über zwei Fälle von Diabetes, bei denen er nach Injektion eines Pankreasextraktes eine Abnahme der Glykosurie und eine Besserung des Allgemeinzustandes beobachtet hatte. In seiner deutsch geschriebenen Veröffentlichung wies BATTISTINI auch auf einige Vorläufer hin, so auf die englischen Ärzte MACKENZIE, WOOD, WHITE und SIBLEY, von denen jedoch nur WHITE ganz kleine Mengen von Pankreassaft subkutan injiziert hatte. Er gab nur 5 Tropfen morgens und abends. BATTISTINI vergaß, seinen Landsmann ANDREA CAPARELLI zu erwähnen, dem es 1892 gelang, einen Extrakt durch Verreiben zu gewinnen, den er in 0,75%iger Kochsalzlösung löste und einem diabetischen Hund injizierte. Nach 36 Stunden konnte er eine Verminderung der Zuckerausscheidung bis zur völligen Normalisierung beobachten (LEICKERT).

Die Arbeit des von BATTISTINI ebenfalls erwähnten französischen Arztes JULES COMBY (geb. 1853), die angeblich in der Zeitschrift „Semaine Médicale" Nr. 3 vom Jahre 1893 erschienen sein sollte, konnte an dieser Stelle nicht aufgefunden werden, auch alle weiteren Literaturrecherchen blieben ergebnislos. Seine Untersuchungen sollte der französische Wissenschaftler vor der „Société Médicale des Hôpitaux" in Paris im Januar 1893 vorgetragen haben. Bei einem 25jährigen Diabetiker verwandte COMBY subkutane Injektionen von Meerschweinchenpankreassaft, und zwar alle zwei Tage 0,5 ml, ohne den geringsten Einfluß auf den Krankheitsverlauf, so daß COMBY zu einem negativen Urteil über diese Therapiemethode gekommen sein soll.

Die Ergebnisse der englischen Ärzte – hier sei auch noch eine Arbeit von W. A. WILLS aus dem Jahre 1895 genannt – waren im ganzen alles andere als überzeugend. Die meisten hatten Pankreasextrakte verfüttert. In den meisten Fällen zeigte sich also keine positive dauernde Besserung, allenfalls eine angebliche temporäre Verminderung der Zuckerausscheidung und eine Hebung des Allgemeinbefindens mit Verringerung des Durstes und Ansteigen des Körpergewichts. BATTISTINI hatte mit einem in Glyzerin oder physiologischer Kochsalzlösung 24 Std mazerierten Pankreasgewebeextrakt gearbeitet und größere Dosen, 5 ml, die er bis auf 20 ml steigerte, verabfolgt. Er beobachtete aber nur zwei Patienten, beide sprachen auf die rigorose Fleischdiät nicht im wünschenswerten Maße an. Beim einen entwickelte sich ein eitriger Abszeß, doch zeigte sich bei beiden eine eindeutige Reduzierung der Zuckerausscheidung. Der Autor selbst verwies auf die Möglichkeit, daß die fortgesetzte Fleischdiät den wesentlichen Anteil an der Besserung hatte, und setzte seine Untersuchungen nicht weiter fort. Ein Jahr später versuchte GOLDSCHEIDER, 6 Diabetiker mit Glyzerinpankreasextrakten, die er injizierte, zu behandeln, ohne jeden Erfolg. Auch PAUL FÜRBRINGER (1849–1930) konnte 1894 bei zwei Fällen keine objektive Besserung erkennen. Und ebensowenig war ERNST VON LEYDEN (1832–1910), der 1894 Pankreasdrüsengewebe sowohl per os verabreichte als auch Extrakte als Klysmata und subkutane Injektionen verwandte, von dieser Therapie beeindruckt. Dagegen sah der Italiener L. VANNI nach Injektionen von Pankreasextrakten im Tierversuch bei pankreatektomierten Tieren 1895 eine Verminderung der Zuckerausscheidung im Harn (VANNI u. BURZAGLI).

Ein Schüler VON LEYDENS, FERDINAND BLUMENTHAL (geb. 1870), glaubte jedoch bessere Erfolge erzielt zu haben. Er berichtete 1898 über die „Organsafttherapie" bei Diabetes und referierte über weitere Versuche verschiedener Autoren mit sogenannten *„Zymenetabletten"* oder

„Merckschem Pancreatinum siccum", die keinerlei eindeutige Erfolge brachten (OSER, LISSER). Und er stellte bereits die Frage, ob nicht die Herstellung der Extrakte mit Hilfe von Glyzerin dazu führte, daß der Wirkstoff gar nicht mehr in ihnen enthalten sei. Er behandelte die Preßsäfte im Gegensatz zu seinen Vorgängern mit Alkohol und kam auf diese Weise den späteren Extraktionsverfahren von ZUELZER sowie BANTING und BEST ziemlich nahe. Die von ihm hergestellten Präparate waren im Tierversuch äußerst giftig und töteten zum Beispiel unverdünnt Kaninchen in wenigen Sekunden. Subkutan injiziert riefen sie Abszesse mit Temperaturerhöhung hervor, aber im einen oder anderen Fall konstatierte der Verfasser auch eine nachhaltige Beeinflussung des Zuckerstoffwechsels. Aber eigentlich brachten diese Versuche keinen Fortschritt, und BLUMENTHAL hat sie auch nicht fortgesetzt.

Während bei diesen Versuchen die Überzeugung von MINKOWSKI, daß im Pankreas selbst das wirksame Prinzip zur Verhinderung des Diabetes existieren müsse, die Grundlage bildete, ging OTTO COHNHEIM (geb. 1873) von einer anderen These aus. RAPHAEL LEPINE (1840–1919) hatte nämlich angenommen, daß der Diabetes als Pankreasinsuffizienz auf einer Störung der Glykolyse beruhe, und 1903–1906 versuchte COHNHEIM, mit Muskelpreßsäften, die er mit Pankreasextrakt versetzte, Hunde und Katzen zu behandeln. Er glaubte nämlich, daß ein in dem Muskel enthaltenes glykolytisches Ferment der Aktivierung durch Pankreassaft bedürfe, und hatte diesen mit 96%igem Alkohol ausgezogen. Mit dieser Kombination wollte er eine erhebliche Reduzierung der Zuckerausscheidung im Urin erreicht haben, und er meldete sein Extraktionsverfahren sogar zum Patent an, weil er an eine spätere therapeutische Verwendung beim Menschen glaubte. Doch haben sich offensichtlich seine optimistischen Vorstellungen nicht bestätigen lassen.

Erst nach der Mitteilung über die Entdeckung des *„Isletin"* hat dann EUGEN GLEY (1857–1930) ein Dokument von der Pariser „Société de Biologie" am 23. Dezember 1922 öffnen und verlesen lassen, das er dort am 20. Februar 1905 deponiert hatte. Dies war zu seiner Zeit ein durchaus übliches Verfahren, das von manchen Gelehrten dann benutzt wurde, wenn sie an der weiteren Arbeit an einem bestimmten Problem gehindert wurden. Doch erscheint es uns heute kaum noch tragbar, daß Gelehrte eine wissenschaftliche Veröffentlichung nicht durch Vortrag oder Publikation der Kritik der Fachleute unterwerfen, sondern sozusagen aus sicherer Position im nachhinein Prioritätsansprüche stellen (HAZARD; PESTEL).

GLEY hatte im Gefolge der MERING- und MINKOWSKIschen Exstirpationsversuche ebenfalls derartige Experimente 1891 und 1892 angestellt und sich dabei auch vor allem der Abbindungsversuche nach BERNARD bedient. Nach Sklerosierung des exogenen Pankreasanteils hat er aus der übrigbleibenden Drüse, die ja nach LAGUESSE die Langerhansschen Inseln als Träger der Wirksubstanz enthalten sollte, einen Extrakt hergestellt. Damit konnte er eine erhebliche Reduzierung des Urinzuckers bei seinen Versuchstieren erreichen. Er bediente sich der intravenösen Injektion. Die Untersuchungen wurden aber nach 1901, offensichtlich weil der Verfasser sich mit anderen Aufgaben beschäftigte, nicht weitergeführt.

In seinem Zusatzbericht vom Jahre 1922 diskutierte GLEY im übrigen noch die Beobachtung von HEDON aus den Jahren 1909–1911, der die Glykosurie von diabetischen Hunden durch Injektion von Serum aus pankreatischem Venenblut eindeutig vermindern konnte und der damit die These von der inneren Sekretion des Pankreas offensichtlich bewiesen hatte. HEDON schrieb 1911:

„... *que le sang veineux pancréatique paraît renfermer une substance active* ...“

Es ist bedauerlich, daß GLEY seine Versuche damals nicht fortführte, war er doch wohl auf dem richtigen Wege. Doch kann ihm – zumal er erst 1922 die Öffentlichkeit darüber unterrichtete – keinerlei Priorität zuerkannt werden.

Von ganz anderen Voraussetzungen gingen ALEXANDER RENNIE (1859–1940) und THOMAS RICHARD FRASER (1841–1919) aus, die sich wohl erstmals die Tatsache zunutze machten, daß der Inselapparat bei bestimmten Knochenfischarten vom exkretorischen Organ des Pankreas getrennt liegt – eine Beobachtung, die bereits 1848 HERMANN STANNIUS (1808–1883) gemacht hatte, ohne natürlich von der endokrinen Funktion dieser „Blutdrüse“ schon etwas zu wissen.

1904 jedoch konnten DIAMARE und A. KULIABKO zeigen, daß diese merkwürdigen Gebilde praktisch mit den Langerhansschen Inseln im Pankreasgewebe höherer Tiere identisch waren.

Damit hatten RENNIE und FRASER 1907 eine neue Möglichkeit der Gewinnung von Inselwirkstoff eröffnet, die später bei der Herstellung des Insulins von großer Bedeutung werden sollte. Freilich, sie selbst hatten den mechanisch zerkleinerten Brei aus den Inselapparaten nur oral fünf Diabetikern zwei Monate lang appliziert und nur einen einzigen Versuch mit einer subkutanen Injektion, der noch dazu erfolglos auslief, gemacht. Wenn sie über wesentliche Besserung, vor allem eine Abnahme der Glykosurie, berichteten, so lag das wohl – wie MELLINGHOFF (S. 14) mit Recht vermutet – an der gleichzeitig durchgeführten sehr strengen Diabetesdiät.

1910 schließlich veröffentlichte ERICH LESCHKE (1877–1933) eine umfangreiche Dissertation, in der er über seine, im ganzen völlig entmutigenden Versuche mit Pankreasextrakten berichtete. Er stellte derartige Präparate mit Hilfe von physiologischer Kochsalzlösung her, machte aber wohl den Fehler, daß er sie erhitzte, und kam schließlich, als Schüler von PFLÜGER nicht besonders überraschend, zu der Schlußfolgerung, daß die

„Existenz dieser hypothetischen antidiabetischen Substanz ... doch sehr fraglich ... erscheine."

In diese Zeitspanne fallen auch die wesentlichen Arbeiten von GEORG LUDWIG ZUELZER (1870–1949), über die ausführlich MELLINGHOFF berichtete. 1900 und 1901 hatten CHRISTIAN ARCHIBALD HERTER (1865–1910) und ALFRED J. WAKEMAN sowie FERDINAND BLUM (1865–1959) aus Frankfurt den sog. *„Nebennierendiabetes"* beschrieben, d.h., sie konnten zeigen, daß es nach Adrenalinjektionen zu einer Erhöhung des Blutzuckerspiegels mit konsekutiver Glykosurie kam. ZUELZER nahm nun diese Gedankengänge auf und postulierte einen heute weitgehend widerlegten Adrenalin-Insulin-Antagonismus. Zwölf Jahre, von 1902 bis 1914, arbeitete er daraufhin an der Gewinnung eines antidiabetischen Hormons der Bauchspeicheldrüse als angeblichem Adrenalinantagonisten. Erste Tierversuche mit Pankreasextrakten stellte ZUELZER 1903 an und konnte bei Kaninchen, die er mit Adrenalininjektionen zuvor hyperglykämisch gemacht hatte, nach Injektion seines Präparates ein Ausbleiben der Glykosurie und eine Reduzierung der Harnmenge erreichen. Da er für seine Versuche größere Mengen von Pankreata benötigte, die er sich allein nicht verschaffen konnte, wandte er sich an die Firma Schering in Berlin. Diese stellte ihm für die weiteren Arbeiten ihre beiden Wissenschaftler MAX DOHRN (1874–1943) und ANTON MARXER zur Verfügung. Drei Patentschriften (MELLINGHOFF, 1971, S. 21), eine beim Kaiserlichen Patentamt 1907, eine zweite beim Britischen Patentamt 1909 und eine dritte schließlich in den USA vom Jahre 1912, waren das Ergebnis dieser Arbeiten.

ZUELZER hatte sich bereits mit der kurz nach der Schlachtung einsetzenden Selbstverdauung des Pankreas durch Trypsinfermente beschäftigt. Mit Recht wies MELLINGHOFF darauf hin, daß JOSEPH HERSEY PRATT (geb. 1872), der 1954 die Zuelzerschen Versuche ebenso wie die von BANTING und BEST kritisierte, nicht recht hatte, wenn er meinte, daß bei der Gewinnung von Insulin von falschen Voraussetzungen ausgegangen worden wäre, weil das in vitro im Pankreas befindliche Proferment praktisch erst durch Enterokinase im Darm wirksam werde. Versuche haben hingegen gezeigt, daß schon kurz nach der Schlachtung der Tiere eine spontane Aktivierung des Trypsinogens in der Bauchspeicheldrüse die Regel ist (MELLINGHOFF, 1971, S. 24). Dies hatte ZUELZER schon erkannt. Aber erst als er zur Gewinnung des Wirkstoffes – wie später übrigens BANTING und BEST – Alkohol im Gegensatz zu der bisher

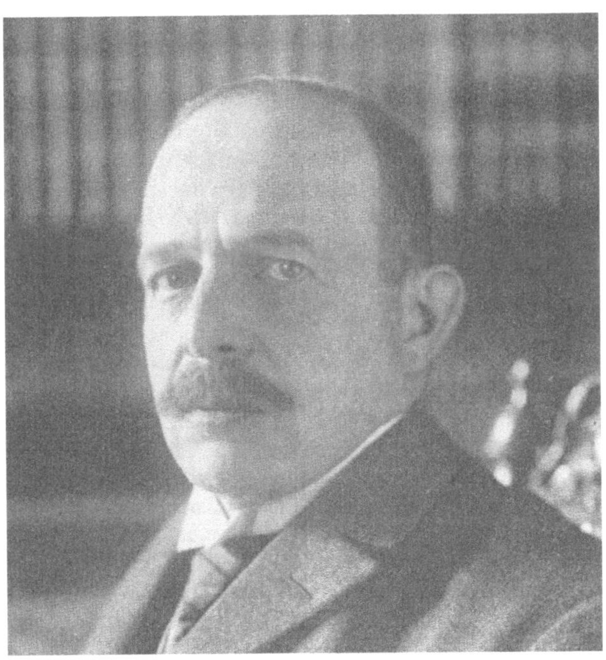

Abb. 21. Georg Ludwig Zuelzer (1870–1949). Zeitgenössische Fotografie. Aus: Mellinghoff (1971, S. 5)

UNITED STATES PATENT OFFICE.

GEORG ZUELZER, OF BERLIN, GERMANY

PANCREAS PREPARATION SUITABLE FOR THE TREATMENT OF DIABETES.

Patented May 28, 1912.

Serial No. 431,226.

Abb. 22. Titelkopf des US-Patentes für Zuelzers Pankreasextrakt vom 28. Mai 1912. Aus: Mellinghoff (1971, S. 83)

benutzten physiologischen Kochsalzlösung verwandte, war er auf dem richtigen Weg. ZUELZER hatte bereits fraktionierte Eiweißfällungen vorgenommen und damit einen Großteil der neutralisierenden oder schädlichen Eiweißsubstanzen aus seinen Präparaten entfernt. Schließlich wurde der alkoholische Extrakt im Vakuum verdampft und der puderartige Rückstand wieder mit destilliertem Wasser oder verdünnter Sodalösung aufgelöst. Darin war offensichtlich das wirksame Substrat enthalten, denn Tierversuche, die nunmehr vom Jahre 1905 an begannen, und vor allem die erstmalige Erprobung seines Präparats am Menschen, über die er 1909 in einer ersten Arbeit berichtete, zeigten deutliche, wenn auch nur passagere Wirkungen.

Der erste Patient war bereits im Koma und moribund; wegen einer diabetischen Gangrän war der Unterschenkel amputiert worden. Aber nach der 1. Injektion zeigte sich eine fünftägige Besserung, bevor der Patient, weil keine weitere Substanz mehr zur Verfügung stand, ad exitum kam. Untersuchungen des Urins auf Zucker, Azeton oder Azetessigsäure sind ebensowenig vorgenommen worden wie Blutzuckerkontrollen. In einem zweiten Fall jedoch war der Rückgang der Zucker- und Azetonkörperausscheidung im Urin geradezu spektakulär und konnte von ZUELZER einwandfrei nachgewiesen werden. Doch bleibt anzumerken, daß der Effekt nach der Injektion von 2g Pankreasextrakt erst am zweiten und dritten Tag eintrat. Beim dritten Fall zeigten sich erstmals unangenehme Nebenwirkungen: die Temperatur stieg auf über 38,4 °C, der jugendliche diabetische Patient mußte mehrmals erbrechen, bei der zweiten Injektion kam es zum Auftreten von Schüttelfrösten, die später MACLEOD als *hypoglykämische Erscheinungen* deutete (1927, S. 59). MELLINGHOFF hingegen ist der Ansicht, daß die Symptome eher auf ungenügende Reinheit der injizierten Präparate zurückgeführt werden müßten.

Nachdem 8 Fälle von ZUELZER, zum Großteil mit eindeutigem Erfolg, wenn auch mit erheblichen Nebenwirkungen, mit seinem Präparat, das er bald *„Acomatol“* nannte, beobachtet worden waren, unternahm es der Mitarbeiter von MINKOWSKI an der Breslauer Medizinischen Universitätsklinik, JOSEPH FORSCHBACH, nach drei positiven Tierversuchen auch zwei schwerkranke Diabetiker mit ZUELZERS Extrakt zu behandeln. Es zeigte sich eine eindeutige, über 48 Std andauernde Reduzierung der Urinmengen und der Zuckerausscheidung, doch hatten die Präparate starke Nebeneffekte mit Temperatursteigerung und Auslösung von Erbrechen, so daß die Therapie deshalb abgebrochen wurde, da – wie FORSCHBACH in seinem 1909 veröffentlichten Bericht mitteilte – *„ein Komplex von Symptomen, die auf eine ganz schwere Intoxikation hinweisen“* zu beobachten war. FORSCHBACH kam aber auch ausdrücklich zu dem Schluß:

„… daß Zuelzer zum ersten Mal mit Erfolg aus Pankreas ein Präparat hergestellt hat, das bei intravenöser Applikation auch in den Fällen, in denen die Nahrungszufuhr unverändert bleibt, die Zuckerausscheidung auf kürzere oder längere Zeit herabsetzt.“

Bedauerlicherweise sind nun FORSCHBACH und sein Lehrer MINKOWSKI den merkwürdigen Nebenwirkungen nicht weiter nachgegangen – für sie waren die Versuche, die sicherlich zur Reindarstellung des Insulins geführt hätten, abgeschlossen. Wohl aufgrund dieser Berichte über schwerwiegende Nebeneffekte der Präparate setzte Schering dann die Zusammenarbeit mit ZUELZER nicht fort.

ZUELZER hingegen arbeitete weiter, auch wenn er erst nach Bekanntwerden der Entdeckung des Insulins durch BANTING und BEST im Jahre 1923 noch einmal zusammenfassend über *„Acomatol, das deutsche Insulin“* berichtete. Ein Antrag für ein Stipendium zu einem sechswöchigen Studienaufenthalt an der berühmten Zoologischen Station DOHRN in Neapel, wo ZUELZER weitere Untersuchungen an Selachiern anstellen wollte, wurde abgewiesen. Auch Versuche 1910, mit der Firma Hoechst zusammenzuarbeiten, führten nach anfänglichen Annäherungen nicht zum Erfolg. Schließlich zeigte 1911 die Firma Hoffmann-La Roche in Grenzach Interesse an der Herstellung eines antidiabetisch wirkenden Pankreaseextraktes, und ZUELZER wurde nun bei seinen Arbeiten von ihrem Chemiker CAMILLE REUTER (geb. 1886) unterstützt (LEICKERT; REUTER; ZUELZER, 1923). Als es schließlich im Februar 1914 gelang, in den Laboratorien der Firma Hoffmann-La Roche ca. 114 kg Pankreas zu verarbeiten, hatte ZUELZER einen von REUTER hergestellten, sehr wirkungsvollen Extrakt in der Hand, der aber bei der Applikation im Tierversuch bisher nie beobachtete schwere Krämpfe auslöste (LEICKERT; REUTER). Es dürfte sich – so betonte MELLINGHOFF – hierbei zweifelsohne um eine echte hypoglykämische Wirkung eines sehr potenten Extraktes gehandelt haben. ZUELZER jedoch glaubte an ein spezifisches Krampfgift als toxische Noxe und brach die weiteren Arbeiten ab. Er hatte seit 1909 nichts Neues mehr über Acomatol publiziert. Der beginnende Weltkrieg und die Wirtschaftsmisere nach dem verlorenen Krieg ließen ihn auch seine Arbeiten nicht wieder aufnehmen, und mit einer gewissen Bitterkeit registrierte er später die erfolgreicheren Versuche seiner Torontoer Kollegen (ZUELZER, 1923).

Man muß also konstatieren: ZUELZER dürfte durch seine neue Methode der Alkoholextraktion, der fraktionierten Eiweißausfällung und der Verdampfung des alkoholischen Extraktes im Vakuum bei niederen Temperaturen ein sehr wirkungsvolles, Insulin enthaltendes Präparat hergestellt haben. Während seine ersten Chargen, die von 1903 an eingesetzt wurden, Nebenerscheinungen verursachten, die auf Verunreinigung zurückzuführen sind, haben die später in Zusammenarbeit mit Hoffmann-La Roche hergestellten Extrakte zweifelsohne einen sehr hohen Wirkungsgrad gehabt und deutliche hypoglykämische Krampfanfälle ausgelöst, die allerdings ZUELZER, weil er noch keine Blutzuckerbestimmungsmethoden einsetzte, nicht erkannt hat.

ZUELZER war somit der erste, der ein eindeutig wirkungsvolles Präparat nicht nur im Tierversuch, sondern auch beim Menschen verwandte. Die erheblichen Nebenwirkungen führten in Verbindung mit den politischen Ereignissen jener Zeit in Europa aber zur Aufgabe der weiteren Arbeiten. ZUELZER selbst behauptete 1923, daß er an mehreren klinischen Abteilungen Acomatol auch nach dem Ersten Weltkrieg weiter erfolgreich erprobt habe, doch sind darüber keinerlei wissenschaftliche Arbeiten erschienen, und ZUELZER kann somit nicht die Priorität für die Einführung des Insulins als generelles wirkungsvolles Antidiabetikum zuerkannt werden.

Schon seit Beginn des 20. Jahrhunderts waren verschiedentlich – worüber bereits berichtet wurde – Versuche unternommen worden, durch Abbinden der exkretorischen Pankreasgänge eine Isolierung der Langerhansschen Inseln nach Degeneration des übrigen Pankreasanteils zu erzielen. Es sei an die Arbeiten von SCHULZE 1900, SSOBOLEW 1902, OPIE 1900–1901, GLEY 1905 und an die 1906 veröffentlichten Experimente von LYDIA DEWITT erinnert, wobei letztere bereits Versuche mit Inselzellextrakten unternahm und dabei, allerdings ohne nähere Schilderung der Umstände, eine glykolytische Wirkung beobachtet haben wollte. Während in Deutschland insbesondere durch die Arbeiten von PFLÜGER über den sog. „nervösen Diabetes“ die Bedeutung der Langerhansschen Inseln und ihres Sekretes für die Diabetesentstehung um 1910 wieder in Zweifel gezogen wurde (LESCHKE), waren es in den Vereinigten Staaten vor allem WILLIAM GEORGE MACCALLUM (1874–1944) und GRAHAM LUSK (1866–1932), die aufgrund subtiler Beobachtungen die engen Beziehungen der Glykosurie zu Läsionen der Langerhansschen Inseln zur Gewißheit erhoben.

Gingen also die einen Forscher davon aus, den exokrinen Anteil des Pankreas zu zerstören, um die – wie sie meinten – die Wirkstoffe der Langerhansschen Inseln zersetzenden Fermente dieses Anteils auszuschalten, so bemühten sich andere, durch Ausfällungsmethoden die unerwünschten Beimischungen zu beseitigen. Zu diesen Forschern gehörte auch W.M.A. CROFTON, der 1909 aus Preßsaft von Schweinepankreas, den er 3 Std auf 80 °C erhitzte, wodurch er das Trypsin vollkommen inaktivierte, einen Extrakt herstellte, den er filterte, mit 25%igem Glyzerin zur Stabilisierung versetzte und ihn mit – wie er glaubte – gewissem Erfolg bei diabetischen Patienten verfütterte. Da orale Gaben von Insulin keine Wirksamkeit entfalten, kann man hier nicht von einem gelungenen

Experiment sprechen; seine positiven Ergebnisse müssen auf andere Faktoren zurückgeführt werden (MURLIN u. KRAMER, 1956).
In diesem Jahr 1910 kam auch JOSEPH H. PRATT, der sich 1954 zur Entdeckungsgeschichte des Insulins sehr kritisch äußerte, allerdings in manchen Punkten von WILIAM RICHARD FEASBY (geb. 1912) widerlegt wurde, ebenfalls auf Grund eigener Arbeiten zur Überzeugung, daß die Transplantation von Pankreasgewebe die Entwicklung eines Diabetes bei pankreatektomierten Tieren verhindere und daß das Pankreas eine innere Sekretion besäße, die auf den Zuckerstoffwechsel Einfluß nehme (MURLIN u. KRAMER, 1956).
Vor diesem Hintergrund müssen die weiteren Versuche, wirksamen Pankreasextrakt zur Behandlung des Diabetes zu gewinnen, gesehen werden. Hier ist in erster Linie der Amerikaner ERNEST LYMAN SCOTT (1875–1934) zu erwähnen, der bereits 1911 eine Dissertation mit dem Titel „*The effect of pancreas extract on depancreatized dogs*" vorlegte; sie ist im übrigen vor wenigen Jahren von DICKINSON WOODRUFF RICHARDS (geb. 1895) publiziert und kommentiert worden. Ihm waren die Arbeiten von ZUELZER wohl bekannt, die er ebenso wie die von HEDON zitierte. Er hatte zuerst mit Hilfe der Ligatur des Ductus Wirsungianus versucht, eine Atrophie der exkretorischen Anteile zu erreichen, was ihm aber nicht vollständig gelang. So ging er dann dazu über, frisches Pankreas mit Sand und warmem Alkohol zu behandeln. Er benutzte 85%igen Alkohol, filtrierte und evaporierte bis zur Trocknung, schüttelte den Rest mit Äther aus und extrahierte den Rückstand in 95%igem Alkohol. Dann injizierte er dieses Präparat pankreaslosen Hunden intravenös. Auch er hatte zuerst noch keine Blutzuckerbestimmungsmethoden verwendet. Irgendein Effekt auf die Zuckerausscheidung ließ sich damit nicht nachweisen, aber als er anstelle des 95% Alkohols angesäuertes Wasser verwandte, konnte er bei drei von vier Hunden eindeutige Senkungen des Urinzuckergehaltes feststellen. Seine Dissertation führte zu folgenden Schlußfolgerungen:

„*1. There is an internal secretion from the pancreas controling the sugar metabolism …*
2. By proper methods this secretion may be extracted and still retain its activity.
3. This secretion is easily destroyed by oxidation or by the action of the digestive enzymes of the pancreas.
4. The secretion is insoluble or nearly so, in strong alcohol but is readily soluble in acidulated water.
5. The failure of previous workers to procure satisfactory results was due to their not preventing oxidation or the action of the digestive enzymes."

In einer kürzeren Zeitschriftenveröffentlichung betonte SCOTT 1912 noch einmal die Bedeutung der Gewinnung des Extraktes mit Hilfe von 85%igem Alkohol, weil sich tatsächlich – wie erst später die Arbeiten von BANTING, BEST und COLLIP ergaben – das aktive Prinzip in Wasser und 80–85% Alkohol löst, aber von 95% Alkohol präzipitiert wird (RICHARDS). In einer weiteren Versuchsserie, über die er 1913 berichtete, injizierte SCOTT Pankreasextrakt fünf normalen Katzen, die er kurz darauf tötete und deren Blutzuckergehalt er untersuchte.
Dabei konnte er keine eindeutigen Befunde erheben. Laufende Blutzuckeruntersuchungen konnte er noch nicht anstellen, da er damals noch große Mengen Blutes dafür benötigte. So wurde er schließlich unsicher, ob in der Tat sein Extrakt eine echte hormonelle Wirkung entfaltet hatte, und brach seine Untersuchungen ab (MELLINGHOFF, 1971, S. 15). Immerhin diskutierte er in seiner letzten Arbeit aus dem Jahre 1913 die Möglichkeit:

„That the pancreatic hormone always tends to increase the storage of glycogen in the liver at the expense of sugar in the blood.“

Es ist also interessant festzustellen, daß die klaren und eindeutigen Feststellungen in SCOTTS Dissertation aus dem Jahre 1911 in seinen beiden späteren Arbeiten abgeschwächt erscheinen und damit keine weiteren Impulse für die Forschung mehr lieferten.
In den Jahren 1913–1916 haben dann JOHN RAYMOND MURLIN (1874–1960) und BENJAMIN KRAMER (geb. 1887) ebenfalls Versuche unternommen, das antidiabetische Hormon zu isolieren. Die beiden Autoren haben darüber 1956 noch einmal ausführlich berichtet. Sie waren zu ihren Arbeiten durch die Beobachtung von MURLIN angeregt worden, der mit einem seit mehreren Monaten stehengelassenen Glyzerinextrakt von Pankreasmaterial, den er einem Diabetiker subkutan injizierte, eine Verminderung der Glykosurie beobachtet hatte. SCOTT hatte zur Beurteilung des Erfolges auch die Verminderung des Dextrose-Stickstoff-Quotienten (D/N Ratio) herangezogen. MURLIN und KRAMER dagegen fußten auf den Beobachtungen von S.P. KNOWLTON und STARLING, daß ein Pankreasextrakt in angesäuerter Ringerlösung das Herz eines pankreatektomierten Hundes wieder dazu veranlaßte, Zucker abzubauen. Als Kriterium der Wirkung sahen diese Autoren die Änderung des respiratorischen Quotienten an. Diesen konnten sie zwar nicht mit ihren Extrakten aus Rinderpankreas beeinflussen, doch beobachteten sie eindeutig eine Abnahme der Glykosurie, ja sogar das völlige Verschwinden des Urinzuckers für mehrere Stunden. Während ihre Untersuchungen noch liefen, wurden 1915 die günstigen Ergebnisse von ISRAEL SIMON KLEINER (geb. 1885) und SAMUEL JAMES MELTZER (1851–1920) bekannt, die mit physiologischer Kochsalzlösung stark verdünnte Pankreassuspensionen her-

stellten und nach langsamer intravenöser Injektion bei pankreatektomierten Hunden zum Teil sehr deutliche Blutzuckersenkungen konstatierten. Diese konnten nicht Folge der durch die großen Injektionsmengen erzielten Blutverdünnung sein (KLEINER MACLEOD, S. 64; MELLINGHOFF, 1971 S. 15). Weder MURLIN und KRAMER, noch KLEINER und MELTZER beobachteten im übrigen bei ihren Versuchen die schweren Nebenwirkungen, die ZUELZER zum Abbruch seiner Untersuchungen, nach den negativen Erfahrungen von FORSCHBACH, veranlaßt hatte. In der Nachkriegszeit hat im übrigen ROBERT AMMON (geb. 1902) darauf hingewiesen, daß sein Lehrer ERNST JOSEF LESSER (1879–1928) kurz vor dem Ausbruch des Ersten Weltkrieges ebenfalls mit Pankreasextrakten eine Blutzuckersenkung bei diabetischen Fröschen erzielte und die von ihm beobachteten Nebenwirkungen als eine hypoglykämische Reaktion gedeutet hätte. In Freundeskreisen wurde die Substanz, die den Blutzucker herabzusetzen vermochte, *„Glucopausin“* genannt. LESSER selbst hat leider über seine Forschungen nichts veröffentlicht, doch findet sich in dem Nekrolog auf LESSER aus dem Jahre 1928 von seinem polnischen Schüler JACOB KARL PARNAS (geb. 1884) ein Hinweis, daß er selbst diese Experimente LESSERS habe miterleben können. Auch der Schweizer Pharmakologe HANS STAUB (1890–1967) hatte 1965 angegeben, daß er sich 1918 im Heidelberger Pharmakologischen Institut mit der Gewinnung von Pankreasextrakten und ihrem Einfluß auf den Blutzucker beschäftigt habe. Das Kriegsende hätte die Weiterführung dieser Versuche verhindert.

Schließlich müssen vor der Behandlung der Entdeckung des Insulins durch BANTING und BEST noch die Arbeiten des rumänischen Wissenschaftlers PAULESCO besprochen werden, für den im Zusammenhang mit den 50-Jahr-Feiern anläßlich der Entdeckung des Insulins 1971/72 sein Landsmann PAVEL die Priorität der Insulinentdeckung forderte. In mehreren Arbeiten und zahlreichen Zuschriften an bekannte Diabetologen in aller Welt und an das Nobel-Komitee in Stockholm hat PAVEL darauf hingewiesen, daß PAULESCO fünf Monate vor seinen kanadischen Kollegen eine Veröffentlichung in der bekannten Zeitschrift „Archives internationales de physiologie“ am 31. August 1921 publiziert hatte, der vier Kurzmitteilungen an die „Société de Biologie“ in Paris zwischen April und Juni 1921 vorausgegangen waren. Die größere Arbeit in den „Archives internationales de Physiologie“ war am 22. Juni 1921 von der Redaktion angenommen worden. Der erste Vortrag von BANTING und BEST vor dem „Physiological Journal Club“ in Toronto hatte am 14. November 1921 stattgefunden, der zweite Vortrag am 29. Dezember 1921 in New Haven vor der „American Physiological Society“ (CHEYMOL, PAVEL).

1916 hatte PAULESCO, der sich eine Zeitlang von 1888–1900 zu Studien-

und Forschungszwecken in Paris aufgehalten hatte, seine Forschungen über das Pankreas aufgenommen, die durch den Ersten Weltkrieg und die deutsche Besetzung von Rumänien unterbrochen worden sind. Gleich nach Beendigung des Krieges hatte er diese Arbeiten fortgesetzt, die offensichtlich im Frühjahr 1921 zur Entdeckung des von ihm *„Pancréine“* genannten Wirkstoffes geführt haben.

PAULESCO hat in vier Mitteilungen im April, Mai und Juni 1921 in der Tat über seine sehr interessanten Versuche berichtet, die er noch einmal in der Abhandlung in den „Archives internationales de Physiologie“ zusammenfaßte. Unter besonderen sterilen Kautelen gewann er Pankreasmaterial und versetzte es mit destilliertem Wasser. Dann wurde die Aufschwemmung 24 Stunden in Eis gelegt, schließlich gefiltert und mit Kochsalz behandelt. Bei der intravenösen Injektion zeigten sich bereits in den ersten Versuchen dramatische Blutzuckersenkungen von 140 mmg% bis auf 26 mmg%, und ein pankreatektomierter Hund starb in der Hypoglykämie.

PAULESCO konnte weiterhin finden, daß diese Wirkung etwa 12 Std anhielt, daß sich eine auffällige Verminderung der Azetonämie und Azetonurie einstellte, daß die stärkste Wirkung nach etwa 2 Std zu erwarten war und daß auch bei einem normalen, nicht diabetischen Hund eine auffällige Senkung des Blutzuckerspiegels zu beobachten war. Er wies darauf hin, daß dieser Effekt keineswegs durch die mit der Injektionslösung in Zusammenhang stehende Blutverdünnung erklärt werden könne. Bei subkutanen Injektionen jedoch kam es zu erheblichen Reizungserscheinungen, und dies war wohl der Grund, der PAULESCO dazu bewog, das Präparat noch nicht beim Menschen anzuwenden.

Die klaren und unmißverständlichen Ergebnisse von PAULESCO, der seine Arbeiten am 12. November 1920 begonnen hatte, führten PAVEL dazu, die Priorität der Entdeckung des Insulins für PAULESCO in Anspruch zu nehmen. Diese Forderung hat in der Literatur eine erhebliche Kontroverse ausgelöst. Während der Anspruch von PAVEL bereits 1969 von JAN MURRAY vertreten und nach Bekanntwerden der Aktivitäten von PAVEL in einer weiteren Arbeit im Jahre 1971 noch einmal unterstrichen wurde und weitere Autoren dies unterstützten (DEROT, MARTIN, HAZARD), hoben andere hervor, daß PAULESCO schon früher in den meisten Darstellungen der Entdeckung und Gewinnung von Insulin zitiert worden sei, daß er aber, da er vor allem den Schritt vom Tierversuch zur Anwendung am Menschen nicht mehr ging, keineswegs die Priorität für die Einführung des Insulins in den Therapieschatz beanspruchen könnte, das erstmals am 11. Januar 1922 dem diabeteskranken Kind LEONHARD THOMPSON mit Erfolg injiziert wurde (STÖCKER 1971b; MACLEOD 1927, S. 69ff.; YOUNG 1971; LEIBOWITZ 1972; GOLDNER; STEIN 1971; WOLFF 1971; ALLAN; WRENSHALL u.a. S. 45).

Es besteht kein Zweifel, daß PAULESCO seine Arbeiten, die zur Gewinnung des *„Pancréine“* führten, bereits 1916 aufgenommen und die entscheidenden Versuche im November 1920 begonnen hatte. Die fünf wesentlichen Arbeiten PAULESCOS sind vor den ersten gedruckten Mitteilungen von BANTING und BEST erschienen. PAVEL hat seine ersten Kurzmitteilungen, in denen allerdings noch nichts über die Gewinnung des Pancréine berichtet wurde, auf den Sitzungen der „Réunion Roumaine de Biologie“ in Bukarest vom 25. April, 10. Mai, 9. und 23. Juni vorgetragen, die dann in der französischen Zeitschrift „Comptes Rendus des Séances de la Société de Biologie“ in Paris veröffentlicht wurden. BANTING und BEST hatten ihre Arbeiten am 16. Mai 1921 aufgenommen und in ihrer ersten Publikation, die im Februar 1922 im „Journal of Laboratory and Clinical Medicine“ erschien und die offensichtlich den am 14. November 1921 in Toronto gehaltenen Vortrag wiedergab, ebenso auf PAULESCOS erste Arbeiten hingewiesen wie in der zweiten Abhandlung vom März 1922 im „Canadian Medical Association Journal“.

Während BANTING und BEST bei den ersten Versuchen ein Zwei-Etappen-Verfahren wählten, wobei sie zuerst die Ausführungsgänge der Pankreata unterbanden und nach einer gewissen Latenzzeit das atrophische Organ nach 7 bis 10 Wochen verarbeiteten, hat PAULESCO seinen Extrakt aus dem frischen Organ gewonnen. Bald aber sind BANTING und BEST dazu übergegangen, fetale Kalbsdrüsen zu verwenden, die nach den Beobachtungen von JUSSUF IBRAHIM (1877–1953) aus dem Jahre 1909 noch keine proteolytischen Enzyme enthielten. Die Gewinnungsmethoden waren ziemlich ähnlich, und offensichtlich waren auch beide Präparationen etwa gleichwertig, so daß ein speziell zur Prüfung dieser Frage 1970 eingesetztes und unter der Leitung von FRANK GEORGE YOUNG (geb. 1908) aus Cambridge arbeitendes Komitee der „International Diabetes Federation“, das alle von 1893 bis 1921 publizierten Arbeiten von 20 Autoren ausführlich begutachtete, zu der Entschließung kam:

„*There can be little doubt that* PAULESCO, *as well as* BANTING *and* BEST, *obtained a pancreatic extract which contained insulin, and that the pancréine and the insulin present in the crude extracts in which the hormone was first obtained, are the same substance*“ (YOUNG, 1971).

Während sich aber PAULESCO mit der Feststellung begnügen mußte, daß subkutane Injektionen beim Tier erhebliche lokale Reizerscheinungen auslösten, und seine Versuche, die Reinigung der Extrakte weiterzuführen, aus nicht geklärten Gründen offensichtlich scheiterten, haben BANTING und BEST vor allem durch Hinzuziehung des Chemikers COLLIP gerade diese Hürde überwunden und sind zu relativ gut verträglichen,

subkutan oder intramuskulär injizierbaren Präparaten gekommen, die überhaupt erst die breite Anwendung beim Menschen ermöglichten. Dies war durch subtile chemische Reinigungsprozeduren erfolgt.
Es ist in der Tat bedauerlich, daß – wie PAVEL mit Recht betonte – in der ersten Arbeit von BANTING und BEST bei der Diskussion der Abhandlungen von PAULESCO in den „Comptes Rendus des Séances de la Société de Biologie“ in Paris insofern ein Übersetzungsfehler sich eingeschlichen hat, als die beiden Kanadier glaubten, daß:

„*He* (PAULESCO) *states that injections into peripheral veins produce no effect and his experiments show that second injections do not produce such marked effect as the first.*“

Tatsächlich hatte auch eine Zweitinjektion, die allerdings als Infusion intravenös erfolgt war, bei PAULESCOS Experiment Nr. IV eine gleich starke Blutzuckersenkung wie am Vortage erreichen lassen. Doch wird meist unterlassen, den ersten Teil dieser Passage aus der Arbeit von BANTING und BEST zu zitieren, der lautet:

„*Paulesco has recently demonstrated the reducing effect of whole gland extract upon the amounts of sugar, urea and acetone bodies in the blood and urine of diabetic animals.*“

In ihrer zweiten Arbeit vom März 1922 ist die mißverständliche Übersetzung nicht mehr enthalten, und dort heißt es nur – und zwar wissenschaftlich durchaus exakt –:

„*More recently, Murlin, Kleiner and Paulesco have tried the effect of aqueous extracts of the pancreas intravenously, on depancreatized animals and have found transitory reduction in percentage of blood sugar and in the sugar excreted in the urine.*“

Die größere Arbeit von PAULESCO vom 31. August 1922 konnte nicht vor Beginn der Arbeiten von BANTING und BEST in Toronto eintreffen. Sie ist offensichtlich von den Autoren auch später nicht zur Kenntnis genommen worden. Man muß konstatieren, daß BANTING und BEST ihre Versuche, die zur Gewinnung von Insulin völlig unabhängig von PAULESCO begonnen wurden, nicht abbrachen, als sich erste Schwierigkeiten einstellten, sondern nach Mitteln und Wegen suchten, um diese erfolgreich zu überwinden.
Zweifelsohne sind die Arbeiten von PAULESCO unter Berücksichtigung aller bisher diskutierter Vorläufer die exaktesten, wenngleich zum Beispiel die Blutzuckerbestimmungen noch – wie PAULESCO selber mitteilte

25 ml Blut für jede einzelne Analyse benötigten. Doch war das Nobelkomitee zweifelsohne berechtigt, im Jahre 1923 für die in Toronto erfolgte Entdeckung und Darstellung sowie die erste Erprobung am Menschen den Nobelpreis an die Torontoer Forschungsgruppe zu verleihen. Dabei ereignete sich allerdings eine personale Fehlentscheidung insofern, als nur BANTING und MACLEOD den Preis erhielten, während der Student BEST und der Chemiker COLLIP leer ausgingen. BANTING hat bekanntlich sofort seinen Preis mit BEST geteilt, was MACLEOD veranlaßte, die Hälfte seines Preises COLLIP zur Verfügung zu stellen.

Wenn eine Leistung vor der Entdeckung des Insulins durch BANTING und BEST einen Nobelpreis verdient hätte, dann wäre es unseres Erachtens die Arbeit von MINKOWSKI gewesen, der mit Hilfe subtiler Tierexperimente überhaupt erst die Lehre vom *„Pankreasdiabetes"* begründete. In diesem Zusammenhang ist vielleicht auch noch die Tatsache bemerkenswert, daß die französische „Académie de Médecine", nach Bekanntwerden des Nobelpreises den besonders angesehenen „Prix Albert Premier", eine der höchsten wissenschaftlichen Auszeichnungen in Frankreich, im Jahre 1925 an LAGUESSE und HEDON mit der ausdrücklichen Motivation verlieh: *„pour la découverte de la sécrétion interne de pancréas"*.

Wenden wir uns aber nunmehr den geradezu dramatischen Wochen und Monaten zu, die in Toronto zur *Isolierung des wirksamen Prinzips* und seiner Anwendung am Menschen führten. Der damals gerade 29 Jahre alte BANTING hatte im Juli 1920, nachdem er vier Jahre als Militärarzt gewirkt hatte, in London, Ontario (Kanada), eine Praxis als Orthopäde eröffnet, doch hatte er offensichtlich in den ersten Monaten nicht viel zu tun. Am Abend des 30. Oktober 1920 bereitete er sich, da er nebenher noch Lehrbeauftragter für Physiologie an der Universität war, auf eine seiner nächsten Vorlesungen vor, und ihm fiel das neueste Heft des *„Journal of Surgery, Gynecology and Obstetrics"* in die Hände, in der ihn in der November-Nummer 5 ein Artikel von MOSES BARRON (geb. 1883) besonders interessierte. Darin war, ausgehend von den älteren Schilderungen der Atrophie des Pankreas durch Verstopfung des Ductus Wirsungianus infolge von Gallensteinen, die Möglichkeit, durch Ligatur des Ganges eine solche Atrophie zu erzeugen, ausführlich diskutiert worden. BARRON wies darauf hin, daß bereits 1884 ARNOZAN und VAILLARD dies erstmals gezeigt hatten, und erwähnte dann die Arbeiten von SSOBOLEW 1902, aber auch die Versuche von ALEXANDRE MANKOWSKI (geb. 1868) und ERNST SAUERBECK aus den Jahren 1901–1904, die nach dem Beispiel von BERNARD diesen Ausführungsgang durch die Injektion von Olivenöl blockiert hatten. Weiter erwähnte er N. KAMINURA aus dem Jahre 1917, der sich auf die Arbeiten von SCHULZE 1900 stützte und neben einer Atrophie des exokrinen Anteils vollkommen intakte

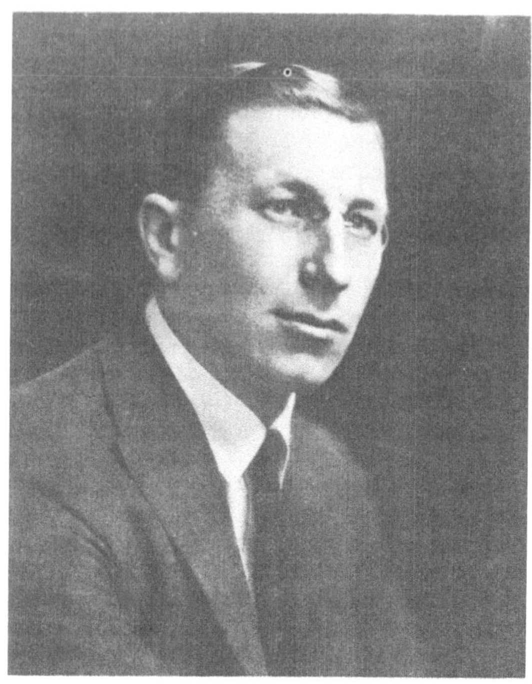

Abb. 23. FREDERICK GRANT BANTING (1891–1941) zur Zeit seiner Arbeiten, die zur Isolierung des Insulin führten, um 1921. Zeitgenössische Fotografie

Langerhanssche Inseln nachweisen konnte, die nach der Injektion von Adrenalin in physiologischer Weise reagierten. BARRON diskutierte ferner die immer häufiger werdenden Befunde von sklerotischer oder hyaliner Degeneration des Inselapparates, wie sie in 87% von 90 Fällen RUSSEL LA FAYETTE CECIL (geb. 1881) 1909 in New York nachweisen konnte, und in seiner Zusammenfassung betonte er noch einmal:

„The present study bears out the conclusions that the islets secrete a hormone directly into the lymph or blood streams (internal secretion), which has a controling power over carbohydrate metabolism.“

BANTING hatte sich mit dieser Problematik bisher noch nicht befaßt, doch war er von der Möglichkeit, aus dem Pankreas den hypothetischen innersekretorischen Wirkstoff zu isolieren, so fasziniert, daß er sich sofort an den bedeutenden Kenner des Kohlenhydratstoffwechsels, den Direk-

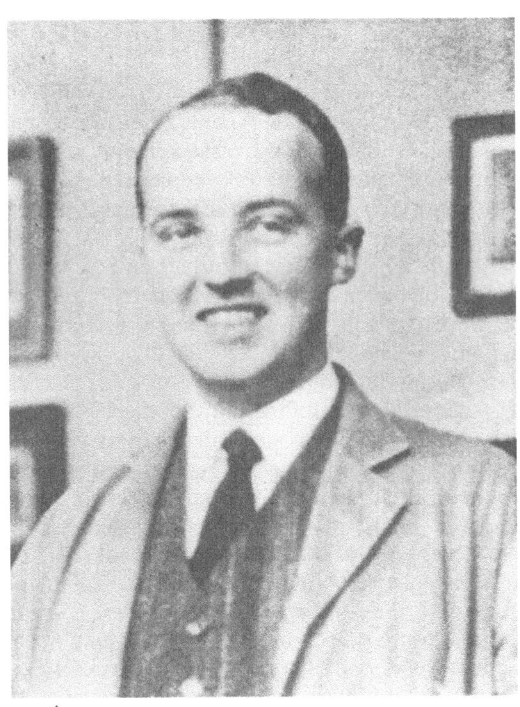

Abb. 24. CHARLES HERBERT BEST (geb. 1899) als Medizinstudent in Toronto 1921. Zeitgenössische Fotografie. Aus: Diabetes **10** (1961), S. 482. Freundliche Vermittlung von Dr. WOLFF, Mannheim

tor des Physiologischen Instituts in Toronto, MACLEOD, wandte und ihn darum bat, ihm für derartige Untersuchungen ein Laboratorium und Versuchstiere zur Verfügung zu stellen. Offensichtlich hat BANTING, da er ja die gesamte Literatur über den Pankreasdiabetes kaum kannte, keinen besonders nachhaltigen Eindruck auf MACLEOD gemacht, dennoch stellte ihm dieser in der Ferienzeit das gewünschte Laboratorium, eine sehr primitive Dachkammer, und zehn Versuchshunde zur Verfügung und attachierte für die auf acht Wochen befristeten Experimente zwei am Institut tätige Studenten, BEST und E. CLARK NOBLE.

Beide hatten bereits ihr vorklinisches Studium mit den entsprechenden Examina hinter sich gebracht. Sie sollten sich als Assistenten monatlich abwechseln, und wie HANS SELYE (geb. 1907) mitteilte, entschied eine Münze darüber, wer zuerst beginnen sollte. Das Los fiel auf BEST, der seine Arbeit auch nach einem Monat fortsetzte, weil NOBLE zu dieser Zeit verhindert war. So kam es zu der einmalig harmonischen Zusammenarbeit zwischen dem 29jährigen Orthopäden und dem damals gerade 21jährigen Medizinstudenten.

Banting ging zuerst von der Idee aus, durch Unterbinden der Pankreasgänge eine Atrophie des exokrinen Anteils zu erreichen und nach 7–10 Wochen aus den verbleibenden Langerhansschen Inseln einen das hypothetische Hormon enthaltenden Extrakt zu gewinnen, der wiederum an den pankreatektomierten Hunden getestet werden sollte. So begannen die beiden jungen Forscher ihre Arbeit am 16. Mai 1921 zu einer Zeit, als MacLeod gerade zu einem Sommerurlaub in Schottland weilte, und sie wurden in den folgenden Wochen und Monaten während ihrer rastlosen, Tag und Nacht andauernden Arbeit kaum gestört. Nach manchen Mißerfolgen konnten sie endlich am 27. Juli 1921 das degenerierte Pankreas eines Hundes entfernen, nachdem erste Versuche, die am 6. Juli begonnen wurden, zeigten, daß ihre chirurgische Unterbindungstechnik nicht optimal und das Pankreas nicht degeneriert war.

In sehr einfacher Weise zerkleinerten sie das exstirpierte Material in einem gekühlten Mörser und froren es in Salzwasser ein. Die Masse wurde zermahlen und 100 ml physiologische Kochsalzlösung hinzugefügt. 5 ml dieses Extraktes wurden einem Hund, dem das Pankreas vorher entfernt worden war, intravenös verabfolgt, und es zeigte sich erstmals, daß der Blutzucker innerhalb von 2 Std erheblich sank. Diese Blutzuckeruntersuchungen, die Best mit einer von Myers und Bailey modifizierten Methode nach Lewis und Benedict aus dem Jahre 1915, die sie 1916 angegeben hatten, durchführte, sollten wesentlich zum Erfolg dieser Arbeiten beitragen. Im Gegensatz zu Paulesco, der noch 25 ml Blut für jede Bestimmung benötigt hatte, kam nunmehr Best mit sehr viel geringeren Mengen von 0,2 ml aus und konnte deshalb auch beim Hunde seine Untersuchungen häufig, zum Teil sogar im Halbstundenrhythmus wiederholen.

Bei einem zweiten Hund gelang es, mit Hilfe eines derartigen Extraktes aus den Pankreata von fünf anderen Hunden dieses Tier acht Tage lang am Leben und bei guter Gesundheit zu erhalten, doch dann hatten die beiden Wissenschaftler kein weiteres Material mehr. Da kam Banting auf die Idee, das Pankreas von dem – wie er meinte – offensichtlich das Hormon beeinträchtigenden Trypsinogen dadurch zu befreien, daß er die Drüse mit Sekretin stimulierte und gleichzeitig die Vagusnerven reizte. Ein auf diese Weise gewonnener Extrakt rettete den bereits moribunden Versuchshund, und dieser Versuch zeigte, daß es tatsächlich gelang, auf diese Weise den Wirkstoff, den die Torontoer Forscher zuerst „*Isletin*" nannten, ohne Beeinträchtigung durch die Verdauungsfermente zu gewinnen. Doch war dieser Weg sehr langwierig und mühsam.

Da erinnerte sich Banting an eine Angabe des deutschen Pädiaters Ibrahim, daß bei jungen Embryonen der exogene Pankreasanteil in den

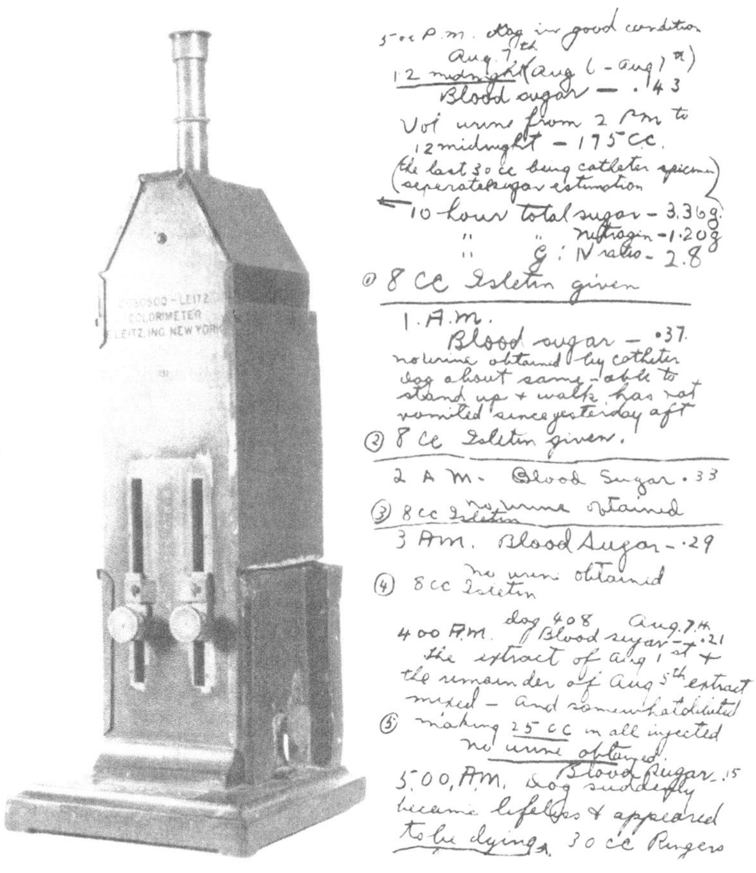

5.00 P.M. dog in good condition
Aug 7th
12 midnight (Aug 6 - Aug 7th)
Blood sugar — .43
Vol urine from 2 pm to 12 midnight — 175 cc.
(the last 30 cc being catheter specimen)
(seperate sugar estimation
← 10 hour total sugar — 3.36 g.
" " nitrogen — 1.20 g
" " G : N ratio — 2.8
① 8 cc Isletin given
1. A.M.
Blood sugar — .37.
no urine obtained by catheter
dog about same — able to stand up + walk has not vomited since yesterday aft
② 8 cc Isletin given.
2 A M. Blood Sugar .33
③ 8 cc Isletin no urine obtained
3 Am. Blood Sugar — .29
④ 8 cc Isletin no urine obtained
4 00 A.M. dog 408 Aug. 7th Blood sugar — .21
the extract of Aug 1st + the remainder of Aug 5th extract mixed — and somewhat diluted
⑤ making 25 cc in all injected
no urine obtained.
5.00 A.M. Blood Sugar .15 dog suddenly became lifeless + appeared to be dying. 30 cc Ringers

Abb. 25. Das für die Blutzuckerbestimmungen von Best in Toronto 1921 verwandte Leitz-Kolorimeter. Aus: Best (1963, S. 5)
Abb. 26. Auszug aus Bantings und Bests Originallaborbuch mit den Beobachtungen über eine eindeutige Blutzuckersenkung nach Gaben von „Isletin" bei Hund 408 vom 7. August 1921. Aus: Best (1972, S. 388)

Azini noch nicht voll entwickelt war, und verschaffte sich Bauchspeicheldrüsen von etwa vier Monate alten Kalbsfeten aus dem Schlachthaus. Bei ihren weiterhin erfolgreichen Versuchen stellte sich heraus, daß die aktive Substanz aus dem fetalen Pankreas noch besser mit Azeton und angesäuertem Alkohol anstelle von Salzlösung extrahiert werden konnte. Dies war offensichtlich in erster Linie Bests Vorschlag.

In einer weiteren Etappe ging man dazu über, nunmehr das *„Isletin“* aus Ochsenpankreas zu gewinnen. Auf diese Weise ist wohl der berühmte legendäre Versuchshund MARJORIE (STÖCKER 1971a; WRENSHALL u. a. S.61), der immer wieder in der Literatur erwähnt wird, über 70 Tage nach Pankreatektomie am Leben erhalten worden, ein deutlicher Beweis für die Wirksamkeit des Extraktes. Die kanadischen Forscher benutzten später im übrigen Toluol, um die fetthaltigen Substanzen zu extrahieren, und konnten die entscheidende Tatsache konstatieren, daß ihr Wirkstoff zwar in 80–85%igem Alkohol löslich, in 95%igem jedoch unlöslich war und dadurch ausgefällt werden konnte. Ein Zusatz von 0,2% Salzsäure beschleunigte diesen Prozeß. Der Alkohol wurde dann wieder durch Vakuumdestillation bei niedrigen Temperaturen entfernt, und man gewann zuerst einen harzähnlichen Rückstand, später eine Flüssigkeit, die ein Fünftel der Ausgangsmenge betrug und als wäßriger Extrakt mit Hilfe von Berkefeld-Filtern „sterilisiert“ werden konnte.
Die entscheidenden Untersuchungen – im ganzen wurden 75 Experimente an den zehn zur Verfügung stehenden Hunden durchgeführt – fanden zwischen dem 7. und 14. August statt und wurden dann von den beiden Forschern am 14. November 1921 vor dem „Physiological Journal Club“ der Universität von Toronto unter dem nichtssagenden Titel *„Pancreatic Diabetes“* vorgetragen. Wie schon erwähnt, war dieser Vortrag die Grundlage für die erste Publikation im Februar 1922.

UNIVERSITY OF TORONTO

PHYSIOLOGICAL JOURNAL CLUB

Nov. 14th - 4 o'clock - Room 17

Speakers - Dr. Banting
Mr. Best

Subject - Pancreatic Diabetes

Abb. 27. Die maschinengeschriebene Ankündigung des ersten Vortrages von BANTING und BEST vor dem studentischen „Physiological Journal Club“ am 14. November 1921 in Toronto. Aus: BEST, C.H. (1962, S. 1046)

Nach Rückkehr von seinem Europaurlaub erkannte MACLEOD sofort die folgenschwere Bedeutung dieser Forschungsarbeiten, die sich länger hingezogen hatten als vorgesehen und die dazu führten, daß BANTING seine Braut, die sich erheblich vernachlässigt fühlte, verärgerte, während BESTS Freundin anstelle eines gemeinsam geplanten Sommerurlaubs nach

Toronto eilte und sich an der Niederschrift der ersten Mitteilung, die heute noch erhalten ist, beteiligte. Sie wurde kurze Zeit später seine Frau.

Der Zufall wollte es, daß am Ende des Jahres 1921 der junge, ebenfalls gerade 29 Jahre alte Chemiker COLLIP nach Toronto kam, um dort im Physiologischen Institut von MACLEOD eigene Forschungsarbeiten durchzuführen. Auf Bitten von BANTING schloß er sich, von MACLEOD dazu ermuntert, dem „Isletin"-Team an und hat in den wenigen Monaten – er hatte im Frühsommer 1922 Toronto wieder verlassen, um nach Edmonton zurückzukehren, wohin er zum Direktor des Department of Biochemistry berufen worden war (BARR u. ROSSITER; NOBLE). – Wesentliches zur Gewinnung von Insulin in größeren Mengen und zur Standardisierung des neuen Präparates beigetragen. In den wenigen Wochen zwischen Dezember 1921 und Januar 1922 gelang es ihm, den aus Ochsenpankreas gewonnenen Extrakt von den meisten Beimengungen zu befreien, indem er mehrfache fraktionierte Fällungen mit steigenden Konzentrationen von Alkohol vornahm und von Lipiden und Salzen reinigte.

So konnte schließlich am 11. Januar 1922 der erste Versuch an einem diabetischen 14jährigen Knaben, LEONARD THOMPSON, durchgeführt werden, nachdem BANTING und BEST in einem Selbstversuch die Verträglichkeit der neuen Charge getestet hatten. Bei dem Jungen war vor zwei Jahren erstmals ein Diabetes diagnostiziert worden, und man hatte bei der hohen Mortalität des jugendlichen Diabetes wenig Hoffnung, daß man ihn hätte retten können. Er wurde der damals üblichen Hungerkur nach FREDERICK MADISON ALLEN unterzogen. Er war fast bis zum Skelett abgemagert, als er in desolatem Zustande am 2. Dezember 1921 in das General Hospital von Toronto eingeliefert wurde, wo ihn die beiden Ärzte CAMPBELL und FLETCHER behandelten, die an ihm auf Anraten von BANTING die erste Insulinbehandlung vornahmen und mit BANTING, BEST und COLLIP zusammen die zweite Veröffentlichung im März 1922 mitzeichneten. Diese führte sogleich zu einer wesentlichen Besserung des Krankheitsbildes. THOMPSON erhielt vom 22. Januar bis 5. Februar nahezu täglich eine Insulindosis, sein Zustand veränderte sich geradezu spektakulär. Allerdings lösten die subkutanen Injektionen auch einen sterilen Abszeß aus, was COLLIP zu weiteren Anstrengungen einer noch intensiveren Reinigung der Präparate veranlaßte. Inzwischen hatte MACLEOD BANTING und BEST vorgeschlagen, anstelle des englischen Terminus *„Isletin"* den schon 1909 von DE MAYER und 1916 von SHARPEY-SCHÄFER vorgeschlagenen Namen *„Insulin"* zu benutzen, der zwar ebensowenig wie der Begriff *„Isletin"* in den ersten beiden Veröffentlichungen auftauchte, sich dann aber sehr schnell international durchsetzte. Zu gleicher Zeit wurden im übrigen noch weitere sechs Patienten mit den Pankreasextrakten erfolgreich behandelt. Die Verfasser der zweiten Veröffentlichung im „Canadian Medical Association Journal" kamen im März 1922 zu folgenden klaren Schlußfolgerungen:

„*1. Blood sugar can be markedly reduced even to the normal values.*
2. Glycosuria can be abolished.
3. The acetone bodies can be made to disappear from the urine.
4. The respiratory quotient shows evidence of increased utilization of carbohydrates.
5. A definite improvement is observed in the general condition of these patients themselves report a subjective sense of well being and increased vigor for a period following the administration of these preparations."

Damit war also den Torontoer Forschern erstmalig und unmißverständlich der Beweis gelungen, daß sie tatsächlich denjenigen Wirkstoff aus dem Pankreas isoliert hatten, der das Auftreten der Zuckerkrankheit verhindern konnte, und es begann eine *neue Ära der Diabetestherapie.* Zwar hatten auch vor Banting und Best schon andere Forscher versucht, mit verschiedenen Alkoholkonzentrationen den hypothetischen Wirkstoff zu gewinnen, und ebenso hatte man – das war ja die eigentliche Ausgangsbasis für Banting gewesen – erkannt, daß die Inselzellen des Pankreas durch Abbinden der exkretorischen Ausführungsgänge isoliert werden konnten, doch haben die Torontoer Forscher ganz wesentliche neue Erkenntnisse gewonnen, die ihnen mit Recht die Priorität der Isolierung des Wirkstoffes und seiner Anwendung als wichtiges Arzneimittel beim Menschen zuerkennen ließen. Banting und Best haben in der zweiten Phase ihrer Arbeit durch Unterstützung von Collip festgestellt, daß Insulin in Alkoholkonzentrationen von 80–85% in Lösung geht, in 95%igem Alkohol jedoch nicht gelöst werden kann und ausfällt. Sie haben weiter das Prinzip der Gewinnung größerer Insulinmengen durch Berücksichtigung des isoelektrischen Punktes erkannt, weil sie nämlich ihre Ausbeute durch Säurezusatz erheblich verbessern konnten. Sie benutzten ferner zur Gewinnung von Insulin aufgrund gezielter Literaturstudien Pankreata von Kälberembryonen und versuchten erstmals, durch Injektion von Sekretin das Pankreas trypsinogenfrei zu machen. Schließlich gelang es ihnen auch, aus nativem Ochsenpankreas den Wirkstoff zu gewinnen, was die Großfabrikation von Insulin ganz entscheidend beeinflußte. Sie zeigten ferner, daß das Insulin, kühl aufbewahrt, mindestens eine Woche wirksam blieb und daß es gelang, die bisher von allen anderen Forschern beobachteten Nebenwirkungen bei der subkutanen Injektion durch rigorose Reinigung der Extrakte zu vermeiden. Ganz entscheidend war aber auch ihre Feststellung, daß bei zu hohen Dosen von Insulin sich ein hypoglykämischer Zustand einstellte, der ja von Zuelzer noch nicht erkannt worden war und der erst mit Hilfe der subtilen Blutzuckeruntersuchungen von Best auch beim Gesunden in wissenschaftlich exakter Weise festgestellt wurde (Fletcher u. Campbell).

Banting, Best und Collip haben ihr Verfahren der Insulingewinnung sogleich 1922 patentieren lassen, aber sie haben das Patent, das sie für einen symbolischen Dollar erwarben, sofort dem „Board of Governors" der Universität von Toronto überlassen, mit der einzigen Auflage, daß dieser ein Insulinkomitee bestimmen sollte und die Herstellung von Insulin durch Industrieunternehmen an die rigorose Prüfung der Wirksamkeit durch dieses Komitee binden müsse. Alle durch die Vergabe des Patents anfallenden Einnahmen sind bis zum heutigen Tag der Forschung zugute gekommen, insbesondere dem später nach Banting und Best benannten Forschungsinstitut, dem „Banting and Best Institute for Medical Research" in Toronto.

Schon 1922 konnten Banting, Best, Collip, MacLeod und der studentische Kollege von Best, Noble, nachweisen, daß Insulin auch bei normalen Ratten den Blutzucker senkt. Damit war die Möglichkeit geschaffen, bei nichtdiabetischen oder nicht diabetisch gemachten Versuchstieren eine *Wirkungskontrolle des Insulins* durchzuführen.

Dies war besonders wichtig, da man festgestellt hatte, daß bei Blutzuckerwerten unter 45 mg-% Krämpfe auftraten, die dem Krankheitsbild der Hypoglykämie entsprachen. So war es kein Wunder, daß man zuerst diejenige Dosis als *Insulineinheit* ansah, die bei normalen Kaninchen derartige Konvulsionen auslöste. Die Torontoer Forscher arbeiteten auch mit Mäusen und setzten die Mäuseeinheit als den sechshundertsten Teil einer Kanincheneinheit fest.

Es war schließlich vor allem Collips Verdienst, daß vom Torontoer Insulinkomitee in Zusammenarbeit mit der Gesundheitsorganisation des Völkerbundes bereits 1923 die Insulineinheit definiert wurde *„als ein Drittel der Menge, die den Blutzucker eines 2 Kilogramm schweren Kaninchens, das 24 Stunden gefastet hatte, vom normalen Wert von 118 mg-%" bis zum Krampfwert von 45 mg-% über eine Zeit von 5 Std senken kann* (Barr und Rossiter). Später ist dann die Insulineinheit zugunsten eines internationalen Standards nicht mehr an der Reaktion des Versuchstieres, sondern als Gewichtsmenge gemessen worden. So entschied im Oktober 1935 die „Kommission für biologische Standardisierung des Völkerbundes", daß 1 Insulineinheit die Aktivität von 1/22 eines Milligramms Insulin sein sollte, und die Nachfolgeorganisation, die „World Health Organization", hat 1958 als Maß für die Insulinwirksamkeit ein Verhältnis von 24 Insulineinheiten pro Milligramm kristallisiertes Insulin angegeben, was 1958 bei der vierten internationalen Standardisierung noch exakter gefaßt wurde. Nunmehr entspricht eine Insulineinheit der Aktivität, die in 0,04167 mg einer Standardpräparation enthalten ist (Lacey).

Man hat vor allem im Zusammenhang mit der Verleihung des Nobelpreises an MacLeod diesem den Vorwurf gemacht, die Forschung von Banting und Best eher behindert als wesentlich gefördert zu haben, und die Entscheidung des Nobelkomitees galt für viele als ein Fehlgriff. (z.B. Cheymol; Waldberg). Doch hat mit Recht in einer 1972 erschienenen Arbeit Janos Kenez darauf hingewiesen, daß trotz einiger Spannungen zwischen Banting und MacLeod dem letzteren erhebliche Verdienste um die relativ schnelle Entdeckung des Insulins und seine Herstellung im größeren Maßstab zukomme. MacLeod hat dem ihm völlig unbekannten jungen Banting nicht nur für einige Zeit ein Laboratorium und zehn Versuchshunde, sondern auch den kongenialen Assistenten Best zur Verfügung gestellt, und wenn er vor Beginn der Versuche relativ skeptisch war, so lag das zweifelsohne daran, daß er die Literatur und die vielfältigen, über 30jährigen Bemühungen zur Isolierung der Wirksubstanz sehr genau kannte, die ja bisher zu keinem endgültigen Erfolg geführt hatten. Sobald MacLeod nach Rückkehr aus seinem Europaurlaub die erfolgreichen Forschungsarbeiten von Banting und Best kennenlernte, hat er sogleich alle weiteren wissenschaftlichen Arbeiten im Institut abbrechen lassen und sein gesamtes Team für die Isolierung, Reinigung und Nachprüfung des Insulins eingesetzt. Er war es, der den Chemiker Collip, allerdings auf Bantings Wunsch hin, dazu bestimmte, in diesem Team mitzuarbeiten, und seinem Prestige war es mit zu verdanken, daß Insulin sehr schnell nicht nur in Kanada und den USA, sondern auch in Europa als die wirksamste Therapie des Diabetes bekannt wurde.

Wenn MacLeod als Verfasser der wichtigen Arbeit im „American Journal of Physiology“ 1922 mit erschien, deren Manuskript auf dem Vortrag vor der „American Physiological Society“ am 29. Dezember 1921 fußte, so nicht deshalb, weil er – wie dies verschiedentlich gemeint wurde (Cheymol) – sich als der bekannteste der drei Autoren gern in den Vordergrund schieben wollte, sondern weil Banting und Best nicht Mitglieder der Amerikanischen Physiologischen Gesellschaft waren und einen Paten brauchten, um überhaupt dort auftreten zu können. MacLeod war zu jener Zeit Präsident und hat zweifelsohne die frühzeitige Berichterstattung vor diesem wichtigen wissenschaftlichen Gremium veranlaßt. Sein Name erscheint im übrigen auch streng nach alphabetischer Reihenfolge in der betreffenden Publikation an dritter Stelle. Weiter war es zweifelsohne MacLeod, der auf die Wichtigkeit der Hypoglykämie als Nebenerscheinung der Insulintherapie hinwies, da er sich schon seit 1913 mit diesem Problem beschäftigt hatte. Der Begriff *„Hypoglykämie“* war bereits in den siebziger Jahren des 19. Jahrhunderts bekannt und wurde vor allem für das Absinken des Blutzuckerspiegels nach Ausschaltung der Leber aus dem Kreislauf benutzt (Kenez). Aller-

dings hatte man sie bisher nur bei pankreatektomierten oder asphyktischen Versuchstieren beobachten können.
Es besteht andererseits kein Zweifel, daß es BANTING und BEST und im Rahmen der chemischen Bearbeitung COLLIP waren, denen die Reindarstellung des Insulins gelang und die als erste neben endgültig schlüssigen Tierexperimenten auch die Anwendung am Menschen so weit erprobten, daß nunmehr Insulin als generelles Therapeutikum verwandt werden konnte.
Sogleich nach Entdeckung und Bekanntwerden des Insulins gab es natürlich eine Reihe von Autoren, die die Priorität von BANTING und BEST ebenso anzweifelten, wie das vor wenigen Jahren durch die Intervention von PAVEL geschehen war.
Hier sei besonders die Zuschrift eines Dr. FRANGCON ROBERTS an das „British Medical Journal" vom 16. Dezember 1922 erwähnt, in der der Verfasser BANTING und BEST angriff und auf die Vorläufer und insbesondere auf die Untersuchungen von E.L. SCOTT hinwies. In einer sehr unerfreulichen Polemik sprach er den beiden kanadischen Forschern jede Orginalität ab. Es ist sehr interessant, daß daraufhin sogleich der spätere Nobelpreisträger SIR HENRY HALLETT DALE (1875–1968) in sehr scharfer Form antwortete und die außerordentliche Bedeutung dieser Entdeckung herausstellte. Was DALE über die Arbeiten von SCOTT sagte, galt im übrigen durchaus auch für alle anderen Vorläufer:

„The important point is that SCOTT *did stop, and that Dr.* ROBERTS *would not be writing about his work now if* BANTING *and* BEST *and the other Toronto workers had not gone much further."*

Mit dem schnellen Bekanntwerden des Insulins stieg natürlich auch sofort die Nachfrage. BANTING entschloß sich bald, in eigener Praxis Diabetiker zu behandeln, und bestimmte BEST zum Leiter der Institution, die nunmehr Insulin in größerem Maßstabe herzustellen sich bemühte. Das konnte in dem kleinen Laboratorium im Physiologischen Institut der Universität Toronto nicht weiter geschehen, und so übernahmen die im Ersten Weltkrieg errichteten Connaught-Laboratorien die Produktion, bei der es zwischen Februar und Mai 1922 einen gefährlichen Engpaß gab. Aber auch das im Untergeschoß der Medizinischen Fakultät zur Verfügung gestellte Laboratorium war völlig unzulänglich (WRENSHALL u.a. S. 67).
Da war es ein Glücksfall, daß leitende Mitarbeiter der amerikanischen pharmazeutischen Firma Eli Lilly in Indianapolis bereit waren, das Insulin in Lizenz und unter Aufsicht des Insulinkomitees herzustellen. Als schließlich im August 1922 der bedeutende Diabetologe in Boston, JOSLIN, der seit Jahrzehnten einen erbitterten, bis dahin aber meist ver-

zweifelten Kampf um jeden seiner diabetischen Patienten geführt hatte, erste Insulinproben zur Nachprüfung erhielt, begann der Siegeslauf des Präparats. Noch im Oktober des gleichen Jahres konnten immerhin 3000 ml Insulinlösung hergestellt werden.
Im folgenden Jahr wurde auch in Europa die Insulinproduktion von eigenen Firmen übernommen. In Deutschland waren es zuerst die chemischen Fabriken Hoechst – die Firma hatte ja bereits 1910 mit ZUELZER Fühlung aufgenommen, ohne daß sich damals eine erfolgreiche Zusammenarbeit ergab – und Bayer. *Hoechst* brachte 1923 ein eigenes *Insulin* heraus; die Firma firmierte damals noch als Farbwerke vorm. Meister Lucius und Brüning. Das Insulin war nach sogenannten „tierischen Einheiten“ eingestellt. Eine 1-ml-Ampulle enthielt 10, dafür wurde ein weißes Etikett, bzw. 20 Insulineinheiten, dafür wurde ein grünes Schild verwandt. Das *Insulin „Bayer“* kam Ende 1923 in den Handel, und zwar nach Fabrikationsgenehmigung durch das soeben gegründete Deutsche Insulinkomitee, in Ampullen mit 1 ml = 20 Einheiten, die offensichtlich ständig vom Pharmakotherapeutischen Laboratorium der Universität Amsterdam überprüft wurden. Schon damals war es für die verantwortungsvolle pharmazeutische Industrie eine Selbstverständlichkeit, bei diesem neuen Präparat auf etwaige Nebenwirkungen, insbesondere die Gefahren der Hypoglykämie und des hypoglykämischen Komas, in dem Begleitzettel aufmerksam zu machen. Da diese Frage heute wieder großes Interesse besitzt, sei aus dem ersten Beipackzettel für *Insulin „Bayer“* zitiert:

„Von Wichtigkeit ist es, im Verlauf einer Insulin-Kur den Blutzucker regelmäßig zu kontrollieren und durch geeignete Dosierung dafür zu sorgen, daß der Blutzuckergehalt nicht unter 0,9‰ herabsinkt, da unterhalb dieses Prozentsatzes, etwa von 0,7‰ ab, sich schon unangenehme Erscheinungen, die auf eine zu starke Blutzuckerherabsetzung hinweisen, bemerkbar machen. Sinkt der Blutzucker bis 0,4‰, so treten ernste Störungen auf. Diese werden eingeleitet durch Hunger und Schwächegefühl, gehen über in Schläfrigkeit und Schwindel und führen schließlich, wenn keine Behandlung des Zustandes eintritt, zu Bewußtlosigkeit und Tod. Da aber zu Beginn der Vergiftungen auch objektiv meist starkes Schwitzen besteht, dient dieses für den Kranken wie für den Arzt als Warnungssignal, das zur schnellen Gegenbehandlung Veranlassung gibt; durch Einnahme von Fruchtsaft mit Traubenzucker können derartige Zwischenfälle, die bei genügender Beaufsichtigung sich stets vermeiden lassen, schnell beseitigt werden. In bedrohlichen Fällen spritzt man den Traubenzucker intravenös und zwar 5–20 g in einer 5–20%igen Lösung.“

Welche besondere Sorgfalt man gelten ließ, zeigt auch der Hinweis, daß etwaige lokale oder allgemeine Nebenwirkungen sofort den Farbenfabriken Bayer mitgeteilt werden sollten. Man konnte eben damals noch nicht voraussetzen, daß der praktische Arzt schon ausreichend über die Probleme der neuartigen Therapie in Deutschland informiert worden war. Auch die Firma C.A. Kahlbaum in Berlin, die 1927 mit der ebenfalls in der Reichshauptstadt ansässigen pharmazeutischen Fabrik Schering fusionierte, begann in dieser Zeit mit der Herstellung eines Insulinpräparates, ebenso wie Schering selbst, die damals noch als „Chemische Fabrik auf Actien (vorm. E. Schering)" firmierte. Auch die Firma Merck brachte mit Bewilligung des Deutschen Insulinkomitees Anfang 1924 ihr *„Pankreas-Insulin Merck"* in den Verkehr. Außerdem verarbeitete in Berlin die Firma Theodor Teichgräber ein holländisches Rohprodukt zu gebrauchsfähigem Insulin.

In der Schweiz waren es drei große Baseler pharmazeutische Firmen, die die Insulinproduktion aufnahmen: Geigy, Sandoz – das sein *„Insulin Sandoz"* mit einem Rundschreiben an die Ärzteschaft vom November 1923 einführte und wegen der damaligen nur kurzfristigen Haltbarkeit der Präparate einen direkten Abruf des Insulins bei der Firma in Basel empfahl – sowie Hoffmann-La Roche, das sein Ende 1923 ausgebotenes Präparat *„Iloglandol"* nannte. Diese Firma hatte ja ebenfalls schon früher mit ZUELZER zusammengearbeitet, ohne daß damals ein für die Praxis anwendbares Präparat im größeren Maßstab gewonnen werden konnte (Schreiben K.H. LEICKERT, Hoffmann-La Roche, vom 19.11.1974; Prof. Dr. FLÜCKINGER, Sandoz, vom 25.11.1974; Dr. SACHS, Ciba-Geigy, vom 9.1.1975; Dr. BRUNK, Bayer, vom 7.3.1975).

Um die nach der Patentschrift vorgeschriebenen Kontrollen der Insulinchargen ohne Zeitverluste durchzuführen, sind dann auf Veranlassung des Torontoer Insulinkomitees weitere regionale Institutionen ins Leben gerufen worden. In Deutschland begründete MINKOWSKI, einer Anregung von MACLEOD vom 6. April 1923 folgend, ein derartiges Komitee (CHOAY; DÖRZBACH und MÜLLER; LAUSCH, S. 115). Auch einer der Vorkämpfer für eine adäquate Diabetesdiät, KARL VON NOORDEN (1858–1944), dessen Haferkur in Europa weit verbreitet war, setzte sich sofort für die Einführung des Insulins in den Therapieplan ein. Er übernahm auch die klinische Erprobung in Deutschland (DÖRZBACH und MÜLLER; NOORDEN u. ISAAC). Doch bis zum Anlaufen der Produktion mußte man da und dort noch auf die Selbstherstellung nach den Vorschriften von BANTING, BEST und COLLIP zurückgreifen.

Dies hatte der Internist LEO POLLAK (geb. 1878) zusammen mit SUSY GLAUBACH am Pharmakologischen Institut der Universität Wien im Juni 1923 unternommen (KORP und ZWEYMÜLLER; LESKY; WAGNER). J. KLEEBERG (geb. 1894) hat über die von ihm als junger Arzt miterlebte

INSULIN „BAYER“

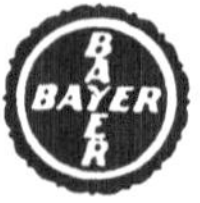

Durch Vereinbarung mit dem deutschen Insulin-Komitee ist den Farbenfabriken vorm. Friedr. Bayer & Co. die Genehmigung erteilt worden, ein von ihrem pharmakologischen Laboratorium standardisiertes Pankreas-Präparat unter dem Namen

Insulin „Bayer“

in den Handel zu bringen.

Die Wirkungsstärke des Präparates wird in der bekannten englisch-amerikanischen Einheit ausgedrückt; die Bestimmung erfolgt durch Blutzuckerwertung am Kaninchen.

In leichteren Fällen von Diabetes spritzt man pro Tag 10—30 Einheiten und zwar in 2—3 Portionen von 5—15 Einheiten. Die Injektion erfolgt am besten 1/2—1 Stunde vor der Mahlzeit.

(Bei einer voraufgegangenen längeren Hungerperiode sind Insulin-Einspritzungen zu unterlassen.

Von Wichtigkeit ist es, im Verlauf einer Insulin-Kur den Blutzucker regelmäßig zu kontrollieren und durch geeignete Dosierung dafür zu sorgen, daß der Blutzuckergehalt nicht unter 0,9 ‰ herabsinkt, da unterhalb dieses Prozentsatzes, etwa von 0,7 ‰ ab, sich schon unangenehme Erscheinungen, die auf eine zu starke Blutzuckerherabsetzung hinweisen, bemerkbar machen. Sinkt der Blutzucker bis 0,4 ‰, so treten ernste Störungen auf. Diese werden einge-

D. 1 (1223)

Abb. 28a. Beipackzettel für das erste Insulin „Bayer“ vom Herbst 1923

erste Verwendung von Insulin in jenen Monaten des Jahres 1923 im Rudolf-Virchow-Krankenhaus in Berlin berichtet, wo im Sommer 1923 Leopold Kuttner (1866–1931) bei einem hoffnungslos ercheinenden Fall das neue Mittel erfolgreich verwandte. Ferdinand Schmidt hat schließlich darauf hingewiesen, daß unabhängig von der Entwicklung des

leitet durch Hunger und Schwächegefühl, gehen über in Schläfrigkeit und Schwindel und führen schließlich, wenn keine Behandlung des Zustandes eintritt, zu Bewußtlosigkeit und Tod. Da aber zu Beginn der Vergiftungen auch objektiv meist starkes Schwitzen besteht, dient dieses für den Kranken wie für den Arzt als Warnungssignal, das zur schnellen Gegenbehandlung Veranlassung gibt; durch Einnahme von Fruchtsaft mit Traubenzucker können derartige Zwischenfälle, die bei genügender Beaufsichtigung sich stets werden vermeiden lassen, schnell beseitigt werden. In bedrohlichen Fällen spritzt man den Traubenzucker intravenös und zwar 5—20 g in einer 5—20%igen Lösung.

In der letzten Zeit hat man auf die Blutzuckerbestimmungen verzichtet und sie durch Urinzuckerbestimmungen in Abständen von 2-3 Stunden ersetzt. Sowie der Harn zuckerfrei wird, muß man vorsichtiger mit der Insulin-Dosierung sein. Im allgemeinen kann man es sich zur Regel machen, soviel Insulin zu geben, daß der Urin eben noch Spuren Zucker enthält. Wenn bei bestehender Glukosurie keine Blutzuckervermehrung im Blut besteht, so ist in solchen Fällen von sogen. Diabetes Insulin nicht zu empfehlen.

Das Insulin ist kühl aufzubewahren.

Sollten bei der subkutanen Einspritzung irgendwelche lokale oder allgemeine Nebenwirkungen in Erscheinung treten, so bitten wir, dieses sofort den Farbenfabriken vorm. Friedr. Bayer & Co., Elberfeld, mitzuteilen, möglichst unter Beifügung des Fläschchens, zum mindesten unter Angabe der Fabriknummer mit eingehender Beschreibung des klinischen Bildes.

Farbenfabriken vorm. Friedr. Bayer & Co., Leverkusen b. Köln.

Abb. 28b. Rückseite des Beipackzettels. Bayer-Archiv, Leverkusen

Insulins durch die Hoechster Farbwerke, das serienmäßig Ende 1923 zur Verfügung stand, ein Mecklenburger Landapotheker, WILHELM SAILER (1882–1942), im Mai 1924 sich daranmachte, aus – vom Hamburger Zentralschlachthof – überlassenen Bauchspeicheldrüsen von Rindern und Schweinen im eigenen Laboratorium ein Präparat herzustellen, das bald von der Firma Dr. Christian Brunnengräber in Rostock fabrikmäßig unter dem Namen *„Germano-Insulin“* hergestellt wurde.

Man hat im übrigen gelegentlich darauf hingewiesen, daß BANTING vielleicht zu seinen Insulinstudien durch zwei Erlebnisse von Diabetestodesfällen in seiner Familie motiviert worden sein könnte. Tatsache ist, daß ein Freund von BANTING, JOSEPH GILCHRIST (1893–1951), selbst Diabetiker, einer der ersten war, der das Insulin am 11. Februar 1922 an sich selbst testete und später wertvolle Forschungsarbeit auf diesem Gebiet leistete (DRURY; WALDBERG).

Für die lebensrettende Bedeutung des Insulins, die nach wie vor unumstritten ist, sei schließlich noch ein einziges Beispiel genannt. Der Mitentdecker der wirkungsvollen Therapie der perniziösen Anämie, GEORGE RICHARD MINOT (1885–1950), litt an einem schweren Diabetes und ist offensichtlich nur durch die rechtzeitige Einführung des Insulins am Leben erhalten worden. 1920 war bei ihm ein Diabetes entdeckt worden, 1923 wandte JOSLIN bei ihm die Insulintherapie an, 1926 entdeckte MINOT dann zusammen mit WILLIAM PARRY MURPHY (geb. 1892) die lebensrettende Rohleberdiät bei der perniziösen Anämie, und 1934 erhielten beide zusammen mit GEORGE WHIPPLE (geb. 1878) für diese Leistung den Nobelpreis. Er wurde immerhin mit Hilfe des Insulins 64 Jahre alt (LAUSCH, S. 114). 1923 wurden von MINKOWSKI in Breslau sogleich zwei Kranke mit dem aus Amerika bezogenen Insulin, und zwar mit 1–3 Einheiten pro die, behandelt. Einer der Patienten lebte bis 1964, also 40 Jahre lang, aber es entwickelten sich bei ihm auch alle heute bekannten Folgeerscheinungen wie Schrumpfniere und Hypertonie. Dieser Patient hat sich dann unter dem Eindruck der erfolgreichen Insulinbehandlung nicht nur als Versuchsperson für weitere Tests, sondern auch als Mitarbeiter der Breslauer Klinik zeitlebens zur Verfügung gestellt (KUHLMANN). Seit dieser Zeit sind eine große Zahl von bedeutenden Persönlichkeiten aus allen Gebieten des öffentlichen Lebens durch Insulin am Leben erhalten worden. Ihre Aufzählung würde den Rahmen dieser historischen Übersicht jedoch sprengen.

Die Suche nach einer Methode, die eine bessere Ausbeute an Insulin erbringen sollte, ging jedoch weiter. Einen ersten Schritt auf diesem Wege machte JOHN JACOB ABEL (1857–1938), dem im Jahre 1926 als Professor der Pharmakologie an der Johns-Hopkins-School of Medicine in Baltimore die *Kristallisation des Insulins* gelang. Er begann 1924 mit seinen Arbeiten, die ursprünglich einer weiteren Reinigung des Insulins galten und an der sich unabhängig von ABEL auch zahlreiche andere Forscher, das Team in Toronto, die Chemiker in den Lilly-Laboratorien in Indianapolis, der polnische Wissenschaftler CASIMIR FUNK (1884–1967) (FUNK u. CORBITT), der den Begriff „Vitamin“ schuf, ein britisches Team unter

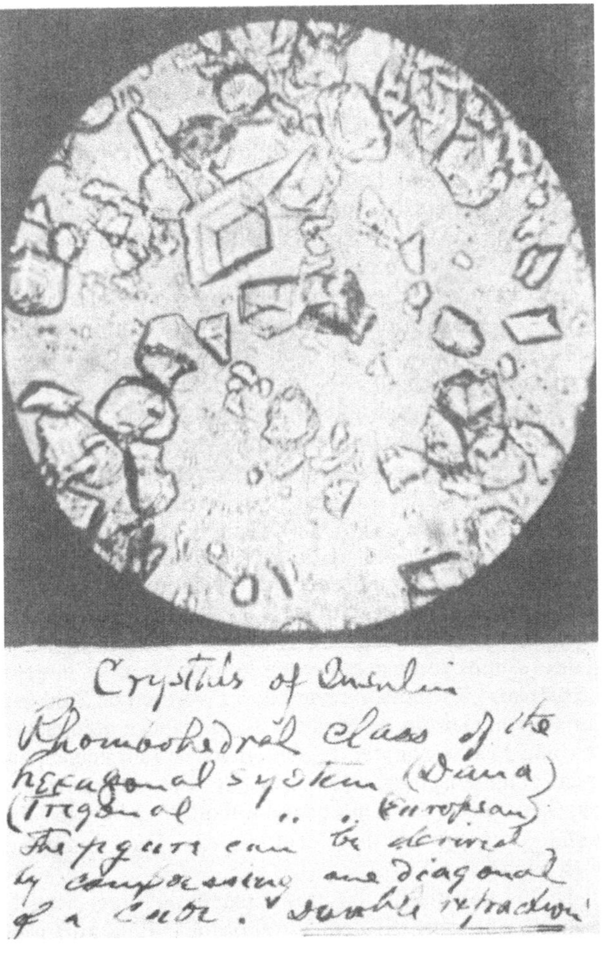

Abb. 29. Mikrofotografie der ersten von JOHN JACOB ABEL (1857–1938) gewonnen Insulinkristalle mit eigenhändiger Legende des Forschers. Aus: MURNAGHAN u. TALALAY (1967, S. 342. Abb. 3)

DAILE, der deutsche Forscher KARL FREUDENBERG (geb. 1886) in Heidelberg (FREUDENBERG u. DIRSCHERL) und der Amsterdamer Biochemiker ERNST LAQUEUR (1880–1947) mit ihren Mitarbeitern (LAQUEUR u. DEJONGH, DEJONGH u. LAQUEUR) beteiligten (MURNAGHAN und TALALAY). Dabei entwickelte sich eine Kontroverse mit BEST, MURLIN und ALLEN, die eine biuretfreie Insulinfraktion anstrebten, während ABEL aufgrund seiner Untersuchungen zu der Überzeugung kam, daß auch kristallines Insulin Eiweißsubstanzen enthielt, weil seine kolorimetrischen Tests Protein nachweisen ließen. Es sollte sich bald zeigen, daß ABEL mit seiner Vermutung recht hatte. Aber erst ab 1934 konnte DAVID AYLMER SCOTT, der sich als Chemiker dem Torontoer Arbeitskreis angeschlossen hatte, tatsächlich nachweisen, daß es sich beim kristallinen Insulin um Proteinsalze handelte, die mit Metallen wie Zink, Kobalt, Kadmium oder Nickel gebildet wurden.

D.A. SCOTT war von einer anderen Fragestellung ausgegangen. Er wollte klären, ob man die oft mehrmals täglich notwendig werdenden Insulininjektionen durch ein *Depotpräparat* ersetzen könnte. Seit 1934 waren daher in Toronto Forschungsarbeiten unter der Leitung von SCOTT und A.M. FISHER angelaufen, um durch Kopplung des Insulins an Zink eine Verlängerung der Insulinwirkung zu erreichen. Erste erfolgreiche Versuche, die Wirkung des Insulins zu verlängern, begannen bereits 1923 (LEWIS). Aber weder Zusätze von Akazien (BURGESS u.a.) noch von Protein (DEJONGH u. LAQUEUR), Gummi arabicum (DEJONGH u. LAQUEUR), Cholesterin (LANGE u. SCHOEN), Öl (LEYTON) oder Lezithin (SKOUGE u. SCHRUMPF), um nur einige der wichtigsten Ingredienzien zu nennen, brachten echte Fortschritte. Da gelang 1936 einer dänischen Forschergruppe unter Leitung von HAGEDORN der Nachweis, daß die Wirkung des Insulins verlängert werden konnte, wenn es mit Protamin, einem Extrakt aus „Fischmilch", kombiniert wurde. Die Zahl der Injektionen konnte von vier mit Altinsulin auf zwei täglich herabgesetzt werden. SCOTT und FISHER konnten nun im gleichen Jahr zeigen, daß Protamin nur dann eine Wirkungsverlängerung brachte, wenn es zinkhaltigem Insulin zugesetzt wurde, und mit dem nunmehr hergestellten *Protamin-Zink-Insulin* konnte man in der Regel mit einer Injektion pro die auskommen (s. auch KERR u.a.).

Mit der Kristallisation des Insulins trat nunmehr die Frage nach der Konstitutionsaufklärung stark in den Vordergrund. In zehnjähriger Forschungsarbeit gelang schließlich FREDERICK SANGER (geb. 1918) und Mitarbeitern 1955 die Strukturaufklärung des Insulins verschiedener Tierarten, das als eine Kombination zweier Polypeptidketten mit 21 bzw. 30 Aminosäureresten erkannt wurde, die durch Schwefelbrücken verknüpft waren. Das Molekulargewicht wurde zwischen 6000 und 48000 bestimmt, und die außerordentliche Ähnlichkeit der Tierinsuline mit den Menscheninsulinen gab eine Erklärung dafür, warum Tierextrakte in der Therapie so wirkungsvoll waren. SANGER erhielt 1958 für diese Arbeiten den Nobelpreis für Chemie. Mit der Strukturaufklärung war aber auch die Möglichkeit eröffnet, nunmehr an eine *Synthese* oder zumindest an eine *Teilsynthese* des *Insulinmoleküls* zu denken.

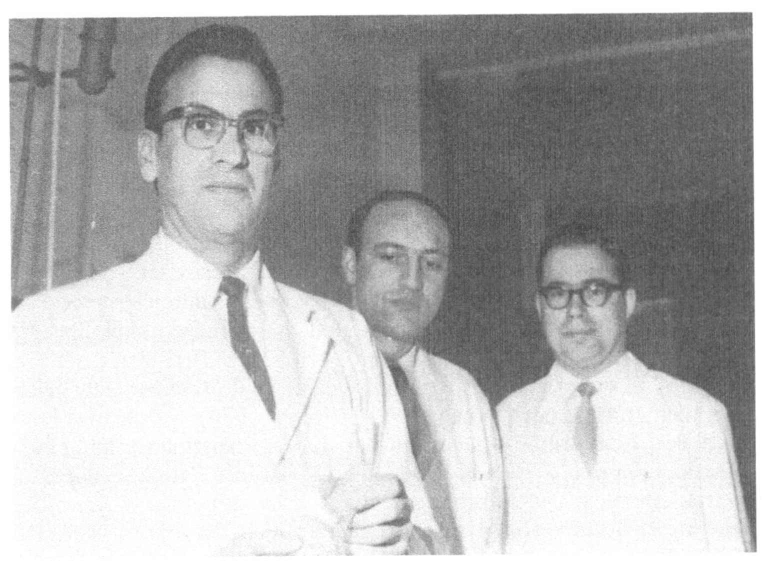

Abb. 30. Helmut Zahn (geb. 1916) mit den beiden Bayer-Mitarbeitern Eugen Schnabel (geb. 1928) (Mitte) und Johannes Meienhofer (geb. 1929) (rechts) nach der geglückten Insulinsynthese im Deutschen Wollforschungsinstitut, Aachen. Fotografie aus dem Besitz von Prof. Zahn, mit freundlicher Genehmigung des Besitzers

Anfang der sechziger Jahre hatten sich drei Forschungsgruppen mit dem Problem der Insulinsynthese befaßt: die Arbeitsgruppe um Helmut Zahn (geb. 1916) am Wollforschungsinstitut der Technischen Hochschule in Aachen, in der im übrigen auch Wissenschaftler der Bayer-Forschung mitarbeiteten, Johannes Meienhofer (geb. 1929) und Eugen Schnabel (geb. 1928), die beide die Liste der Autoren anführen, die die erste Mitteilung über die Insulinsynthese veröffentlicht hatten, eine Gruppe um Panayotis G. Katsoyannis (geb. 1924) im Biochemistry Department der Universität von Pittsburgh und eine Gruppe von chinesischen Forschern am Institut für Biochemie der Academia Sinica in Shanghai. Den beiden ersten Gruppen gelang es, 1963/64 unabhängig voneinander, fast gleichzeitig, durch Einzelsynthese der A- und B-Kette und ihrer Kombination ein, wenn auch nur gering wirksames synthetisches Rinder- bzw. Schafs-Insulin zu gewinnen, das 1965 von der chinesischen Forschergruppe so weit gereinigt werden konnte, daß es in Kristallen zu erhalten war (Meienhofer u. a., 1963; Katsoyannis u. a., 1963; Du Yu-Cang u. a., 1965). Über diese Entwicklung, die zum Beispiel das Team am Deutschen Wollforschungsinstitut zwang, 223 Synthesestufen zu bearbeiten, haben ZAHN und KLOSTERMEYER in den letzten Jahren ausführlich berichtet.

Soeben kam im übrigen aus dem Forschungslaboratorium der Firma Ciba-Geigy die Nachricht, daß es einer Arbeitsgruppe (SIEBER u.a.) gelungen sei, eine Totalsynthese von Humaninsulin unter Bildung von Disulfidbrücken zu erreichen, die eine wesentlich höhere Ausbeute an wirksamem Insulin ermöglicht.

Glaubte man, daß nach der Einführung des Insulins in den Therapieschatz das Problem der Diabetestherapie weitgehend geklärt sei, so zeigte es sich bald, daß gerade mit der Insulinbehandlung zahlreiche neue Probleme pathologischer, biochemischer und therapeutisch-klinischer Art auf die Forschung zukamen. RACHMIEL LEVINE (geb. 1910) hat diese Fragen 1967 in seiner Arbeit „Biography of a small proteine" sehr nachdrücklich erörtert (siehe auch LEVINE 1969 u. 1970). Schon zwei Jahre nach der Einführung des Insulins in den Arzneischatz mußte 1924 WILHELM FALTA (1875–1950) über einen 42jährigen Patienten mit rasch fortschreitendem Diabetes berichten, der selbst mit einer zu jener Zeit sehr hohen Insulingabe von 150 Einheiten nicht zu bessern war. Das gleiche Präparat war bei einem anderen Patienten voll wirksam. Im gleichen Jahr erschienen weitere Beobachtungen dieser merkwürdigen *Resistenz* (POLLAK; MAHLER u. PASTERNY), andere Beobachtungen folgten 1925 nach (ARNETH; STRAUSS; PRIESEL u. WAGNER; ESCUDERO; UMBER u. ROSENBERG; TSCHERNING). Bald mehrten sich diese Mitteilungen, und FRIEDRICH MEYTHALER (1898–1967) und HORST KOTLORZ konnten 1965 323 Literaturstellen zu diesem Thema zusammentragen (WOLFF, 1968; KERP; KERP u.a.; LARCAN). Schon der Erstbeobachter FALTA glaubte, daß das Insulin in seinem Falle nicht an den Erfolgsorganen angreifen könne, und nahm an, daß es im strömenden Blut zu einer Gegenwirkung komme. Er schloß daraus, daß es offensichtlich Diabetesfälle geben müsse, die nicht auf einer Insuffizienz des Inselapparates und der Insulinproduktion beruhten, sondern daß die Ursache der Stoffwechselstörung irgendwo anders im Organismus liegen müsse. Diese Theorie wurde bald dadurch erhärtet, daß sich herausstellte, daß der gesunde Mensch täglich nur 32 bis 40 Insulineinheiten benötigt, eine Menge, die beim pankreatektomierten Kranken zur Aufrechterhaltung des Kohlenhydratstoffwechsels erforderlich war und die man als *„physiologische Tagesdosis"* bezeichnete.

Neben manchen anderen Ursachen hat sich schließlich als wichtigste die Entstehung *neutralisierender Antikörper* vom Typ IgG erwiesen (KERP u.a.; FEDERLIN). Zur Entdeckung dieser Antikörper führte die Beobachtung von FRANZ DEPISCH (1894–1963) und R. HASENÖHRL aus dem Jahre 1928, die im Serum einen Insulin abschwächenden Faktor tierexperimentell nachweisen konnten (KERP u.a.), und die ersten Mitteilungen über

Insulinallergien von LOUIS TUFT (geb. 1898) aus dem gleichen Jahr, der vor allem urtikarielle Exantheme beschrieb.

Schon kurz nach Einführung der Insulintherapie und Bekanntwerden der durch Insulin induzierten Hypoglykämien konnte 1924 SEALE HARRIS (1870–1957) fünf Fälle von nicht durch Insulininjektion ausgelösten *hypoglykämischen Anfällen* beschreiben, die er als neue klinische Einheit mit dem Begriff „*Hyperinsulinismus*" herausstellte. Ein Jahr später fand FRANZ JOSEPH LANG (geb. 1894) multiple Adenome im Pankreas als Ursache derartiger Störungen, und 1926 konnte SHIELDS WARREN (geb. 1898) bereits 16 Fälle von Pankreasadenomen aus der Literatur bekanntgeben und 4 eigene Beobachtungen hinzufügen (ROGERS).

1927 gelang WILLIAM JAMES MAYO (1861–1939) die Operation eines Pankreaskarzinoms, und RUSSEL MORSE WILDER (1885–1959) konnte daraufhin mit seinen Mitarbeitern zeigen, daß Beziehungen zwischen Inselzelltumoren und einer intra operationem auftretenden Hypoglykämie bestanden (ROGERS).

Daraufhin konnte 1929 von EVARTS AMBROSE GRAHAM (1883–1957) das erste Mal durch eine Operation eines Tumors der Hyperinsulinismus zum Verschwinden gebracht werden, doch zeigte sich in der Folge, daß auch extrapankreatisch gelegene Tumoren Hypoglykämien auslösen konnten, und JOHN MALONE HOWARD (geb. 1919) hat mit W.M. MOSS und G.E. RHOADS 1950 darauf aufmerksam gemacht, daß 398 Fälle in der Literatur bereits beschrieben worden sind (ROGERS; HOWLAND u.a.).

Bereits 1899 erwähnte WIENER eigenartige Krämpfe bei Kaninchen nach Alloxangaben, und 1937 führte JACOBS diese Erscheinungen auf eine Hypoglykämie zurück. Doch erst 1943 ist der Alloxan-Diabetes als Folge einer Nekrose der Langerhansschen Inseln von J. SHAW DUNN (1885–1944) und Mitarbeitern erkannt worden (JOSLIN u.a., S. 132).

Schließlich wurden in der Nach-Insulinära wieder die alten Vorstellungen von BERNARD von einem „*Zwischenhirndiabetes*" durch weitere Beiträge gestützt (STRIECK; BERG, 1962b), und die seit 1924 unternommenen Experimente von BERNARDO ALBERTO HOUSSAY (1887–1971) über ein diabetogenes Prinzip der Hypophyse wurden durch die Feststellung von YOUNG 1937 erhärtet, der durch protrahierte tägliche Injektion von Hypophysenvorderlappen-Extrakten einen permanenten Diabetes erzeugen konnte (SCHUMACHER, 1961, S. 26). Schon 1910 hatten ISAAC OTT (1847–1916) und JOHN C. SCOTT eine Glykosurie nach intrajugularer Injektion von Hypophysenvorderlappenextrakten bei der Ratte beobachtet, und 1930 konnten HOUSSAY mit ALFREDO BIASOTTI (geb. 1903) zeigen, daß die Hypophysektomie die Symptome eines Pankreasdiabetes bei Versuchstieren mildern oder zum Verschwinden bringen kann.

Die Frage der gegenseitigen Beeinflussung der endokrinen Drüsen hat seither die Diabetesforschung stark beschäftigt.

Diätetische Therapie

Schon vor der Insulinära war zweifelsohne eine der wichtigsten therapeutischen Maßnahmen eine entsprechende *Diabetesdiät*. Bereits vor der Erkennung der Zuckerkrankheit als einer Kohlenhydratstoffwechselstö-

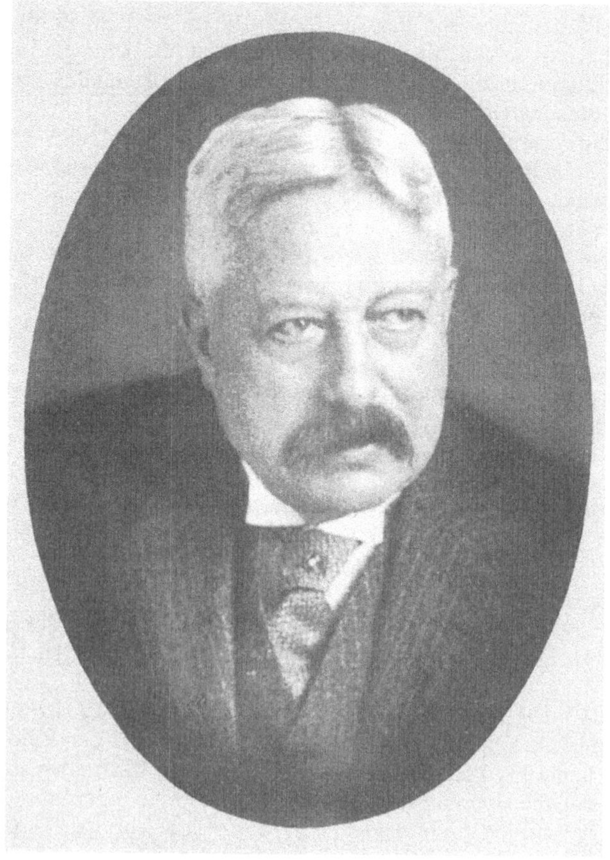

Abb. 31. Carl von Noorden (1858–1944). Zeitgenössische Fotografie

Die

ZUCKERKRANKHEIT

und

ihre Behandlung

von

Professor Dr. **Carl von Noorden,**

Oberarzt am städtischen Krankenhaus in Frankfurt a. M.

Berlin 1895.

Verlag von August Hirschwald.

NW. Unter den Linden 68.

Abb. 32. Titelblatt der 1. Auflage von NOORDENS Hauptwerk „Die Zuckerkrankheit und ihre Behandlung“, Berlin, Hirschwald 1895, in der auf S. 176 vom „Weißbrötchen-Äquivalent“ die Rede ist

rung waren verschiedenste Diätformen im Laufe der Jahrhunderte empfohlen worden. Eine Wende zu einer empirisch gefundenen, immerhin recht wirkungsvollen Diät brachte jedoch erst die Empfehlung des schottischen Arztes ROLLO, der 1797 über zwei Fälle von „Diabetes mellitus" berichtete und mit einer ausgesprochenen *Fleischdiät* gute Erfolge erzielt hatte (ANDERSON; MARBLE; RECKENDORF). Er hatte bei seinen Patienten bereits die von seinem Kollegen DOBSON kurze Zeit vorher angegebene Nachweismethode auf Zucker im Harn angewandt. Besonders ausführlich schilderte er den Fall des Captain MEREDITH von der „Royal Artillery", der mit 34 Jahren an Diabetes erkrankte und offensichtlich stark übergewichtig war. Seine Diät bestand zum Frühstück und Nachtessen aus Milch, mit Kalkwasser gemischt, sowie Brot und Butter, während zu den Hauptmahlzeiten ein aus Fett und Blut bereiteter Pudding sowie altes abgelagertes, möglichst bereits ranziges Schweinefleisch gereicht wurde. Damit hatte er – ohne es natürlich schon zu bemerken – die Kohlenhydrate fast weitgehend aus der Ernährung ausgeschlossen. Der Patient nahm erheblich an Gewicht ab und fühlte sich sehr wohl. Der zweite Patient war weniger kooperativ und starb deshalb auch im Alter von 57 Jahren 19 Monate nach Beginn der Therapie, weil er vor allem – wie ROLLO hervorhob – sich in den letzten drei Monaten auch Apfelpudding sowie Tee mit Zucker und Wein leistete.

Diese *Fleischdiät* hat sich dann bis weit ins 19. Jahrhundert erhalten, obwohl man allmählich davon Abstand nahm, den Patienten fast kohlenhydratfrei zu ernähren, und ihm gewisse Zulagen an Kohlenhydraten selbst unter Inkaufnahme einer gewissen Glykosurie zugestand. Diese neue erweiterte Diät wurde vor allem von ADOLF NIKOLAUS VON DÜRING (1820–1882) und KÜLZ um die Mitte des 19. Jahrhunderts eingeführt. Letzterer unterschied 1874 sogar zwischen schädlichen und unschädlichen Kohlenhydraten und fand, daß Lävulose, Inulin, Inosit, Mannit, Milchzucker sowie bestimmte Knollenfrüchte wie Schwarzwurz, Sellerie und Topinambur keine Verschlechterung der Stoffwechsellage mit sich brachten. Doch darf man im ganzen sagen, daß viele Experten dieser Phase eher eine streng kohlenhydratfreie Kost mit reichlicher Gabe von Fleisch und auch Fett empfahlen (DICKINSON; PAVY, S. 152ff.; SEEGEN, S. 242ff.; R. SCHUMACHER; STEPP).

Andererseits haben auf der Basis der Feststellung von KÜLZ WILHELM WINTERNITZ (1835–1917) seine *Milchkur*, KARL VON NOORDEN seine berühmte *Haferkur*, die er von 1902 an propagierte (R. SCHUMACHER; STEPP), und WILHELM FALTA seine *Mehlfrüchtediät* entwickelt. LEON BLUM hat 1911 eine variierte *Weizenmehlkur* empfohlen.

Eine andere Richtung machte sich die Beobachtungen von BOUCHARDAT zu eigen, der während der Belagerung von Paris 1871 eine wesentliche Besserung bei den von ihm betreuten Diabetikern erlebte und dies zu

Recht auf die ausgesprochen knappe Ernährung zurückführte (BAQUET). Sein Motto *„mangez le moins possible"* wurde zum Leitsatz mehrerer Generationen von Diabetologen. Vor allem GUGLIELMO GUELPA (1850–1930), der den Diabetes noch als Autointoxikation verstand und durch knappe Ernährung bessern wollte, und NAUNYN, der besondere Kenner des Diabetes in Deutschland, sprachen sich für die Einschaltung von Hungertagen aus und verschärften, wie GUELPA, die Nahrungsentziehung noch durch Abführkuren (SCHUMACHER, 1961, S. 15). Eine ganz strenge, sog. *„Hungerdiät"* führte schließlich um 1914 FREDERICK MADISON ALLEN ein, der nach einer absoluten Fastenepoche bis zur Besserung der diabetischen Stoffwechsellage eine ausgesprochene Unterernährung verordnete und damit zwar in der Vor-Insulinära die Lebenserwartung erhöhen konnte, die Patienten jedoch bis an den Rand der Inanition brachte, wie manche Bilder von Diabetikern aus der Vor-Insulinära bezeugen.
Dennoch hat seine Forderung bis heute Gewicht:

„The best therapeutic hope is believed to lie in the application of this principle of treatment at the earliest possible stage in diabetes." (ALLEN, 1914)

Um diese schwerwiegenden Unterernährungserscheinungen zu verhüten, hat KARL PETRÉN (1868–1927) daraufhin wieder eine regelrechte *Fettdiät* propagiert (WILDER), wobei im Vordergrund eine weitgehende Ausschaltung von Eiweißstoffen stand. Die Kohlenhydrate waren auf Blattgemüse beschränkt, und bei aller Einseitigkeit erlaubte diese Diät es dem Diabetiker zu arbeiten und den von der Zuckerkrankheit betroffenen Kindern, sich einigermaßen normal zu entwickeln. Unabhängig davon hatten in den USA LOUIS HARRY NEWBURGH (1883–1956) und P.I. MARSH 1920 eine ähnliche Therapie entwickelt (WILDER).
Daneben wurden natürlich auch eine Menge obsoleter Diätformen empfohlen, hier sei nur an die sog. *„Kartoffeldiät"* von ALPHONSE MOSSÉ (1852–1936) erinnert, über die er 1902 veröffentlicht hatte und die – das ist bei den heutigen Kenntnissen kein Wunder – sehr schnell wieder wegen der verheerenden Neben- und Nachwirkungen auf den diabetischen Stoffwechsel aufgegeben werden mußte.
Alle diese Diätformen hatten zum Ziel, das stets gefürchtete, lebensgefährdende Koma zu vermeiden oder sein Auftreten wenigstens eine Zeitlang hinauszuschieben. Erst allmählich verstand man es, mit Hilfe des Insulins dem Patienten eine relativ ausgewogene, kalorienadäquate Ernährung zukommen zu lassen.
Zweier Ereignisse sei indes noch gedacht. VON NOORDEN führte zur Vereinfachung der Diabetikerdiät 1895 die sogenannte *„Weißbroteinheit"*

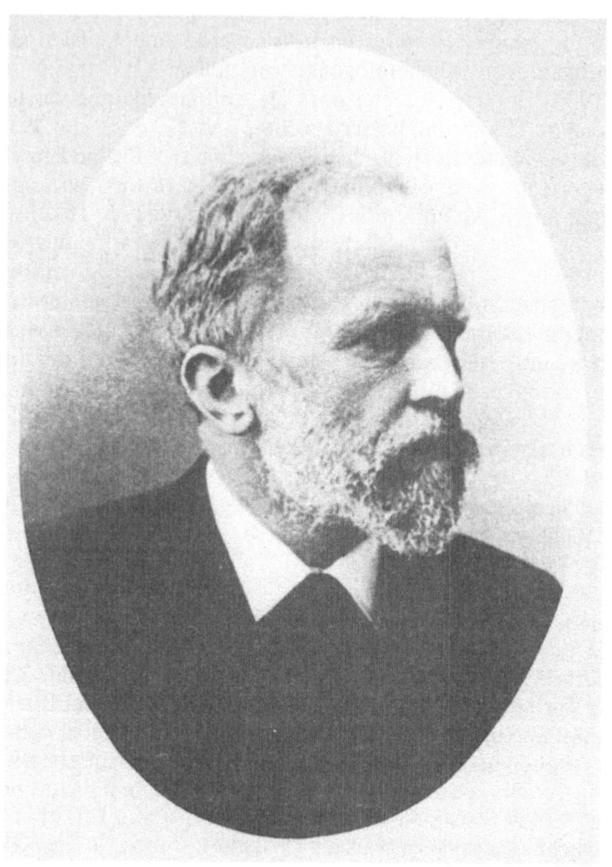

Abb. 33. BERNHARD NAUNYN (1839–1925). Zeitgenössische Fotografie

ein (WBE), die 12 g Kohlenhydraten entsprach und später, als die bessere Verträglichkeit des Graubrots erkannt worden war, in *„Broteinheit"* (BE) umbenannt wurde (Schreiben von Prof. MEHNERT vom 12. 3. 1975) (NOORDEN, 1895, S. 176).

Da in der Diät der Rohr- oder Rübenzucker häufig kontraindiziert war, wich man auf das bereits 1879 von KONSTANTIN FAHLBERG (1850–1910) entdeckte und seit 1885 technisch hergestellte Saccharin, ein Benzoesäuresulfimid, aus, das keinen Nährwert hatte. Da Saccharin aber wegen seines bitteren Nachgeschmackes nicht alle Erwartungen erfüllte, führten SIEGFRIED THANNHAUSER (1885–1958) und KURT H. MEYER 1929 das

DER

DIABETES MELITUS.

VON

D[R.] B. NAUNYN

PROFESSOR DER MEDICINISCHEN KLINIK IN STRASSBURG i. E.

MIT 1 TAFEL.

WIEN 1898.

ALFRED HÖLDER

K. U. K. HOF- UND UNIVERSITÄTS-BUCHHÄNDLER

I. ROTHENTHURMSTRASSE 15.

Abb. 34. Erste Auflage des Hauptwerkes von NAUNYN „Der Diabetes melitus", Wien: Hölder 1898. In: NOTHNAGELS Handbuch der speciellen Pathologie und Therapie, Bd. 7,1

Sorbit *(Sionon)* in die Diättherapie des Diabetes ein, das sich in vielfältigen Formen bis heute gut bewährt hat (s. a. NOORDEN, 1929; REINWEIN, 1929). Sorbit, ein sechswertiger Alkohol, war bereits 1868 von dem französischen Chemiker JEAN BAPTISTE BOUSSINGAULT (1802–1887) in den Vogelbeeren entdeckt worden (BUNGARD). Die Behauptung von REINWEIN 1929:

„*Das Sionon wird als Kohlehydratersatz und als Süßmittel in der Diabetesdiätetik sicherlich seinen Platz erringen*"

sollte sich bald bewahrheiten.

Seither sind Myriaden von Arbeiten und Abhandlungen über dieses Thema erschienen, so daß eine breitere Darstellung der Entwicklung der Vorstellungen über die Ernährung des Zuckerkranken den Rahmen dieser Einführung sprengen würde. Allerdings liegt auch bis heute noch keine einzige umfassendere historische Arbeit zu diesem Thema im Weltschrifttum vor (siehe einzig ALLAN, 1939; KNICK; MAGNUS-LEVY, 1944). Eine bis zum Jahre 1961 weitgehend erschöpfende Bibliographie von 18 Seiten findet sich in JOSEPH SCHUMACHERS „Index zum Diabetes mellitus" (SCHUMACHER, 1961, S. 374–392).

Die oralen Antidiabetika

Glücklicherweise haben in einer Zeit, in der sich die Zahl der Diabetiker einmal durch die wesentlich verlängerte Lebenserwartung infolge einer optimalen Diät und Therapie, zum anderen infolge häufiger Heiraten unter Diabetikern mit der Konsequenz der Weitervererbung diabetischer Anlagen ganz wesentlich, ja sogar sprunghaft erhöht hat, zwei Ereignisse die Furcht, daß einmal das native, im Tierreich zur Verfügung stehende Insulin nicht zur Versorgung aller Zuckerkranken ausreichen würde, wesentlich vermindert. Es handelt sich um die *Entdeckung oral wirksamer Antidiabetika* und um die bereits geschilderte *Synthese des Insulinmoleküls.*

Zwei Autoren haben sich dieses Problems in historischer Sicht besonders intensiv angenommen: JOHANNES-HERMANN OTTEN (geb. 1932) (1966, 1968) und der Entdecker der blutzuckersenkenden Wirkung bestimmter Sulfonamide, LOUBATIERES aus Montpellier, der zum Teil unter kompletter Zitierung der entsprechenden Literatur, in französischer (1971), englischer, italienischer und deutscher Sprache (1969) über die Ereignisse, die er zum Großteil selbst miterlebt hatte, berichtete.

OTTEN hat in einer ausführlichen Einleitung zu seiner Dissertation aus dem Jahre 1966 eine große Anzahl von Substanzen erwähnt, die im Laufe der Jahrhunderte als orale Pharmaka bei Diabetes empfohlen worden waren. Darunter zählten neben zahlreichen pflanzlichen Drogen vor allem auch bestimmte Substanzen aus dem Mineralreich, wie *Quecksilber-, Kupfer-, Mangan-, Blei- und Eisenverbindungen* (OTTEN, 1966, S. 15; CANTANI, S. 391; W. EBSTEIN, 1887, S. 195; RUBINSTEIN u.a.). *Bleiverbindungen* sind noch im Jahre 1925 gegen Diabetes empfohlen worden, weil ein gewisser günstiger Einfluß von einigen Autoren beobachtet worden sein soll (SCHILLING u. ARNOLD; OTTEN, 1966, S. 15; KOOPMAN). Andererseits wurde nach oralen Gaben von *Kobalt* und *Nickel* – zwei Metalle, die im Pankreas reichlich vorkommen – ein Absinken des Blutzuckerspiegels gesehen, den man auf eine vermehrte Absonderung von Insulin zurückführte (BERTRAM, 1928; HOLT u. HOLT, 1954; OTTEN, 1966, S. 15).

In der zweiten Hälfte des 19. Jahrhunderts trat neben eine detaillierte Diättherapie auch das *Natriumbikarbonat* als ein Mittel, das vor allem zur Verhinderung und Bekämpfung des Komas und der Azidose eingesetzt wurde (W. EBSTEIN, 1876; OTTEN, 1966, S. 27). Aus den gleichen

Vorstellungen heraus sind in jener Zeit auch zahlreiche *Mineralwässer*, so die von Karlsbad, Neuenahr und Vichy, empfohlen worden (CANTANI, S. 367; FRERICHS, S. 258; W. EBSTEIN, 1887, S. 195 u. 215; NAUNYN, 1901, S. 17; NIEMEYER; SEEGEN, S. 272ff.). Andere Autoren empfahlen hingegen eine *Säuretherapie*, so 1870 SAMUEL OSBORNE HABERSHON (gest. 1889) die *Karbolsäure*, die auch WILHELM EBSTEIN (W. EBSTEIN u. MÜLLER) und andere verordneten, während FRERICHS ihre Anwendung ablehnte, und die *Milchsäure*, von der man annahm, daß der Diabetiker sie besser als Traubenzucker verwerten könne (CANTANI, S. 368; FORSTER). 1873 schließlich führte KARL LUDWIG WILHELM SCHULTZEN (1837–1875) das *Glyzerin* in die Therapie ein, und auch das *Natriumsalizylat* fand – wohl einer Modeströmung folgend – breitere Verwendung (W. EBSTEIN, 1887, S. 215; W. EBSTEIN u. MÜLLER; BRINCKEN). Jüngst wurde im übrigen wiederum über günstige Erfolge mit *Aspirin* berichtet (SCHWEISHEIMER; CREUTZFELDT u. SÖLING, S. 200ff.). Eine Liste der zahlreichen weiteren Mittel, die in der Regel nach kurzer Erprobung wieder verworfen wurden, bringt OTTEN (1966, S. 32f.), der auch ausführlich auf die zahllosen *Geheimmittel* eingeht, deren Basis entweder pflanzliche Substanzen, das Natriumbikarbonat oder auch gewisse Organextrakte waren (siehe auch J.J. LEWIS).

Bereits vor der Entdeckung des Insulins waren nicht wenige Versuche unternommen worden, Pankreasextrakt oral zu verabfolgen, was in der Regel beim Diabetes zu Mißerfolgen führte. Darüber ist im Insulinkapitel berichtet worden. Aber auch nach der Reindarstellung des Hormons hat es an Versuchen nicht gefehlt, Insulin oral, nasal, perlingual, rektal oder auch durch Inhalation zu verabreichen, um die häufigen, lästigen und mit Nebenwirkungen belasteten Injektionen zu vermeiden. Es wurde jedoch bald erkannt, daß Insulin durch fermentative Aufspaltung der Polypeptidketten inaktiviert wurde und auf diesem Wege ein Erfolg nicht zu erzielen war (OTTEN, 1966, S. 39).

Trotz der Einführung des Insulins gingen die Versuche, eine orale Pharmakotherapie zu entwickeln weiter. 1923 berichteten FUNK und CORBITT, daß es ihnen gelungen sei, aus *Hefezellen* ein wirksames Präparat zu gewinnen. Sie glaubten – ebenso wie schon BRUGSCH vor ihnen und FEDERICO ALZONA und GIOVANNI BATTISTA ORLANDI nach ihnen –, hierin eine blutzuckersenkende Substanz gefunden zu haben. Ihre Vermutung hat sich jedoch nicht bestätigt (OTTEN, 1966, S. 39). 1923 isolierte COLLIP einen blutzuckersenkenden Stoff aus bestimmten Pflanzen, den er „*Glucokinin*" nannte. Er konnte aus verschiedenen Gemüsen und manchen Obstarten gewonnen werden, und es hat sich in der Tat bestätigt, daß es eine Reihe von Pflanzen – vor allem aus exotischen Ländern – gibt, die zum Teil schwere Hypoglykämien, allerdings wohl in erster Linie über eine Leberschädigung, auslösen

(REINWEIN; HALLER u. STRAUZENBERG; STRAUZENBERG u. HALLER). Hierzu gehören Extrakte aus *Pfriemenkraut,* aus den Früchten des in Jamaika wachsenden Baumes *Blighia sapida* (LEPPLA u. HOLT; RAJU), der chinesischen Pflanze *Rehmannia glutinosa,* das *Teufelskraut,* Blätter von *Cantharantos roseus* und *Corchorus olitorius, Ruta graveolens* (RAJU) und der Pilz *Aspergeus niger.* Mehrere Autoren haben sich auch in der Zeit nach dem Zweiten Weltkrieg mit dem Effekt von *Reserpin* auf den Blutzucker beschäftigt (NADEL; NEUGEBAUER u. LANG; KUSCHE u. FRANTZ; BEIN), während polnische und ungarische Autoren auf eine ähnliche Wirkung eines ebenfalls blutzuckersenkenden Alkaloids *Vincamin* aus *Vinca minor* hinwiesen (HANO; KALDOR u. SZABO).
Doch galt eigentlich bis in den Zweiten Weltkrieg hinein die Feststellung von FERDINAND BERTRAM (1894–1960) aus dem Jahre 1928:

„Alle Versuche, die parenterale Insulintherapie durch gleichwertige perorale Methoden zu ersetzen, sind als gescheitert zu betrachten.“

Auch die Auffassung von FRIEDRICH UMBER (1871–1946), der 1925 schrieb:

„Alle früheren, mehr oder weniger erwähnenswerten Bemühungen, auf medikamentösem Weg die Stoffwechsellage beim Diabetiker günstig zu beeinflussen, sind seit der Einführung der Insulinbehandlung hinfällig geworden“,

schien ein Ende dieser Bemühungen mit sich zu bringen. Damit schien auch ein Ende der Versuche mit den sog. *Guanidinen* herangekommen zu sein, die als erster C.K. WATANABE 1918 als stark blutzuckersenkend erkannt hatte. Seine Versuchstiere gingen aber ausnahmslos zugrunde, da die erhebliche Hypoglykämie durch Gaben von Traubenzucker nicht zu beheben war. Über die Wirkung des Guanidins gab es unterschiedliche Meinungen: Insulinausschüttung durch Vagusreiz, Atemhemmung mit gesteigerter Glukoseaufnahme durch die Muskulatur und Steigerung der anaeroben Glykolyse wurden diskutiert (OTTEN, 1966, S. 46). Fest stand jedoch, daß toxische und blutzuckersenkende Dosis dicht beieinander lagen. Ab 1926 unternahm erstmals ERICH FRANK (1884–1957) Versuche, Guanidinderivate herzustellen, die besser verträglich waren.
Das erste Präparat dieser Reihe war ein aus Heringssperma synthetisiertes *Guanidinobutylamin,* das *Agmatin.* Dieses und das *Galegin* aus Galega officinalis sind dann ab 1926 klinisch geprüft worden und blieben nur kurze Zeit im Handel (FRANK, NOTHMANN u. WAGNER, 1926, 1928; FRANK, 1928; SIMONET u. TANRET; MINKOWSKI, 1926; MÜLLER u. REINWEIN; STAUB, 1928). Von den *Di-Guanidinen* hat sich das *Synthalin*

A und seine verbesserte Form, das *Synthalin B,* in der Therapie bis 1945 gehalten, obwohl es nicht sehr gut verträglich und recht toxisch war (Staub, 1928; Bertram, 1927; Hornung).
Man versuchte daher, die Di-Guanidine durch *Bi-Guanide* zu ersetzen, die besser verträglich erschienen. Erich Hesse (geb. 1883) und Gert Taubmann (geb. 1910) sowie Karl Heinrich Slotta (geb. 1895) und Rudolph Tschesche (geb. 1905) veröffentlichten 1929 ihre ersten chemisch-pharmakologischen Untersuchungen. Dennoch sind die Bi-Guanide erst 1956 von Georges Ungar (geb. 1906), Louis Freedman und Seymour L. Shapiro in den Vereinigten Staaten erneut untersucht worden, und eine Anzahl von Präparaten, wie das Phenformin, Amformin, Isamformin, Buformin, Metformin und das Medenformin, sind ausgiebig klinisch ab 1956 geprüft worden (Pomeranze, Fujiy u. Mouratoff; Krall u. Camerini-Davalos; Bradley). Hellmut Mehnert (geb. 1928) und Walter Seitz (geb. 1905) haben dann in Deutschland 1958 das Präparat *Silubin* in die Therapie eingeführt.
Lange Zeit war man sich über die Wirkung dieser Präparategruppen nicht im klaren. Amerikanische Forscher behaupteten, daß die Bi-Guanide die Oxydation hemmen und die anaerobe Glykolyse steigern würden. Später vermutete man eher, daß sie einen Einfluß auf den Kohlenhydratstoffwechsel in der Peripherie besäßen und keine am Pankreas direkt angreifende Wirkung hätten. Werner Creutzfeldt (geb. 1924) u. Mitarbeiter konnten jedoch feststellen, daß diese Präparategruppe zu einer starken Muskelglykogenolyse führt. Ob – wie mehrfach behauptet wurde – eine Potenzierung der Insulinwirkung durch Bi-Guanide erzielt werden kann und somit eventuell vor allem beim Jugendlichen die Insulindosis herabgesetzt werden könnte, ist noch fraglich (Creutzfeldt, Deuticke u. Söling; Creutzfeldt u. Söling) (1. und 2. Bi-Guanidsymposium 1960 in Aachen – Hrsg. Bertram u. Michael – und 1967 in Düsseldorf – Hrsg. Oberdisse, Daweke u. Michael).
Interessant ist in diesem Zusammenhang vielleicht noch die Tatsache, daß auch das kurz nach dem Zweiten Weltkrieg von Gerhard Domagk (1895–1964) in den Bayer-Laboratorien entwickelte Tuberkulostatikum Conteben schon bei den ersten klinischen Prüfungen gelegentlich zu auffälligen Hypoglykämien führte, die erstmals wohl der Direktor der Kinderklinik Wuppertal, Joseph Gehrt (geb. 1890), berichtet hatte. Das Protokoll des ersten Falles vom 4. Februar 1946 ist noch erhalten (Mitteilung von Dr. Gehrt vom 18. 3. 1975). Ihm ist zu entnehmen, daß ein behandeltes Kind plötzlich unter zunehmendem Erbrechen und Benommenheit litt, und schließlich nicht mehr ansprechbar war. Eine Infusion von Traubenzuckerlösung besserte sofort das schwere Krankheitsbild, so daß der Verdacht auf eine durch das Medikament ausgelöste Hypoglykämie erhärtet wurde. In der Folgezeit sind diese Beobachtungen von

Gehrt mehrfach bestätigt worden (Kalkoff, 1948, 1949; Kuhlmann und Knorr, 1948; Sturm), doch da Domagk in erster Linie an den chemotherapeutischen Wirkungen seiner Präparate interessiert war, sind daraus keine weiteren Folgerungen gezogen worden, und auch heute spielen Präparate aus der Gruppe des Conteben als orale Antidiabetika keine Rolle.

Wesentlich früher, nämlich im Jahre 1942, setzten jedoch bereits die Arbeiten ein, die zur Aufdeckung der blutzuckersenkenden Wirkung bestimmter *Sulfonamidverbindungen* führen sollten und die bis heute als eine Forschungsleistung ersten Ranges in der Geschichte der Diabetologie betrachtet werden können. Erst die Einführung der oralen antidiabetisch wirkenden Sulfonamide erlaubte es, vor allem den immer stärker zunehmenden Altersdiabetes auch ohne Zuhilfenahme von Insulin auf schonende Weise zu behandeln, und wandelte das Bild der Diabetestherapie weitgehend.

In den Jahren 1926/27 konnten unabhängig voneinander drei Forschergruppen aus der Schweiz, Italien und den Vereinigten Staaten nachweisen, daß kolloidal gelöster Schwefel nach oraler Gabe den Blutzucker senkt und bei Diabetikern die Glykosurie reduziert, die Ketonurie beseitigt und die Alkalireserve steigert (Bürgi u. Gordonoff; Campanacci u. Balducci; Földes; Otten, 1966, S. 42). Von diesen Beobachtungen ausgehend, die allerdings nicht unwidersprochen blieben (Bertram, 1928), und angeregt durch die ab 1926 veröffentlichten Arbeiten von Frank, Nothmann und Wagner über Di-Guanidinpräparate untersuchten 1930 die Argentinier C. L. Ruiz, L. L. Silva und L. Libenson die Wirkung eines Thioharnstoffderivats, des 4- oder 5-Methylthioimidiazol, auf den Blutzucker von Kaninchen. Sie konnten eindeutig einen hypoglykämisierenden Effekt feststellen, doch haben diese Befunde zu keinen weiteren Nachprüfungen Anlaß gegeben, obwohl ein Italiener, Lucio Savagnone aus Palermo, im Jahre 1941 ebenfalls bereits über eine blutzuckersenkende Wirkung bestimmter Sulfonamidderivate berichtete.

Diese waren ja inzwischen seit den Forschungsarbeiten von Domagk im Jahre 1935 als besonders wirksame chemotherapeutische Agenzien in den Arzneischatz eingeführt worden. Diese Entdeckung war nicht nur der Ausgangspunkt für die moderne Chemotherapie, die mit der Ausbietung des ersten Sulfonamidpräparates, des *Prontosil* durch die IG-Farben im Jahre 1935 begann, sie sollte auch sozusagen indirekt für die Entwicklung der späteren oralen Antidiabetika und bestimmter Diuretika ausschlaggebend sein.

Domagk selbst hat allerdings schon in seinem Jahresbericht 1934, der am 31. Januar 1935 abgeschlossen wurde, zum Diabetesproblem Stellung genommen, und er war der Auffassung, daß die Zuckerkrankheit nicht in erster Linie durch eine zu geringe Sekretion von Insulin bedingt sei, da ja $^{3}/_{4}$ des ganzen Pankreas entfernt werden könne, ohne daß die entsprechenden Versuchstiere einen Diabetes bekämen, sondern daß im strömenden Blut eine abnorme Zerstörung des Insulins stattfände. Er schlug deshalb in seinem Bericht vor:

„Ich glaube, daß man Versuche in dieser Richtung so auffassen muß, daß man zunächst in vitro nach Substanzen sucht, die die Zerstörung des Insulin durch Diabetikerblut verhindern. Vielleicht werden es Hemmungskörper für bestimmte typische Fermente sein. Sollte es gelingen, solche Hemmungskörper gegen die Zerstörung des Insulin in hochwirksamer Form zu finden, dürfte sich daraus auch noch die Möglichkeit einer peroralen Insulintherapie ergeben ...“

1941 war von JOSEF KIMMIG (geb. 1909) ein neues Sulfonamid mit der Prüfnummer VK 57 synthetisiert worden, das dessen Lehrer JOSEPH VONKENNEL (1897–1963) als Chemotherapeutikum bei Patienten mit Gonorrhöe prüfte. Das gleiche Präparat wurde der Firma Rhône-Poulenc unter der Versuchsbezeichnung 2254 RP überlassen und wurde dort von DANIEL BOVET (geb. 1907) und PIERRE DUBOST untersucht, doch haben diese Autoren über ihre Forschung erst 1944 erstmals publiziert. Bei diesem neuen Sulfonamid handelte es sich um ein Thiodiazolderivat, das in vitro gewisse antagonistische Wirkungen auf das Wachstum von Typhusbazillen gezeigt hatte (LOUBATIÈRES, 1969). Als in dieser Zeit eine durch die Schwierigkeiten der Kriegszeiten bedingte Typhusepidemie in der Gegend von Montpellier ausbrach, entschlossen sich MARCEL JANBON und seine Mitarbeiter, dieses neue Präparat bei ihren Kranken in der Klinik für Infektionskrankheiten an der Medizinischen Fakultät Montpellier einzusetzen. Dabei beobachtete man bisher bei Sulfonamiden nicht bekannte Nebenwirkungen mit Krämpfen und komatösen Zuständen, und drei Patienten starben, ohne daß die Ursache des Todes hätte sogleich festgestellt werden können. Wie LOUBATIÈRES in seiner historischen, wohl dokumentierten Übersicht erläutert, hatte man diese Kranken wohl an einer damals noch nicht erkannten schweren Hypoglykämie verloren.

Darauf wandte sich JANBON an den ebenfalls in Montpellier tätigen LOUBATIÈRES, der sich seit 1938 mit der Aufklärung der Wirkungsweise neuer Insulinpräparate beschäftigt hatte und der damals Versuchsleiter im Physiologischen Laboratorium der Universität Montpellier war. Bereits am 13. Juni 1942 konnte er erstmals feststellen, daß eine einzige orale Gabe des Thiodiazolderivates bei einem gesunden nüchternen Hunde einen erstaunlichen und lang anhaltenden Blutzuckerabfall herbeiführte, der über 24 Std anhielt. Die folgenschwere Konsequenz dieser Untersuchungen erkannte LOUBATIÈRES sofort, wiederholte seine Experi-

mente und wies dabei nach, daß diese blutzuckersenkende Wirkung nicht auf einer etwaigen chemischen Veränderung im Blute mit einer Falsifikation der Blutzuckeruntersuchungsergebnisse beruhte, sondern offensichtlich auf einem direkten Einfluß auf das Pankreas, weil die in der Folgezeit in subtilen Arbeiten ermittelten Ergebnisse weitgehend denen ähnelten, die LOUBATIÈRES mit Insulinpräparaten gewonnen hatte.
LOUBATIÈRES vermutete sogleich, daß durch das Sulfonamid eine Freisetzung endogenen Insulins erfolgen müsse, zumal er bereits wenige Tage nach den ersten Versuchen, am 30. Juni 1942, nachweisen konnte, daß das Sulfonamid keinerlei Effekte bei pankreatektomierten Hunden aufwies. Schon am 3. Juli 1942 haben JANBON und Mitarbeiter über die beobachteten schweren Nebenwirkungen in zwei kurzen Mitteilungen vor der „Société des sciences médicales et biologiques" von Montpellier berichtet, die auch in der allerdings wohl mehr lokal gelesenen wissenschaftlichen Zeitschrift „Montpellier Médical" noch im gleichen Jahr erschienen (JANBON, CHAPAL u. VEDEL; JANBON, CHAPAL, VEDEL u. SCHAAP; JANBON, LAZERGES u. METROPOLITANSKI). Dort haben sie auch ganz kurz auf die laufenden Tierversuche zur Klärung der unklaren Zwischenfälle hingewiesen, ohne jedoch LOUBATIÈRES' Namen zu erwähnen (LOUBATIÈRES, 1969a, S. 1185).
Als am 11. November 1942 die deutsche Armee auch den bisher freien Teil Frankreichs besetzte, konnte LOUBATIÈRES nur unter äußerst schwierigen äußeren Umständen seine Versuche in einem Notlaboratorium im Chemischen Institut weiterführen, aber noch im Kriege, im Juni 1944, diese Forschungsarbeiten zur Grundlage seiner zweiten Dissertation zur Erlangung des Doktortitels der Naturwissenschaften machen und das Manuskript seinem Chef LOUIS HEDON (geb. 1895) übergeben. Infolge der Kriegsumstände wurde die Arbeit erst 1946 im Druck veröffentlicht. Doch hatten bereits am 28. bis 30. Oktober 1942, also kurz vor dem Einmarsch der deutschen Truppen, LOUBATIÈRES und dessen Montpellienser Kollegen in zwei Vorträgen vor dem dort tagenden Kongreß französisch sprechender Psychiater und Neurologen auf die auffällige hypoglykämische Wirkung des von ihnen untersuchten Sulfonamidpräparates hingewiesen. LOUBATIÈRES konnte dann am 14. Oktober 1944 auf der Sitzung der „Société de Biologie" in Paris, auf der auch BOVET und DUBOST über ihre Forschungen referierten, die Ergebnisse seiner seit 1942 laufenden Arbeiten vortragen (s. a. LOUBATIÈRES, GOLDSTEIN, METROPOLITANSKI u. SCHAAP; JANBON, CHAPAL u. VEDEL). In einem weiteren Vortrag vor der gleichen Gesellschaft am 18. November 1944 konnte LOUBATIÈRES noch eine Anzahl anderer Thiodiazolderivate benennen, die ebenfalls eine hypoglykämische Wirkung besaßen.
LOUBATIÈRES stellte im übrigen später fest, daß die Wirkung dieses Präparates beim Diabetiker auf einer Stimulation der B-Zellen des Pankreas

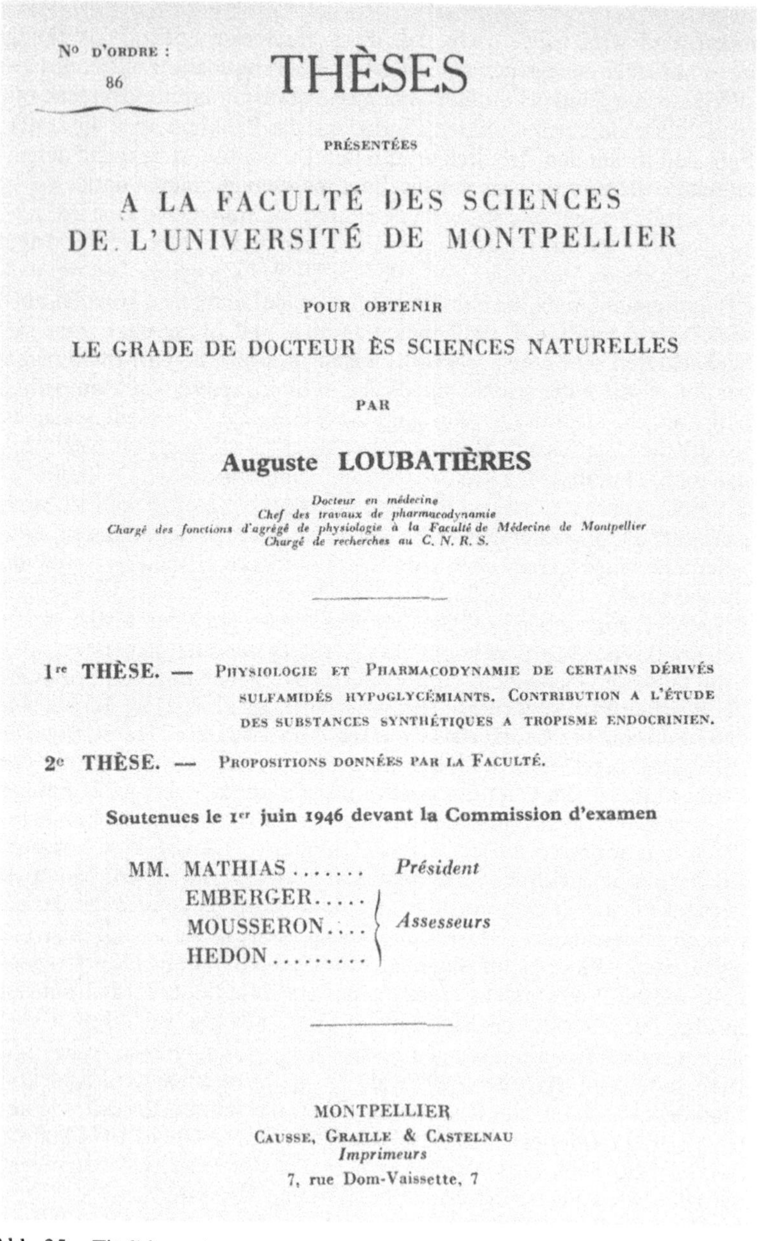

N° d'ordre : 86

THÈSES

PRÉSENTÉES

A LA FACULTÉ DES SCIENCES
DE L'UNIVERSITÉ DE MONTPELLIER

POUR OBTENIR

LE GRADE DE DOCTEUR ÈS SCIENCES NATURELLES

PAR

Auguste LOUBATIÈRES

Docteur en médecine
Chef des travaux de pharmacodynamie
Chargé des fonctions d'agrégé de physiologie à la Faculté de Médecine de Montpellier
Chargé de recherches au C. N. R. S.

1re THÈSE. — Physiologie et Pharmacodynamie de certains dérivés sulfamidés hypoglycémiants. Contribution a l'étude des substances synthétiques a tropisme endocrinien.

2e THÈSE. — Propositions données par la Faculté.

Soutenues le 1er juin 1946 devant la Commission d'examen

MM. MATHIAS .... *Président*
EMBERGER.....
MOUSSERON.... } *Assesseurs*
HEDON ....

MONTPELLIER
Causse, Graille & Castelnau
Imprimeurs
7, rue Dom-Vaissette, 7

Abb. 35. Titelblatt der zweiten naturwissenschaftlichen Dissertation von Loubatières aus dem Jahr 1946 (die Arbeit war schon 1944 eingereicht worden). In ihr behandelte der Verfasser die blutzuckersenkenden Eigenschaften bestimmter Sulfonamidverbindungen. Aus: Loubatières (1969a, S. 36b)

beruhte und offensichtlich nicht – wie dies eine Zeitlang diskutiert wurde – durch eine primäre Schädigung der A-Zellen mit Inhibition des Glukagons (Holt, u.a. 1955, Holt 1954). In der Folgezeit wurde nämlich festgestellt, daß es sich bei den A-Zellveränderungen eher um einen Nebeneffekt handeln mußte.

Loubatières hatte 1946 folgende wichtige Postulate aufgestellt, die sich später als durchaus richtig erweisen sollten (siehe auch Loubatières u.a. 1956):

«Nous considérons donc la concentration en cette sulfamide au contact des cellules de Langerhans, comme le facteur responsable de la libération d'insuline"

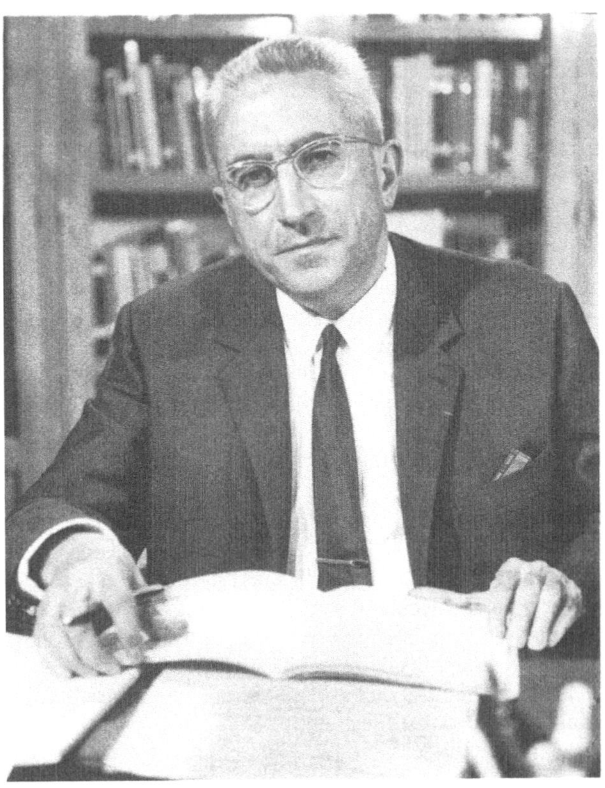

Abb. 36. Auguste Loubatières (geb. 1912). Fotografie durch freundliche Vermittlung von Dr. Munk, Böblingen

und:

„Le para-aminobenzène-sulfamido-isopropyl-thiodiazol apparaît donc comme un agent excitant de l'insulino-sécrétion.“

Diese Ansicht bestätigten 1955 auch I.B. FRITZ und Mitarbeiter mit der Feststellung:

„That the administration of sulfonamide derivates could result in a type of beta cell stimulation which is in the long run nontoxic and even beneficial.“

In Europa und insbesondere in Deutschland sind, zuerst wohl infolge des Kriegsendes und der schwierigen Nachkriegsverhältnisse, die Arbeiten der Montpellienser Schule und insbesondere die Berichte von LOUBATIÈRES nicht sofort zur Kenntnis genommen worden. Einzig in den USA haben – unter Zitierung der Abhandlungen von JANBON und LOUBATIÈRES – 1946 KO KUEL CHEN (geb. 1898), ROBERT C. ANDERSON und NILA MAZE ebenfalls ein Thiodiazolpräparat untersucht und die hypoglykämische Wirkung bestätigt. 1947 konnten JEAN LABARRE und JEAN REUSE sowie 1948 KLAUS VON HOLT (geb. 1925) diese Befunde bestätigen. Während OTTEN in seiner Dissertation angab, daß das von LOUBATIÈRES als hypoglykämisierende Substanz erkannte Sulfonamidpräparat beim Menschen erst angewandt wurde, nachdem in Deutschland die Therapie mit einem anderen Sulfonamidabkömmling, dem Sulfonylharnstoff, erfolgreich erprobt worden war (OTTEN, 1966, S. 61), hat LOUBATIÈRES darauf hingewiesen, daß bereits in den Jahren 1942 bis 1946 drei Patienten mit dem Thiodiazolpräparat in Zusammenarbeit mit JANBON behandelt worden waren. Bei einer 30jährigen Frau mit gutartigem Diabetes und Furunkulose sank der Blutzuckerspiegel kontinuierlich von 220 auf 70 mg-%, bei zwei Mädchen im Alter von 14 bis 18 Jahren waren indes die Sulfonamide wirkungslos.
Aber erst 1955 hat dann LOUBATIÈRES die Wirkung des Thiodiazolderivats beim menschlichen Diabetes in einer Publikation erwähnt.
Inzwischen war in Deutschland sozusagen durch Zufall an zwei Stellen ebenfalls die hypoglykämisierende Wirkung bestimmter Sulfonamidderivate bekannt geworden. Im Jahre 1939 hatten ERICH HAACK (1904–1968) u. Mitarb. bei der Chemischen Fabrik von Heyden in Radebeul bei Dresden erstmals einen unsubstituierten Sulfanilylharnstoff synthetisiert, der als *Euvernil* in den Handel kam. Ein 1951 ebenfalls von HAACK synthetisiertes Derivat *Loranil* mußte trotz guter Wirkungen gegen Infektionen wegen unklarer Nebenwirkungen zurückgezogen werden. In dieser Zeit begann HELLMUTH KLEINSORGE (geb. 1920) ein 1949 von CARSTENS auf

Anregung von HAACK synthetisiertes N_1-Sulfanilyl-N_2-Butylkarbamid mit der Versuchsbezeichnung CA 1022 experimentell und klinisch zu untersuchen. Er stellte eindeutig einen hypoglykämisierenden Effekt fest, der allerdings als unerwünschte Nebenerscheinung angesehen wurde, was die Firma von Heyden veranlaßte, die Verbindung vorläufig noch nicht in den Handel zu bringen, sondern die eigenartige Nebenwirkung erst weiter abzuklären. Aus diesen Gründen erfolgte auch nicht sofort eine Veröffentlichung dieser Ergebnisse. KLEINSORGE konnte erst auf der 18. Tagung der Deutschen Gesellschaft für Verdauungs- und Stoffwechselkrankheiten in Bad Homburg am 5. Oktober 1955 auf seine damaligen Beobachtungen hinweisen, die an 94 Patienten und 10 Ärzten als Versuchspersonen vorgenommen worden waren. KLEINSORGE hat darüber in einer Arbeit, die am 11. Mai 1956 in der „Deutschen Medizinischen Wochenschrift" erschien, im einzelnen berichtet (KLEINSORGE, 1956; siehe auch BARTH u. KLEINSORGE).

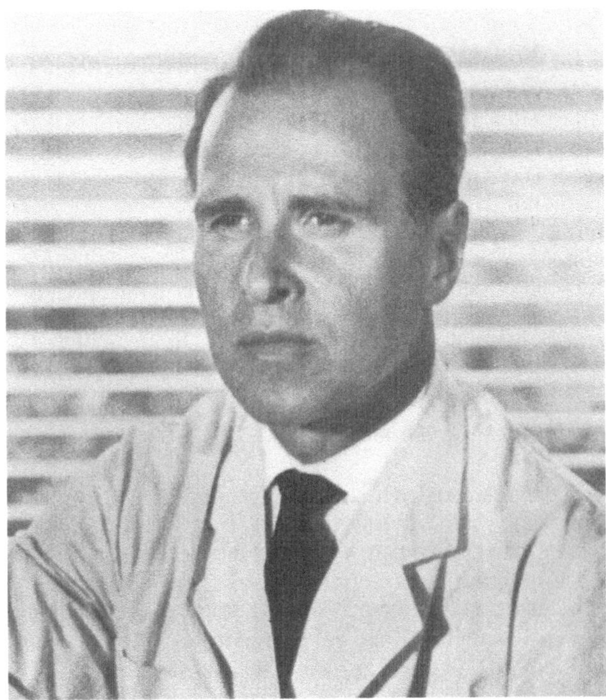

Abb. 37. KARL JOACHIM FUCHS. Fotografie durch freundliche Vermittlung von Dr. MUNK, Böblingen

Aus der I. Inn. Abteilung des Auguste-Viktoria-Krankenhauses Berlin-Schöneberg (Direktor: Prof. Dr. med. Hans Franke †)

Ein neues antidiabetisches Prinzip

Ergebnisse klinischer Untersuchungen

Von H. Franke † und J. Fuchs

Die geniale Bearbeitung des Sulfonamidgebietes unter Führung von Domagk mit vorwiegend bakteriologischen Methoden ist heute zu einem gewissen Abschluß gekommen, so daß man den Eindruck erhält, daß die Sulfonamide etwas stark im Schatten der modernen Antibiotika stehen. Bei heute neu entwickelten Sulfonamiden handelt es sich in der Mehrzahl um Sulfonamid-Mischpräparate, die einen größeren Wirkungseffekt

Abb. 38. Textauszug der ersten deutschen Arbeit über ein „neues antidiabetisches Prinzip" in der „Deutschen Medizinischen Wochenschrift" vom 7. Oktober 1955 von Hans Franke (1909–1955) und Fuchs

Nach seinem Wechsel in die Medizinischen Forschungslaboratorien der Firma C.F. Boehringer & Soehne in Mannheim haben dann Haack und seine Mitarbeiter ab 1953 offensichtlich die gleiche Substanz, mit der Kleinsorge erste klinische Versuche angestellt hatte, erneut synthetisiert (Achelis u. Hardebeck; Achelis, Haack u. Hardebeck; Haack). Dieses Präparat mit der Versuchsbezeichnung BZ 55, mit dem bei niedriger Dosierung ein relativ hoher Blutspiegel erreicht werden konnte, wurde zuerst von Karl Joachim Fuchs an einigen Patienten mit Pneumonie in der 1. Inneren Abteilung des Auguste-Viktoria-Krankenhauses in Berlin-Schöneberg getestet. Dabei stellte Fuchs merkwürdige Nebeneffekte fest. In einem Selbstversuch ergab sich, daß das Präparat

„eine auffällige Müdigkeit, Schweißausbruch, Hungergefühl, Zittrigkeit sowie eine gewisse Euphorie"

auslöste, die Fuchs sogleich an hypoglykämische Effekte denken ließ. Eine Überprüfung im Laboratorium ergab in der Tat eine erhebliche Hypoglykämie. So konnten auch einige Nebenwirkungen bei bestimmten Patienten mit eigenartigen zentral-nervösen Erscheinungen auf die sich allmählich entwickelnde Hypoglykämie zurückgeführt werden. Daraufhin wurde anstelle der Prüfung der Effizienz des Präparates als Chemotherapeutikum die Möglichkeit erörtert, den Wirkstoff BZ 55 als Antidiabetikum einzusetzen, und in der Tat gelang es Fuchs und seinem Lehrer Hans Franke (1909–1955), der noch während der Drucklegung der Arbeit verstarb, an über 50 Patienten, die zum Teil ein Jahr lang beobachtet wurden, eine deutliche Besserung beim Diabetes zu beweisen. Die beiden Autoren waren damals allerdings noch auf der Grundlage tierexperimenteller Forschungen anderer Autoren (SUTHERLAND u. DE DUVE; FERNER, 1948; CREUTZFELDT, 1955; VON HOLT, 1954; VON HOLT, KRÖNER u. KÜHNAU) der Ansicht, daß das Präparat über eine Hemmung der A-Zellen und des Glukagons wirken müsse.

Bereits in dieser ersten Arbeit haben FRANKE und FUCHS auch die tierexperimentellen Befunde von LOUBATIÈRES erwähnt, die dieser 1946 mitgeteilt hatte. Sofort nach Bekanntwerden der ersten Ergebnisse von FRANKE und FUCHS haben in Hamburg auch BERTRAM, ELINOR BENDFELDT und HELLMUT OTTO (geb. 1925) Untersuchungen an 82 Patienten mit Diabetes mellitus von unterschiedlicher Schwere und Krankheitsdauer angestellt und in dem gleichen Heft der „Deutschen Medizinischen Wochenschrift" vom 7. Oktober 1955 ihre Ergebnisse veröffentlicht, in dem FRANKE und FUCHS sowie JOHANN DANIEL ACHELIS (1898–1963) und K. HARDEBECK aus den Medizinischen Forschungslaboratorien der Firma Boehringer Mannheim, die über die tierexperimentellen Versuche berichteten, ihre Befunde publiziert hatten.

Allerdings ist hier anzumerken, daß ACHELIS, HAACK und HARDEBECK vom 4.–7. September 1955 auf der 22. Tagung der Deutschen Pharmakologischen Gesellschaft erstmals die Öffentlichkeit über ihre tierexperimentellen Arbeiten mit BZ 55 unterrichteten, während BERTRAM am 5. Oktober 1955 auf der 18. Tagung der Deutschen Gesellschaft für Verdauungs- und Stoffwechselkrankheiten in Bad Homburg bereits über 100 mit BZ 55 erfolgreich behandelte Diabetiker Mitteilung machen konnte.

Zu Beginn des Jahres 1956 wurde dann das Präparat BZ 55 als *Nadisan* bzw. als *Invenol* und in der DDR das ehemalige Versuchspräparat CA 1022 als *Oranil* auf den Markt gebracht. Ein bei Hoechst synthetisiertes, ähnlich wirkendes Präparat mit der Prüfbezeichnung D 860 war ein N-Methylbenzol-sulfonyl-N-butylkarbamid. Das Präparat der Firma Boehringer Mannheim erhielt die Kurzbezeichnung *Carbutamid*, das Erzeugnis der Farbwerke Hoechst die Bezeichnung *Tolbutamid*. Schon im August 1955 schlossen sich 5 deutsche Kliniken zusammen, um ihre Erfahrungen mit dem neuen Prüfpräparat D 860 gemeinsam auszuwerten, und veröffentlichten – ein Novum in der Geschichte des deutschen medizinischen Zeitschriftenwesens – gemeinsam in der Nummer der „Deutschen Medizinischen Wochenschrift" vom 25. Mai 1956 ihre klinischen und pharmakologischen Ergebnisse. Über die diesen Untersuchungen vorangehenden Tierversuche (MOHNIKE u. STÖTTER; SCHOLZ u. BÄNDER) hatte GUSTAV EHRHART (geb. 1894) bereits kurze Zeit vorher berichtet. HELMUT MASKE (geb. 1921) hatte in einer Einleitung die bisherigen Untersuchungen über oral wirksame blutzuckersenkende Substanzen zusammengefaßt und dabei die Arbeiten von WATANABE mit Guanidin, von JANBON, LOUBATIÈRES und die im Gefolge dieser Tierexperimente von den holländischen Autoren LA BARRE und REUSE 1947 durchgeführten Untersuchungen mit Thiodiazol bei mit Alloxan behandelten Tieren diskutiert. MASKE betonte bereits damals, daß LOUBATIÈRES annahm, die Insulinsekretion würde durch das Sulfonamid stimuliert. Schließlich erwähnte MASKE noch die 1954 von einem Arbeitskreis um VON HOLT wieder aufgenommenen ähnlichen Untersuchungen, auf die schon kurz eingegangen wurde. Bereits nach diesen ersten ausführlicheren Feldstudien konnte MASKE konstatieren:

„Es dürfte kein Zweifel daran bestehen, daß bei einer Gruppe vorwiegend älterer Diabetiker Insulin ganz oder teilweise durch BZ 55 ersetzt werden kann.“

D 860 wurde vor allem schnell in Amerika beliebt, da es wegen seiner fehlenden chemotherapeutischen Wirkungen und der geringeren Nebenwirkungen dort rasch zugelassen wurde. Seit September 1956 war es in Deutschland als *Rastinon* der Farbwerke Hoechst, als *Artosin* der Firma Boehringer und Soehne, Mannheim, sowie als *Orabet* der VEB Chemische Fabrik von Heyden im Handel.
1960 schließlich wurde die Prüfung eines weiteren Sulfonamidderivats, des *Glycodiazins* (2-Benzolsulfonamido-5-methoxypyrimidin), gemeinsam von den Firmen Bayer und Schering eingeleitet und 1964 das Präparat unter dem Warenzeichen *Redul* ausgeboten (GERHARDS u. a.). Über 13000 Diabetiker wurden getestet, bevor die Substanz in den Handel gelangte (GUTSCHE; MEILER). Wenige Jahre später, 1966, gelang es wiederum den Firmen Boehringer und Hoechst, ein zweihundertmal stärker wirksames Präparat (H 419) als das ursprüngliche Tolbutamid aufzufinden, das unter dem Generic name *Glybenclamid* seit 1969 zur Verfügung steht. Es wurde zuerst als *Daonil* von den Farbwerken Hoechst und als *Euglucon* von Boehringer in Mannheim ausgeliefert und wird nunmehr als *Euglucon 5* vertrieben (AUMÜLLER u.a.; GUTSCHE u.a.; LOUBATIERES u. MARIANI; MEHNERT u. KARG; QUABBE u. KLIEMS; RAPTIS u. PFEIFFER; RAPTIS u. a.; SCHMITT u. a.; SCHWARZ u. a.; siehe auch LEVINE u. PFEIFFER).
Nach Einführung des *Glybenclamids* stellten sich jedoch eigenartige Hypoglykämien ein, die oft erst nach einer gewissen Latenzzeit auftraten. Die ersten Beobachter dieser Nebenwirkung H. GOTTESBÜHREN und Mitarbeiter aus der Medizinischen Universitätsklinik Marburg, mußten auf dem 76. Kongreß der Deutschen Gesellschaft für Innere Medizin 1970 über acht Fälle von Hypoglykämie berichten, von denen zwei tödlich endeten. Diese Beobachtungen wurden ein Jahr später von verschiede-

ner Seite bestätigt (s. BERGER). Die Arzneimittelkommission der Deutschen Ärzteschaft reagierte sofort und erließ bereits am 1. August 1970 eine Warnung im *„Deutschen Ärzteblatt“*, wobei betont wurde, daß es sich

„bei Glibenclamid um ein hochwirksames orales Antidiabetikum, das eine stärkere Stimulierung des Inselapparates ausübt als die anderen oralen Antidiabetika“

handele, aber daß gerade bei diesem Präparat

„eine Neigung zu hypoglykämischen Reaktionen gelegentlich erst drei bis sechs Wochen nach Therapiebeginn beobachtet wurde“.

In den Jahren 1967 bis 1972 wurde von der Firma Hoffmann-La Roche ein weiteres Sulfonylharnstoffderivat, das *Glibornurid,* geprüft, das als *Glutril* in die Diabetestherapie eingeführt wurde (BEYER u. a.; CORDES u. a.; DUBACH u. BÜCKERT; LORCH u. a.). Als neueste Entwicklung darf ein Derivat des Benzolsulfonylsemikarbazid mit dem Generic name *Glisoxepid* erwähnt werden, das von den Firmen Bayer und Schering gemeinsam entwickelt wurde und 1974 als *Pro-Diaban* in den Handel kam (PULS u.a.; SCHÖFFLING u.a.; SCHÖFFLING (Hrsg.).
Abschließend darf man feststellen, daß seit den ersten Berichten von LOUBATIÈRES über die blutzuckersenkende Wirkung eines Sulfonamids eine Flut von Arbeiten eingesetzt hat, die heute selbst der Diabetologe kaum noch übersehen kann. Die Aufklärung der Wirkungsweise dieser oralen Antidiabetika nicht nur vom Sulfonamid-, sondern auch vom Bi-Guanidcharakter wirft allerdings neue Probleme und Fragestellungen auf. Inzwischen sind die Möglichkeiten und Grenzen der Therapie mit oralen Antidiabetika klarer erkannt worden, und das von JOSLIN immer wieder betonte Prinzip der *„Therapie-Trias“* mit *„Insulin, Diat* und *körperlicher Betätigung“* ist zwar durch die Variante der oralen Antidiabetika bereichert worden, kann aber durch diese Präparate bisher nicht ersetzt werden.

Ausblick

Wir hatten diese medizinhistorische Darstellung der Entwicklung der Kenntnisse von der Zuckerkrankheit und ihrer Behandlung mit der Feststellung des griechischen Arztes ARETAIOS VON KAPPADOZIEN eingeleitet: *„Der Diabetes ist eine rätselvolle Krankheit"*, und darauf hingewiesen, daß wir als Grundlage unserer Übersicht nicht die bisher meist übliche chronologische Betrachtungsweise, sondern ein sog. *„Sanduhrmodell"* verwenden wollten. So wurden nacheinander die Perioden der *klinischen Beschreibung,* der *diagnostischen Abklärung* mittels *anatomischer* und *pathologischer Befunde* und die *biochemischen Erkenntnisse* behandelt, bevor im therapeutischen Teil die *Entdeckung des Insulins,* die *diätetische Therapie* und die *oralen Antidiabetika* besprochen wurden.
Aber glaubte man 1921 mit der Entdeckung des Insulins nunmehr die alles erklärende Basis, sozusagen das Standglas, in das alle Erkenntnisse einmündeten, gefunden zu haben, so muß man heute feststellen, daß sich mit der Darstellung und Verwendung des Insulins bloß die *Sanduhrenge* kennzeichnen läßt, durch die für kurze Zeit alle so divergierenden Befunde und Versuchsergebnisse gebündelt wurden. Schon bald mußte man nämlich erkennen, daß die drei Arbeitsrichtungen in der Diabetologie, die *Klinik,* die *anatomische Pathologie* und die *Biochemie,* wieder neue Rätsel aufgaben und das Insulin keineswegs der Schlußstein der Entwicklung war, als den man es in den zwanziger Jahren angesehen hatte.
Erst das durch die Insulintherapie möglich gewordene längere Überleben vor allem der bisher so gefährdeten juvenilen Diabeteskranken führte zum Auftreten von durch die Zuckerkrankheit ausgelösten Komplikationen, die früher kaum beobachtet werden konnten. Während das gefürchtete, lebensbedrohende Coma diabeticum immer seltener wurde, traten andere chronische Folgekrankheiten immer stärker in den Vordergrund oder wurden überhaupt erst als solche erkannt. 1875 faßten erstmals THEODOR LEBER (1840–1917) und 1890 JULIUS HIRSCHBERG (1843–1925) die bisher nur sporadisch veröffentlichten Befunde von *Augenerkrankungen bei Diabetikern* zusammen (FISCHER, 1954 u. 1957). Den ersten Fall einer Retinopathie bei einem Patienten mit Glykosurie hatte klar und eindeutig 1869 HENRY DEWEY NOYES (1832–1900) beschrieben, vorher beobachteten 1855 EDUARD JAEGER (1818–1884), 1858 LOUIS AUGUSTE DESMARRES (1810–1882) und 1866 EUGENE BOU-

CHUT (1818–1891) ähnliche Fälle, aber sie schrieben die Augenbefunde einer sekundären Nephritis zu, da sie auch eine Albuminurie feststellten (FISCHER, 1954). Doch erst in unserer Zeit wurde das ganze Ausmaß dieser Komplikationsmöglichkeit offenbar.

Erst 1936 indes betrachtete der amerikanische Pathologe PAUL KIMMELSTIEL (geb. 1900) zusammen mit CLIFFORD WILSON die Symptome der Albuminurie mit Ödemen, sowie mit Hypertonie, Azetämie und Retinopathie als Folgen einer chronischen *diabetischen Nephropathie* als ein Syndrom, das seither die Namen der Erstbeschreiber trägt (LAIPPLY u.a.; PAYNE u. POULTON; SCHUMACHER, 1961, S. 29ff.).

KIMMELSTIEL und WILSON hatten in ihrer Arbeit aus dem Jahre 1936 bereits auf eine ganz besonders wichtige Veränderung beim chronischen Diabetes aufmerksam gemacht, die heute zur Diagnose eines latenten Diabetes herangezogen wird, die eigenartige hyaline Verdickung des interkapillären Bindegewebes. Sie behaupteten schon damals:

„*Cases are described which show a striking hyaline thickening of the intercapillary connective tissue of the glomerulous. Evidence is presented which indicates that the change is degenerative in nature and suggests that arteriosclerosis and diabetes may play a part in its causation.*“

Eigentlich erst durch diese Zuordnung wurde die Aufmerksamkeit der Forscher auf das *Gefäß-System des Diabetikers* gelenkt (SCHUMACHER, 1961, S. 29ff.), und man fand nun sehr bald signifikante Korrelationen von Koronarerkrankungen und solchen der peripheren Arterien mit Diabetes. Auf diesen klinischen Befunden aufbauend, haben auch die Pathologen interessante Einblicke in den durch die Zuckerkrankheit veränderten Aufbau der Gefäßwände gewonnen, die bereits zum Teil diagnostisch genutzt werden können.

Erst die Entdeckung des Insulins löste darüber hinaus eine intensive Forschungsarbeit aus, die der Frage galt, wie Insulin in den Langerhansschen Zellen gebildet und aus diesen freigesetzt wird. Sie hing auch eng mit der Diskussion um die Wirkungsweise der oralen Antidiabetika zusammen.

Die biochemische Forschung, die 1921 annehmen konnte, daß mit der Isolierung des für den Kohlenhydratstoffwechsel verantwortlichen Hormons alle Fragen um die Zuckerkrankheit geklärt seien, mußte bald erkennen, daß das Insulin auch in den *Eiweiß- und Fettstoffwechsel* eingreift und daß seine Wirkung, wie dies 1930 HOUSSAY und 1937 YOUNG feststellten, mit der Funktion der Hypophyse in Zusammenhang steht, so daß zunehmend die Theorie diskutiert wird, ob nicht die sog. „Zuckerkrankheit“ überhaupt primär durch eine Fettstoffwechselstörung ausgelöst wird.

1963 schließlich faßte A. BISCHOFF die verschiedenen Erscheinungen der diabetischen *Neuropathie* in einer Monographie zusammen (s.a. ENDTZ).
Ausgerechnet Insulin, das so überaus erfolgreich beim einzelnen Diabetiker eingesetzt werden kann und Millionen von Zuckerkranken nicht nur ihr Leben verlängert, sondern ihnen erlaubt, ein erfülltes Leben zu leben, hat infolge der höheren Lebenserwartung der Diabetiker zur geradezu *explosionsartigen Zunahme der Diabetesfälle* geführt (CONN), da häufig Diabetiker, schon wegen der gemeinsamen Diät, heiraten und dann diabetische oder zum Diabetes disponierte Nachkommen in solchen Ehen geboren werden. Eng damit hängen die Fragen um die rechtzeitige *Erkennung eines latenten Diabetes* und die *Prophylaxe* vor dem Manifestwerden zusammen.
Es war also ein Trugschluß zu hoffen, daß mit der Entdeckung des Insulins alle Fragen um die *„geheimnisvolle Krankheit"* gelöst werden könnten, und erst unsere Generation hat die Sanduhrform der Diabetesforschung erkannt. Ob sich die inzwischen wieder weit divergierenden Forschungsrichtungen in der modernen Diabetologie durch neue spektakuläre Befunde ein zweites Mal bündeln lassen oder ob noch Generationen von Diabetologen, Pathologen, Statistikern und Biochemikern sich mit den kleinen Schritten wissenschaftlicher Erkenntnis begnügen müssen und allenfalls Bausteine liefern können für ein Gebäude, dessen Architektur nur in Umrissen geahnt werden kann, vermag heute niemand zu sagen.
Erinnern wir uns daher einer Behauptung des im 1. nachchristlichen Jahrhundert lebenden römischen Arztes SCRIBONIUS LARGUS, daß *„medicamenta divinum munus ene"*, *„die Arzneien die Hände der Götter"* seien. Der von den Göttern wohl Gelittene hat die Chance, den von diesen ausgesandten jugendlichen Glücksgott, den *„Kairos"*, beim Vorbeihuschen an seinem sprichwörtlichen Schopfe zu packen, aber die Götter versagen sich den Menschen oft, und kein Sterblicher weiß, warum. So gilt für alle medizinischen Forscher und vor allem auch für die Diabetologen nach wie vor der alte HIPPOKRATISCHE Aphorismus:
„Ὁ βίος βραχύς, ἡ δὲ τέχνη μακρή, ὁ δὲ καιρὸς ὀξύς, ἡ δὲ πεῖρα σφαλερή, ἡ δὲ κρίσις χαλεπή"
„Das Leben ist kurz, die Kunst ist lang, der rechte Augenblick ist rasch enteilt, die Erfahrung ist trügerisch, das Urteil schwierig!"

Literaturverzeichnis

ABEL, J.J.: Crystalline Insulin. Proc. Nat. Acad. Sci. (Washington) **12**, 132–136 (1926).

ABEL, J.J., GEILING, E.M.K.: Research on Insulin. Is Insulin an unstable Sulphur Compound? J. Pharmacol. exp. Ther. **25**, 423–448 (1925).

ABEL, J.J., GEILING, E.M.K., BOUILLER, C.A., BELL, F.K., WINTERSTEINER, O.: Crystalline Insulin. J. Pharmacol. exp. Ther. **31**, 65–85 (1927).

ACHELIS, J.D., HAACK, E.: Schlußwort (zu Arbeit KLEINSORGE). Dtsch. med. Wschr. **81**, 751 (1956).

ACHELIS, J.D., HAACK, E., HARDEBECK, K.: Über neue blutzuckersenkende Substanzen. Arch. exp. Path. Pharmakol. **228**, 163–165 (1956).

ACHELIS, J.D., HARDEBECK, K.: Über eine neue blutzuckersenkende Substanz. (Vorläufige Mitt.) Dtsch. med. Wschr. **80**, 1452–1455 (1955).

ACKERKNECHT, E.H.: Geschichte und Geographie der wichtigsten Krankheiten. Stuttgart, Enke 1963, S. 144.

AJGAONKAR, S.S.: Diabetes mellitus seen in Ancient Ayurvedic Medicine. Insulin Metab., Suppl. Diabetes Ass. India **12**, 1–19 (1972).

ALEXANDER VON TRALLES: De arte medica. Lausanne 1772, Lib. 9, Cap. 8, S. 34. Dtsch. Übers.: Alexander von Tralles. Ein Beitrag zur Geschichte der Medizin. Hrsg. v. T. PUSCHMANN, Bd. 2, Wien 1879, S. 493.

ALLAN, F.N.: History of Treatment of Diabetes by Diet. J. Amer. Diet. Ass. **6**, 1–9 (1939).

ALLAN, F.N.: Diabetes Before and After Insulin. Med. Hist. (London) **16**, 266–273 (1972).

ALLEN, F.M.: Studies Concerning Diabetes. J. Amer. Med. Ass. **63**, 939–943 (1914).

ALLEN, F.M.: The Role of Fat in Diabetes. Amer. J. Med. Sci. **153**, 313–371 (1917).

ALLEN, F.M., STILLMAN, E., FITZ, R.: Total Dietary Regulation in the Treatment of Diabetes. Rockefeller Institute for Medical Research Monographies, Nr. 11, New York 1919.

ALLEN, F.M.: Protein Diets and Undernutrition in Treatment of Diabetes. J. Amer. Med. Ass. **74**, 571–577 (1920).

Allen, F. M.: Arnoldo Cantani. Pioneer of Modern Diabetes Treatment. Diabetes **1**, 63–65 (1952).

Alvaniti, C. S.: Überdie Harnruhr (Diabetes). Med. Diss. München 1852.

Alzona, F., Orlandi, G. B.: Sul potere ipoglicemizzante dei saccaromiceti viventi e dei succhi ed estratti di lievito di birra. Rif. med. **41**, 529–532 (1925).

Amatus Lusitanus: Curationes medicinales. Venedig 1566, T. 1, Cent. 2, Cap. 4, S. 387.

Ambrosiani, F.: Dello zucchero nelle urine e nel sangue dei diabetici. Ann. univ. med. chir. (Mailand) **74**, 160–166 (1835).

Ambrosiani, F.: De l'existence du sucre dans les urines et dans le sang des diabetiques. J. chim. méd., 130 (1836).

Ammon, R.: E. J. Lesser's Beitrag zur Insulin-Forschung. Medizinische. Nr. 12, 397–398 (1954).

Ammon, R.: Ernst Josef Lesser und sein Beitrag zur Entdeckung des Insulins. Mannheimer Hefte (Boehringer). 29–37 (1968).

Anderson, F. J.: John Rollo's Patient. J. Hist. Med. **20**, 163–164 (1965).

Angrisani, V.: Evoluzione storica della malattia diabetica alla luce delle ricenti acquisizioni degli ultimi cento anni. Atti 2. Congr. intern. storia Med. Siena 1968. Bd. 1. Rom 1969, S. 649–658.

Aretaios: Opera omnia. In: Medicorum Graecorum Opera. Hrsg. v. C. G. Kühn, Bd. 24, Leipzig 1828, S. 131 ff. und: Corpus Medicorum Graecorum. Hrsg. v. C. Hude, Bd. 2, 2. Aufl. Berlin 1958, S. 65 ff. Dtsch. Übers.: Von den Ursachen und Kennzeichen rascher und langwieriger Krankheiten. Hrsg. v. F. O. Dewez, Wien 1790, S. 255 ff.

Arneth: Über insulinresistente Diabetiker. Klin. Wschr. **4**, 1169–1170 (1925).

Arnozan, C. L., Vaillard, L.: Contribution à l'étude du pancréas du lapin. Lésions provoquées par la ligature du canal de Wirsung. Arch. physiol. norm. path. 3. sér. **3**, 287–316 (1884).

Aubertin, E.: L'insuline. Paris 1926.

Aumüller, W., Bänder, A., Heerdt, R., Muth, K., Pfaff, W., Schmidt, F. H., Weber, H., Weyer, R.: Ein neues hochwirksames orales Antidiabeticum. Arzneimittel-Forsch. **16**, 1640–1641 (1966).

Ausset: Quelques expériences à propos du traitement du diabète. Bull. méd. Nord (Lille) **34**, 320–323 (1895).

Ausset: Traitement du diabète pancréatique par l'ingestion du pancréas du veau. Sem. méd. **15**, 376 (1895).

Avenzoar: Opera. Venedig 1490, Lib. 2, Tract. 2, Cap. 6, fol. 25.

Avicenna: Liber canonis. Basel 1556, Lib. 3, Fen. 19, Tract. 2, Cap. 17 f., fol. 684 ff.

Bang, I.: Über Bestimmung des Blutzuckers. Biochem. Zschr. **7**, 327–328 (1908).

Bang, I.: Der Blutzucker. Wiesbaden 1913, S. 20ff.

Bang, I., Lyttkens, H., Sandgrein, J.: Über die Bestimmung des Blutzuckers. Zschr. physiol. Chem. **65**, 497–503 (1910).

Banting, F.G., Best, C.H., Collip, J.B., Campbell, W.R., Fletcher, A.A.: Pancreatic Extracts in the Treatment of Diabetes mellitus. Canad. Med. Ass. J. **12**, 141–146 (1922).

Banting, F.G., Best, C.H., Collip, J.R., MacLeod, J.J.R., Noble, E.C.: The Preparation of Pancreatic Extracts Containing Insulin. Proc. Transact. Roy. Soc., Canad. Sect. 5, **16**, 27–30 (1922).

Banting, F.G., Best, C.H., MacLeod, J.J.R.: The Internal Secretion of the Pancreas. Amer. J. Physiol. **59**, 479 (1922).

Banting, F.G., Best, C.H.: The Internal Secretion of the Pancreas. J. Lab. clin. Med. **7**, 251–266 (1922).

Baquet, R.: Les conseils aux diabétiques d'Apollinaire Bouchardat. Maroc méd. **51**, 250–253 (1971).

Barach, J.H.: Historical Facts in Diabetes. Ann. med. Hist. **10**, 387–401 (1928).

Barach, J.H.: Diabetes. Oxford 1949, S. 1ff.

Barr, M.L., Rossiter, R.J.: James Bertram Collip (1892–1965). In: Biographical Memoirs of Fellows of The Royal Society. **19**, 235–267 (1973).

Barron, M.: The Relation of the Islets of Langerhans to Diabetes with Special Reference to Cases of Pancreatic Lithiasis. Surg. Gyn. Obstetr. **31**, 437–448 (1920).

Barthelheimer, H., Lorentz, K.: Diabetes. Dtsch. med. J. Festausg. 1860–1960, S. 33–35.

Barth, H., Kleinsorge, H.: Pharmakologische und klinische Untersuchungen mit Sulfanilylharnstoffen. Zschr. ges. inn. Med. Beih. **11**, 124–139 (1959).

Bartholin, T.: Anatomia ex Caspari Bartholini Parentis Institutionibus, omnium quae Recentiorum et Propriis Observationibus. Den Haag 1655, S. 78ff.

Battistini, F.: Über zwei Fälle von Diabetes mellitus mit Pankreassaft behandelt. Ther. Mhefte **7**, 494–498 (1893).

Bauhin, C.: Theatrum anatomicum. Frankfurt/Main 1590, Lib. 1, Cap. 19, S. 133 und S. 297, T. 36, 1.

Baumel, L.: Calculs pancréatiques observés dans un cas de diabète maigre. Montpellier méd. **46**, 105–114 (1881).

Baumel, L.: Pancréas et diabète. Montpellier méd. **47**, 406–413 (1881).

Baumel, L.: Pancréas et diabète. Montpellier méd. **48**, 31–40 u. 442–463 (1882).

BAYLISS, W. M., STARLING, E. H.: The Mechanism of Pancreatic Secretion. J. Physiol. **28**, 326–353 (1902).

BAYLISS, W. M., STARLING, E. H.: On the Uniformity of the Pancreatic Mechanism in Vertebrata. J. Physiol. **29**, 174–180 (1903).

BAYLISS, W. M., STARLING, E. H.: The Chemical Regulation of the Secrètory Process. Proc. Roy. Soc. B **73**, 310–322 (1904).

BECKER, F. J.: Über das Verhalten des Zuckers im thierischen Stoffwechsel. Zschr. wiss. Zool. **5**, 123–178 (1854).

BECKER, V.: Paul Langerhans – 100 Jahre nach seiner Doktorarbeit. Dtsch. med. Wschr. **95**, 358–362 (1970).

BEIN, H. J.: The Pharmacology of Rauwolfia. Pharmacol. Rev. **8**, 435–483 (1956).

BENEDICT, S. R.: The Detection and Estimation of Reducing Sugars. J. Biol. Chem. **3**, 101–107 (1907).

BENEDICT, S. R.: A Reagent for the Detection of Reducing Sugars. J. Biol. Chem. **5**, 485–487 (1909).

BENSLEY, R. R.: Studies on the Pancreas of the Guinea Pig. Amer. J. Anat. **12**, 297–388 (1911–12).

BERARD, P. H., COLIN, G.: Mémoire sur l'extirpation du pancréas. Bull. Acad. Méd. Paris **22**, 1049–1061 (1856–57) und **23**, 250–264 (1857–58).

BERG, A.: 40 Jahre Insulin. Münch. med. Wschr. **104**, 1–3 (1962).

BERG, A.: Die Entwicklung der Lehre vom Diabetes bis zur Gewinnung des Insulins. Münch. med. Wschr. **104**, 807–815 (1962).

BERGER, W.: 88 schwere Hypoglykämiezwischenfälle unter der Behandlung mit Sulfonylharnstoffen. Schweiz. med. Wschr. **101**, 1013–1022 (1971).

BERNARD, C.: Le suc gastrique et son rôle dans la nutrition. Thèse méd. Paris 1843.

BERNARD, C. [illegible] les causes de l'apparition du sucre dans l'urine. Gaz. méd. Paris **5**, 72 (1852).

BERNARD, C.: Recherches sur les usages du suc pancréatique dans la digestion. C. R. Acad. Sci. Paris **28**, 249–253 u. 283–285 (1849).

BERNARD, C.: Du suc pancréatique et de son rôle dans les phénomènes de la digestion. C. R. Soc. biol. Paris (Mém.). **1**, 99–115 (1850).

BERNARD, C.: Leçons de physiologie expérimentale. Bd. 2. Paris 1856, S. 274 ff.

BERNARD, C.: Mémoire sur le pancréas . . . C. R. Acad. Sci. Paris, Suppl. **1**, 379–563 (1856).

BERNARD, C.: Sur le mécanisme physiologique de la formation du sucre dans le foie. C. R. Acad. Sci. Paris **44**, 578–586 (1857).

BERNARD, C.: Remarque sur la formation de la matière glycogène. Gaz. méd. Paris **13**, 480–483 (1857).

Bertram, F.: Zum Wirkungsmechanismus des Synthalins. Dtsch. med. Wschr. **53**, 2115–2116 (1927).

Bertram, F.: Zur Wirkungsweise des Synthalins. Dtsch. Arch. klin. Med. **158**, 76–97 (1928).

Bertram, F.: Über die medikamentöse Behandlung des Diabetes mellitus. (Mit Ausschluß der parenteralen Insulintherapie). Klin. Wschr. **26**, 1211–1214 (1928).

Bertram, F.: Die Behandlung des Diabetes mellitus mit kleinen Dosen von Guanidinderivaten. Med. Klin. **24**, 1229–1232 (1928).

Bertram, F.: Über ein peroral wirksames Antidiabetikum (BZ 55). Verh. Dtsch. Ges. Verdauungs-Stoffwechselkrh. 18. Tag. 1955, Stuttgart, Thieme 1956, S. 276.

Bertram, F., Bendfeldt, E., Otto, H.: Über ein wirksames perorales Antidiabetikum. Dtsch. med. Wschr. **80**, 1455–1460 (1955).

Bertram, F., Michael, G. (Hrsg.): 1. Internat. Biguanid Symp. Aachen 1960, Stuttgart, Thieme 1960.

Besson, S.: La priorité de la d' ecouverte de l'insuline. Mon. pharm. **25**, 2607 (1971).

Best, C.H.: The Discovery of Insulin. Proc. Amer. Diab. Ass. **6**, 87–93 (1947).

Best, C.H.: The Internal Secretion of the Pancreas. Canad. Med. Ass. J. **87**, 1046–1051 (1962).

Best, C.H.: Probleme der Diabetesforschung. Med. Prisma (Boehringer, Ingelheim) Heft 12, 1–22 (1963).

Best, C.H.: Nineteen Hundred Twenty-One in Toronto. Diabetes **21**, 385–395 (1972).

Beyer, J., Cordes, U., Krall, H., Sell, G., Schöffling, K.: Extrapankreatische Wirkungen von Sulfonylharnstoffen. Arzneimittel-Forsch. **22**, 2167–2172 (1972).

Bibergeil, H.: 50 Jahre Insulin. Rückblick und Ausschau. Dtsch. Ges.wesen **27**, 721–728 (1972).

Biot, C.: Sur un caractère optique à l'aide duquel on reconnait immédiatement les sucs végétaux qui peuvent donner du sucre analogue au sucre de cannes et ceux qui ne peuvent donner que du sucre semblable au sucre de raisin. Ann. chim. phys. **52**, 58–72 (1833).

Biot, C.: Sur l'emploi des caractères optiques comme diagnostic immédiat du diabète sucré. Gaz. méd. Paris **9**, 17–20 (1841).

Bischoff, A.: Die diabetische Neuropathie. Stuttgart, Thieme 1963.

Bischoff, A.: Das klinische Erscheinungsbild der diabetischen Neuropathie. In: Diabetes im Bild (Hoechst) Heft 1, o.J.

Blum, F.: Über Nebennierendiabetes. Dtsch. Arch. klin. Med. **71**, 146–167 (1901).

Blum, L.: Über Weizenmehlkuren bei Diabetes mellitus. Münch. med. Wschr. **58**, 1433–1439 (1911).

Blumenthal, F.: Über Organsafttherapie bei Diabetes mellitus. Zschr. diät. phys. Ther. **1**, 250–258 (1898).

De le Boe-Sylvius, F.: Praxeos medica Appendix. In: Opera medica. Amsterdam, Elsevir 1680, Cap. 5, S. 724ff.

Boissier de Sauvages, F.: Nosologia methodica. Bd. 3, 2, Amsterdam, Tournes 1763, Class. 9, 25, S. 184ff.

Bonet, T.: Sepulchretum siva Anatomia practica. Genf, Chouët 1679, S. 626f.

Bordeu, T. de: Recherches sur les maladies chroniques. VI: Analyse médicinale du sang. Paris 1775.

Borsieri, G.B. (de Kanefeld): Institutiones medicinae practicae Bd. 4,1 Leipzig 1790, Cap. 17, S. 203, S. 488.

Böttger, H.: Diabetes mellitus-dringliche Aufgabe ärztlicher Forschung gestern und heute. Ther. Ber. (Bayer) **37**, 3–6 (1963).

Bouchardat, A.: Nouvelles recherches sur la nature et le traitement de la maladie connue sous le nom de diabète. C. R. Acad. Sci. Paris **6**, 337–338 (1838).

Bouchardat, A.: Du diabète sucré ou glucosurie. Mém. Acad. Méd. Paris **16**, 69–212 (1852).

Bouchardat, A.: De la glycosurie ou diabète sucré. Paris 1875.

Bouchardat, A., Sandras: Des fonctions du pancréas et de son influence dans la digestion des féculents. C. R. Acad. Sci. **20**, 1085–1091 (1845).

Bouchut, E.: Du diagnostic des maladies du système nerveux par l'ophtalmoscopie. Paris 1866, S. 442.

Boussingault, J.B.: Sur la sorbite, matière sucrée analogue à la mannite. . . C. R. Acad. Sci. (Paris) **74**, 939–942 (1872).

Bovet, D., Dubost, P.: Activité hypoglycémiante des aminobenzènesulfamidoalkythiodiazols. Rapports entre la constitution et l'activité pharmacodynamique. C. R. Soc. Biol. Paris **138**, 764–765 (1944).

Bradley, R.F.: Role of Oral Blood Sugar Lowering Agents in the Managment of Diabetes. Ann. N. Y. Acad. Sci. **82**, 513–530 (1959).

Brachmachari, H.D., Augusti, K.T.: Hypoglycaemic Agents from Indian Plants. J. Pharm. Pharmacol. **13**, 381–382 (1961).

Brand, E.: Diabetes mellitus, mit Galle behandelt. Dtsch. Klin. **2**, 59–63 (1850).

Bright, R.: Cases and Observations Connected with Disease of the Pancreas and Duodenum. Med. Chir. Transact. **18**, 1–56 (1833).

Brincken, v.: Ein durch Natr. salicyl. geheilter Fall von Diabetes mellitus. Dtsch. med. Wschr. **3**, 469–471 (1877).

Brincken, v.: Weiterer Verlauf zweier mit Natr. salicyl. behandelter Fälle von Diabetes mellitus. Dtsch. med. Wschr. **3**, 602 (1877).

Broek, J.H. van der: Nähere Untersuchungen einiger der wichtigsten Methoden, um die Gegenwart von Zucker in den Flüssigkeiten des thierischen Körpers nachzuweisen Arch. Holländische Beitr. anat. physiol. Wiss. **1**, 175–184 (1847).

Brugsch, T.: Diabetes mellitus. Zschr. ärztl. Fortb. **21**, 586–589 (1924).

Brunner, J.C.: Experimenta nova circa Pancreas. Amsterdam Weltsten 1682.

Brunner, J.C.: De experimentis circa Pancreas novis confirmatis. Misc. Cur. Ephemerid. Nat. Cur. Dec. 2, Ann. 7, Obs. **132**, 243–248 (1688).

Buhl, v.: Uber diabetisches Coma. Zschr. Biol. **16**, 413–442 (1880).

Bungard, G.: Die Zuckeraustauschstoffe-Sorbit. Dtsch. Apoth. **21**, 348–358 (1969), **23**, 429–438 (1971), **24**, 171–175 (1972).

Bürgi, E.: Über die mutmaßlichen Schwefelwirkungen bei Diabetes mellitus. Dtsch. med. Wschr. **53**, 222 (1927).

Bürgi, E., Gordonoff, I.: Zur Pharmakologie des Schwefels. Klin. Wschr. **5**, 466 (1926).

Caelius Aurelianus: On Acute Diseases and on Chronic Diseases. Lateinisch und Englisch. Hrsg. v. I. E. Drabkin, Chicago 1950, chronische Krankheiten, Buch 3, Kap. 7, S. 776f.

Campanacci, D., Balducci, R.: Hypoglykämische Wirkungen des Schwefels. Klin. Wschr. **5**, 2166–2167 (1926).

Campbell, W.R.: Paul Langerhans 1847–1888. Canad. Med. Ass. J. **79**, 855–856 (1958).

Campbell, W.R.: Anabasis. Canad. Med. Ass. J. **87**, 1055–1061 (1962).

Cantani, A.: Der Diabetes mellitus. Dtsch. Übers. v. S. Hahn, Berlin 1877, S. 1ff.

Caparelli, A.: Über die Funktion des Pankreas (Bauchspeicheldrüse). Biol. Zbl. **12**, 606–608 (1892).

Cardano, G.: De Rerum Proprietate. Lyon, Lib. 8, Cap. 44, S. 429.

Cardano, G.: De Vita Propria. Paris 1643. Dtsch. Übers.: Des Girolamo Cardano von Mailand eigene Lebensbeschreibung. Hrsg. v. H. Hefele, München, Kösel 1969, S. 27.

Cassius Felix: De Medicina ex Graecis Logicae Sectae Auctoribus Liber. Hrsg. v. V. Rose, Leipzig 1879, § 46, S. 116.

Cawley, T.: A Singular Case of Diabetes, Consisting Entirely in the Quality of the Urine; with An Inquiry into the Different Theories of that Disease. London Med. J. **9**, 286–308 (1788).

Cawley, T.: Von einer Harnruhr, bey der bloss die Eigenschaft des Urins verändert wurde, nebst einigen Bemerkungen über die verschiedenen

Theorien von dieser Krankheit. Samml. auserl. Abh. pract. Ärzte **13**, **1**, 112–133 (1789).
CECIL, R.L.: A Study of the Pathological Anatomy of the Pancreas in ninety Cases of Diabetes mellitus. J. exp. Med. **11**, 266–290 (1909).
CELSUS, A.C.: De Medicina. In: Corpus Medicorum Latinorum. Hrsg. v. F. MARX, Bd. 1, Leipzig 1915, Lib. 4, Cap. 20 (28,2). Dtsch. Übers.: Aulus Cornelius Celsus über die Arzneiwissenschaft. Übers. v. E. SCHELLER, Hrsg. v. W. FRIEBOES, 2. Aufl. Braunschweig 1906, S. 204 f.
CESALPINO, A.: Κατουτπον sive Speculum artis medicae Hippocraticum. Frankfurt 1605, Lib. 1, Cap. 2, fol. 3ff. und Lib. 7, Cap. 32, fol. 574.
CHEN, K.K., ANDERSON, R.C., MAZE, N.: Hypoglycemic Action of Sulfanilamido-cyclopropylthiazole in Rabbits and its Reversal by Alloxan. Proc. Soc. exp. Biol. **63**, 483–486 (1946).
CHEVREUL, M.E.: Note sur le sucre de diabète. Ann. chim. Paris **95**, 319–320 (1815).
CHEYMOL, J.: A propos de „la découverte de l'insuline" par Banting et Best il y a cinquante ans. Bull. Acad. Méd. Paris **155**, 836–852 (1971).
CHEYMOL, J.: Il y a cinquante ans Banting et Best découvraient l'insuline. Hist. sci. méd. **6**, 133–151 (1972).
CHIRIFE, A.V., CHIRIFE, F.G.: Los descubridores de la insulina. Prensa med. argent. **59**, 362–368 (1972).
CHOAY, A.: La sécrétion interne du pancréas et l'insuline. Thèse méd. Paris 1926.
CHRISTIE, T.: Notes on Diabetes as it Seems in Ceylon. Edinb. Med. Surg. J. **7**, 285–290 (1811).
CLAESSEN, H.: Die Krankheiten der Bauschspeicheldrüse. Köln 1842.
COHNHEIM, O.: Die Kohlehydratverbrennung in den Muskeln und ihre Beeinflussung durch das Pankreas. Zschr. physiol. Chemie **39**, 336–349 (1903).
COHNHEIM, O.: Über Kohlehydratverbrennung. Die aktivierende Substanz des Pankreas. Zschr. physiol. Chemie **42**, 401–409 (1904).
COHNHEIM, O.: Über Glykolyse. Zschr. physiol. Chemie **47**, 253–285 (1906).
COLLIP, J.B.: The Original Method as Used for the Isolation of Insulin in Semipure Form for the Treatment of the First Clinical Cases. Proc. Amer. Soc. Biol. Chemists **55**, 40–41 (1922).
COLLIP, J.B.: Glucokinin. A New Hormone Present in Plant Tissue. J. Biol. Chem. **56**, 513–531 (1923).

COLLIP, J.B.: Glucokinin. J. Biol. Chem. **57**, 65–78 (1923).
COLLIP, J.B.: Glucokinin. An Apparent Synthesis in the Normal Animal of a Hypoglycemia-Producing Principle. Animal Passage of the Principle. J. Biol. Chem. **58**, 163–208 (1923).
COLLIP, J.B.: Reminiscences on the Discovery of Insulin. Canad. Med. Ass. J. **87**, 1045 (1962).
COLOMBO, R.: De Re Anatomica. Venedig 1559. Dtsch. Übers.: Anatomia, das ist sinnreiche künstliche begründte Auffschneidung. Hrsg. v. J. A. SCHENCK, Frankfurt/Main 1609, Buch 2, Kap. 6, S. 195.
COLUMELLA: Rei Rusticae. In: Collectio Scriptorum Veterum Upsaliensis. Hrsg. v. S. HEDBERG, Bd. 3, Uppsala 1968, Lib. 3, Cap. 10, 2, S. 37.
CONN, J.W.: Expanding Concepts of Diabetes Mellitus. Modern Medicine of Canada, August 1964, S. 49–58.
CORDES, U., BEYER, J., SELL, G., HAUPT, E., SCHÖFFLING, K.: Untersuchungen zum Wirkungsmechanismus der Sulfonylharnstoffe. Arzneimittel-Forsch. **22**, 2164–2167 (1972).
COTURRI, E.: Il diabete insipido dalla prima conoscenza della malattia ad oggi. Castalia **20**, 1–4 (1964).
COX, R. W., HENLEY, E. D., FERGUS, E. B., WILLIAMS, R. H.: Sulfonylureas and Diabetes Mellitus. Clinical Evaluation. Diabetes **5**, 358–365 (1956).
CREUTZFELDT, W.: Orale Diabetestherapie mit Sulfonamidderivaten. Münch. med. Wschr. **98**, 1409–1413 (1956).
CREUTZFELDT, W., DEUTICKE, V., SÖLING, H.D.: Potenzierung der Wirkung exogenen Insulins durch N-(4-Methylbenzol-sulfonyl)-N'butylcarbamid und N_1-n-Butylbiguanid beim eviscerierten Tier. Klin. Wschr. **39**, 790–795 (1961).
CREUTZFELDT, W., SÖLLING, H.D.: Orale Diabetestherapie und ihre experimentelle Grundlagen. Erg. inn. Med. N. F. **15**, 1–213 (1960).
CREUTZFELDT, W., TECKLENBORG, E.: Synthalinhypoglykämie, A Zellen und Glucagon. Klin. Wschr. **33**, 43–44 (1955).
CROFTON, W. M.: Pancreatic Secretion in the Treatment of Diabetes. Lancet **I**, 607–609 (1909).
CULLEN, W.: Synopsis Nosologiae Methodicae. Edinburgh 1769. Dtsch. Übers.: Kurzer Inbegriff der methodischen Nosolgie oder Systematische Einteilung aller Krankheiten. Leipzig 1786, S. 326.
DALE, H.H.: Insulin. Brit. Med. J. **II**, 1241 (1922).
DANILEWSKY, A.: Über specifisch wirkende Körper des natürlichen und künstlichen pancreatischen Saftes. Arch. path. Anat. **25**, 279–307 (1862).
DEBEYRE, A.: Comment fut déclenchée la découverte de l'insuline?

Corollaire des savantes recherches du Dijonnais G. A. Laguesse, alors professeur éminent de la Faculté de Médecine de l'Université de Lille. Prog. méd. **84**, 442–445 (1956).

DEINES, H.V., GRAPOW, H., WESTENDORF, W.: Grundriß der Medizin der alten Ägypter. Bd. 4, 1, Berlin, Akademie-Verlag, 1958, S. 134f.

DEJONGH, S.E., LAQUEUR, E.: Einfluß des Trockengehalts (Reinheitsgrad) auf die Wirkung des Insulins. Biochem. Zschr. **163**, 371–380 (1925).

DEKKERS, F.: Exercitationes Practicae circa Medendi Methodum. Leiden 1694, S. 338; Neapel 1726, Cap. 5, S. 229.

DEPISCH, F., HASENÖHRL, R.: Experimentelle Untersuchungen über die Insulinresistenz beim Diabetes mellitus. Zschr. exp. Med. **58**, 110–116 (1928).

DEROT, M.: La découverte de l'insuline. Vie méd. Nr. spécial, **52**, 13–22 (1971).

DESMARRES, L.A.: Traité théorique et pratique des maladies des yeux. 2. Aufl. Bd. 3, Paris 1858, S. 522.

DEWITT, L.M.: Morphology and Physiology of Areas of Langerhans in Some Vertebrates. J. exp. Med. **8**, 193–239 (1906).

DIAMARE, V.: Corpuscoli surrenali di Stannius ed i corpi del caro addominale dei teleosti. Notizie anatomiche e morfoligiche. Boll. Soc. Naturalisti Neapel **9**, 10–24 (1895).

DIAMARE, V.: Studii comparativi sulle isole di Langerhans del pancreas. Intern. Mschr. Anat. Physiol. **16**, 155–209 (1899).

DIAMARE, V.: Documenti per la storia della teoria insulare del diabete e sui precedenti dell' „insulina“. Arch. fisiol. Florenz **22**, 141–157 (1924).

DIAMARE, V., KULIABKO, A.: Zur Frage nach der physiologischen Bedeutung der Langerhansschen Inseln im Pankreas. Zbl. Physiol. **18**, 432–435 (1904).

DICKINSON, W.H.: Diseases of the Kidney and Urinary Derangements. London 1875.

DIECKHOFF, C.: Beiträge zur pathologischen Anatomie des Pankreas mit besonderer Berücksichtigung der Diabetes-Frage. (Festschrift T. THIERFELDER) Beiträge zur wiss. Med. 1895.

DINGUIZLI, R.A.: Rapport sur un travail de M. le Dr. Dinguizli (de Tunis) intitulé: Diabète sucré et son traitement sans régime d'après les auteurs arabes anciens. Hrsg. v. A. RODIN, Bull. Acad. Méd. Paris 3. sér. **70**, 629–635 (1913).

DOBSON, M.: Experiments and Observations on the Urine in Diabetes. Med. Obs. Inqui. **5**, 298–316 (1776).

DOGIEL, A.S.: Zur Frage über die Ausführungsgänge des Pankreas des Menschen. Arch. Anat. Entwickl.gesch. **1**, 117–122 (1893).

Domagk, G.: Jahresbericht 1934. Abgeschlossen am 31. 1. 1935. Maschinenschriftl. Manuskript. Archiv Bayer-Werke, Leverkusen.

Domagk, G.: Ein Beitrag zur Chemotherapie der bakteriellen Infektionen. Dtsch. med. Wschr. **61**, 250–253 (1935).

Dominicis, N. de: Il diabete zuccherino sperimentale ottenuto in animali conseguenza dell' ablazione del pancreas. Boll. Accad. med. chir. Neapel **1**, 117–127 und 128–131 (1889).

Dominicis, N. de: Noch einmal über Diabetes pancreaticus. Münch. med. Wschr. **38**, 717–719 und 740–743 (1891).

Donati, M.: De Historia Medica. Frankfurt/Main 1613, S. 493f.

Dörzbach, E., Müller, R.: Die Insulintherapie: Die Insulinpräparate. In: Handbuch des Diabetes mellitus. Hrsg. E.F. Pfeiffer Bd. 2, München, Lehmann 1971, S. 1087–1089.

Drügemöller, P., Norpoth, L.: Wege und Irrwege der deutschen Insulin-Forschung. Dtsch. med. Wschr. **78**, 919–922 (1953).

Drury, M.I.: The Golden Jubilee of Insulin. J. Irish Med. Ass. **65**, 355–363 (1972).

Dubach, U.C., Bückert, A.: Recent Hypoglycemic Sulfonylureas. Bern-Stuttgart-Wien, Huber 1971.

Düring, A.N. v.: Ursache und Heilung des Diabetes mellitus. Hannover 1868.

Du yu-Cang, Ilang Rong-Qing and Tsou Chen-Lu: Conditions for Successful Resynthesis of Insulin from its Glycyl and Phenylalanyl Chains. Scientia Sinica **14**, 229–236 (1965).

Dulieu, L.: La diététique et la nutrition à Montpellier à travers les âges. Monspeliensis Hippocrates **12**, Nr. 46, 1–16 (1969).

Duncan, G.D.: Diabetes mellitus. Principles and Treatment. Philadelphia-London, Saunders 1951, S. 1ff.

Duncan, L.Y.P., Clarke, B.F.: Changing Concepts of the Cause of Diabetes mellitus. Res. Med. (Edinb.) **5**, 21–25 (1967).

Dunn, J.S., Duffy, E., Gilmour, M.K., Kirkpatrick, J., McLetchie, N.G.B.: Further Observations on the Effects of Alloxan on the Pancreatic Islets. J. Physiol. **103**, 233–243 (1944).

Dunn, J.S., McLetchie, N.G.B.: Experimental Alloxan Diabetes in the Rat. Lancet **II**, 384–387 (1943).

Dunn, J.S., Sheehan, H.L., McLetchie, N.G.B.: Necrosis of Islets of Langerhans Produced Experimentally. Lancet **I**, 484–487 (1943).

Dupuytren, G., Thenard, L.J.: Sur le diabète sucré. Ann. chim. **59**, 41–57 (1806).

Dusch, T. v.: Mittheilung zweier Fälle von Diabetes mellitus, nebst Angaben der täglich entleerten Zuckermengen und einige Betrachtungen über das Wesen der Krankheit. Zschr. rat. Med. N. F. **4**, 1–43 (1854).

EBERLE, J.N.: Physiologie der Verdauung nach Versuchen auf natürlichem und künstlichen Wege. Würzburg 1834, S. 218 ff.

EBSTEIN, E.: Sollen wir Diabetes mellitus oder melitus schreiben? Mitt. Gesch. Med. Naturw. **6**, 194–195 (1907).

EBSTEIN, E.: Zur Vorgeschichte des Coma diabeticum. Wien. klin. Wschr. **25**, 885–886 (1912).

EBSTEIN, E.: Zur Entwicklung der klinischen Harndiagnostik. Leipzig 1915.

EBSTEIN, E.: Aus der Geschichte der Zuckerharnruhr mit besonderer Berücksichtigung der Bauchspeicheldrüse. Arch. Verdauungskrh. **33**, 215–226 (1924).

EBSTEIN, W.: Zur Therapie des Diabetes mellitus, insbesondere über die Anwendung des salicylsauren Natron bei demselben. Berl. klin. Wschr. **13**, 337–340 (1876).

EBSTEIN, W.: Die Zuckerharnruhr. Ihre Theorie und Praxis. Wiesbaden 1887.

EBSTEIN, W.: Die Toxintheorie des Diabetes mellitus. Dtsch. med. Wschr. **26**, 170–171 (1900).

EBSTEIN, W., MÜLLER, J.: Über die Behandlung der Zuckerharnruhr mit Carbolsäure. Berl. klin. Wschr. **10**, 581–583 (1873).

ECKHARD, C.: Der Diabetes nach Curarevergiftung. Beitr. Anat. Physiol. (Gießen) **6**, 19–37 (1871).

ECKHARD, F.: Einfluß des Chloralhydrats auf gewisse experimentell zu erzeugende Diabetesformen. Arch. exp. Path. Pharmakol. **12**, 276–282 (1880).

EHRHART, G.: Über neue peroral wirksame blutzuckersenkende Substanzen. Naturwiss. **43**, 93 (1956).

EINHORN, M.: Die Gährungsprobe zum qualitativen Nachweise von Zukker im Harn. Arch. path. Anat. **102**, 262–285 (1885).

ELAUT, L.: Viftig jaar Insuline. Scientiarum Hist. **13**, 177–184 (1971).

EMBDEN, G., KALBERLAH, F.: Über Acetonbildung in der Leber. Beitr. chem. Physiol. Path. **8**, 121–128 (1906).

EMBDEN, G., SALOMON, H., SCHMIDT, F.: Über Acetonbildung in der Leber. Beitr. chem. Physiol. Path. **8**, 129–155 (1906).

ENDTZ, L.J.: Note pour servir à l'histoire de la neuropathie diabétique. Journées annuelles de diabétologie de l'Hôtel Dieu. Paris, Flammarion 1968, S. 51–53.

ENDTZ, L.J.: Pathogénie de la neuropathie diabétique. Journées annuelles de diabétologie de l'Hôtel Dieu. Paris, Flammarion 1968, S. 115–124.

ENTMACHER, P.S., MARKS, H.H.: Diabetes in 1964. A World Survey. Diabetes **14**, 212–223 (1965).

ENTMACHER, P.S., ROOT, H.F., MARKS, H.H.: Longevity of Diabetic Patients in Recent Years. Diabetes **13**, 373–377 (1964).

Escudero, P.: Diabetes refractorea ala insulina. Rev. Soc. med. int. Buenos Aires **1**, 312–321 (1925).

Estienne, C.: La dissection des parties du corps humain. Paris 1546, Lib. 1, Cap. 85, S. 128ff. und Lib. 2, Cap. 7, S. 187ff.

Ettmüller, M.: Opera omnia. Lyon 1685, T. 2, S. 188.

Falck, C.P.: Beiträge zur Kenntnis der Zuckerharnruhr. Dtsch. Klin. **5**, 237 (1853).

Falloppio, G.: Observationes anatomicae. In: A. Vesal: Opera omnia anatomica et chirurgica. Hrsg. v. H. Boerhaave und B. S. Albini, Bd. 2, Leiden 1725, S. 744ff.

Falta, W.: Die Mehlfrüchtekur bei Diabetes mellitus. Berlin-Wien 1920.

Falta, W.: Über einen insulinrefraktären Fall von Diabetes mellitus. Klin. Wschr. **3**, 1315–1317 (1924).

Feasby, W. R.: The Discovery of Insulin. J. Hist. Med. **13**, 68–84 (1958).

Federlin, K.: 50 Jahre Insulin. Dtsch. med. J. **23**, 612–617 (1972).

Federlin, K.: Diabetes und Allergie. In: Diabetes im Bild (Hoechst) Heft 11 o.J.

Fehling, H. v.: Quantitative Bestimmung des Zuckers im Harn. Arch. physiol. Heilkd. **7**, 64–73 (1848).

Fernel, J.: Universa medicina. Frankfurt/Main 1627. Pathologia Lib. 3, Cap. 10, S. 165 u. Lib. 6, Cap. 7, S. 215.

Ferner, H.: Das gemeinsame Substrat am Inselapparat und Gangbaum der Bauchspeicheldrüse. Klin. Wschr. **26**, 481–486 (1948).

Ferner, H.: Das Inselsystem des Pankreas. Entwicklung, Histobiologie und Pathophysiologie mit besonderer Berücksichtigung des Diabetes mellitus. Stuttgart, Thieme 1952.

Ferner, H., Kern, H.: Die vergleichende Morphologie der Langerhansschen Inseln. In: Handbuch des Diabetes mellitus. Hrsg. v. E.F. Pfeiffer, Bd. 1, München, Lehmann 1969, S. 39ff.

Finkler, D.: Die Kenntnis des Zusammenhangs zwischen Diabetes mellitus und Pankreaserkrankung. Zbl. klin. Med. **1**, 353–355 (1880).

Fischer, F.: Einst und jetzt: Die historische Entwicklung der Retinopathia diabetica. Münch. med. Wschr. **96**, 1287–1289 (1954).

Fischer, F.: Der erste Fall von Retinopathia diabetica. Wien. med. Wschr. **107**, 969–972 (1957).

Fleckles, L.: Die Geschichte der gangbaren Theorien vom Diabetes, von Willis 1674 bis Pavy 1864. Dtsch. Klin. **17**, 89–93 (1865).

Fles, J. A.: Ein Fall von Diabetes mellitus mit Atrophie der Leber und des Pancreas. Arch. holländische Beitr. Natur-Heilkd. **3**, 187–205 (1864).

Fletcher, A. A.: Early Clinical Experiences with Insulin. Canad. Med. Ass. J. **87**, 1052–1055 (1962).

FLETCHER, A. A., CAMPBELL, W. B.: The Blood Sugar Following Insulin Administration and the Symptom Complex Hypoglycemia. J. Metabol. Res. **2**, 637–649 (1922).

FÖLDES, E.: Wirkung peroraler Schwefelzufuhr auf die diabetische Stoffwechselstörung. Zschr. exp. Med. **55**, 615–626 (1927).

FOLIN, O., WU, H.: A system of Blood Analysis. J. Biol. Chem. **38**, 81–110 (1919).

FORSCHBACH, J.: Versuche zur Behandlung des Diabetes mellitus mit dem Zuelzerschen Pankreashormon. Dtsch. med. Wschr. **35**, 2053–2055 (1909).

FORSTER, J.: Versuche über die Bedeutung der Aschebestandtheile in der Nahrung. Zschr. Biol. **9**, 297–410 (1873).

FRANK, E.: Synthalin. Med. Klin. **24**, 563–566 und 610–612 (1928).

FRANK, E.: Die Entdeckung des Pankreasdiabetes. Med. Klin. **27**, 1624–1625 (1931).

FRANK, E., NOTHMANN, M., WAGNER, A.: Über synthetisch dargestellte Körper mit insulinartiger Wirkung auf den menschlichen und tierischen Organismus. Klin. Wschr. **5**, 2100–2107 (1926).

FRANK, E., NOTHMANN, M., WAGNER, A.: Die Synthalinbehandlung des Diabetes mellitus. Dtsch. med. Wschr. **52**, 2067–2070 und 2107–2108 (1926).

FRANK, E., NOTHMANN, M., WAGNER, A.: Über die experimentelle und klinische Wirkung des Dodekamethylendiguanides. (Sic!) Klin. Wschr. **7**, 1996–2000 (1928).

FRANK, J. P.: De curandis hominum morbis Epitome. Mannheim Bd. 5, 1794, § 476, S. 78ff. Dtsch. Übers.: Behandlung der Krankheiten des Menschen. Hrsg. v. F. SOBERNHEIM, Bd. 5, Berlin 1830, S. 22ff.

FRANK, L. L.: Diabetes mellitus in the Texts of Old Hindu Medicine (Charaka, Susruta, Vagbhata). Amer. J. Gastroenterol. **27**, 76–95 (1957).

FRANK, M.: The History of the Discovery of the Secretory Glands and Their Function. Johns Hopkins Hosp. Bull. **27**, 302–309 (1916).

FRANKE, H., FUCHS, J.: Ein neues antidiabetisches Prinzip. Ergebnisse klinischer Untersuchungen. Dtsch. med. Wschr. **80**, 1449–1450 (1955).

FRERICHS, F. T.: Klinik der Leberkrankheiten. Bd. 2. Braunschweig 1861.

FRERICHS, F. T.: Ein paar Fälle von Diabetes mellitus mit einigen Bemerkungen Charité-Ann. **2**, 151–166 (1875).

FRERICHS, F. T.: Über den Diabetes. Berlin 1884.

FREUDENBERG, K., DIRSCHERL, W.: Bemerkungen über die Messung des Insulin. Zschr. physiol. Chem. **180**, 212–216 (1929).

FRIEDREICH, N.: Einige Fälle von ausgedehnter amyloider Erkrankung. Arch. path. Anat. **11**, 387–398 (1857).

FRIEDREICH, N.: Krankheiten des Pankreas. In: Handbuch der speciellen Pathologie und Therapie. Hrsg. v. H. v. ZIEMSSEN, Bd. 8, 2, Leipzig 1875.

FRITZ, I.B., MORTON, J.V., WEINSTEIN, M., LEVINE, R.: Studies on the Mechanism of the Action of the Sulfonylureas. Metabolism **5**, 744–748 (1956).

FUNK, C., CORBITT, H.B.: The Presence of a Blood Sugar Reducing Substance in Yeast. Proc. Soc. exp. Biol. Med. **20**, 422–423 (1923).

FÜRBRINGER, P.: Über die moderne Behandlung von Krankheiten mit Gewebsflüssigkeiten. Dtsch. med. Wschr. **20**, 293–296 und 318–321 (1894).

FURFARO, D.: La terapie del diabete prima e dopo la scoperta dell'insulina. Atti I. Congr. naz. storia terapia Rom 1961, Rom, Cossidente 1963, S. 779–785.

GALEN: Opera. In: Corpus Medicorum Graecorum. Hrsg. v. E. LITTRE. Bd. 1, Leipzig 1821, S. 781, Bd. 3., Leipzig 1822, S. 344, Bd. 8, Leipzig 1824, S. 394.

GARRETON-SILVA: El significado dal descubriemento de la insulina por Banting y Best en 1921. Rev. med. Chile **100**, 458–459 (1972).

GEELHUYDEN, H.G.: Über Aceton als Stoffwechselprodukt. Zschr. physiol. Chemie **23**, 431–475 (1897).

GEHRTS, J.: Diskussionsbemerkung. Zschr. Haut-Geschlechtskrh. **3**, 57 (1947).

GEMMILI, C.L.: The Greek Concept of Diabetes. Bull. N. Y. Acad. Med. **48**, 1033–1036 (1972).

GENTES, M.: Note sur les terminaisons nerveuses des îlots de Langerhans du pancréas. C. R. soc. biol. Paris **54**, 202–203 (1902).

GERHARDS, E., GIBIAN, H., KOLB, K.H.: 2-Benzolsulfonamido-5(β-Methoxy)-pyrimidin (Glycodiazin), eine neue blutzuckersenkende Substanz. Arzneimittel-Forsch. **14**, 394–402 (1964).

GERHARDT, C.: Über Diabetes mellitus und Aceton. Wien. med. Presse **6**, 672 (1865).

GEYELIN, H.R., HARROP, G.: The Use of Insulin in Juvenile Diabetes. J. Metab. Res. **2**, 767–791 (1922).

GIACOMETTI, L., BARSS, M.: Paul Langerhans. A Tribute. Arch. Dermat. **100**, 770–772 (1969).

GIBBES, J.H.: On Some Points in the Minute Structure of the Pancreas. Quart. J. Microscop. Sci. **24**, 183–185 (1884).

GLEY, E.: Procédé de destruction du pancréas. Troubles consécutifs à cette destruction. C. R. soc. biol. Paris **43**, 225–228 (1891).

GLEY, E.: Note sur quelques effets de la destruction lente du pancréas.

Importance de la fonction digestive du pancréas. C. R. soc. biol. Paris **44**, 841–846 (1892).

Gley, E.: Diabète pancréatique expérimental. Essai de traitement. Ann. soc. méd. Gand **70**, 247–257 (1900).

Gley, E.: A propos de diabète pancréatique. C. R. soc. biol. Paris **61**, 715–717 (1906).

Gley, E.: Action des extraits de pancréas sclérosé sur des chiens diabétiques (par extirpation du pancréas). C. R. soc. biol. Paris **87**, 1322–1325 (1922).

Gley, E., Thiroloix, J.: Contribution à l'étude du diabète pancréatique. Des effets de la greffe extraabdominale du pancréas. C. R. soc. biol. Paris **44**, 686–688 (1892).

Goldman, J.: Introduction à l'histoire du diabète. Rev. hist. méd. hebraique **21**, 5–11, 71–75, 125–133, 175–179 (1968).

Goldner, M. G.: History of Insulin. Ann. Int. Med. **76**, 329 (1972).

Goldscheider, A.: Zur Gewebssafttherapie. Dtsch. med. Wschr. **20**, 376–378 (1894).

Goldstein, A.: To the History of Diabetes mellitus hereditarius and Prophylaxis. Koroth 5, 713–715 (1971).

Gottesbühren, H., Gerdes, H., Littmann, K. P.: Schwere Hypoglykämien nach Glibenclamid. Verh. dtsch. Ges. inn. Med. **76**, 433–435 (1970).

Graaf, R. de: De Natura et Usu Succi Pancreatici. Leiden, Hackian 1664.

Grmek, M. D.: Examen critique de la genèse d'une grande découverte: „La Piqûre diabétique" de Claude Bernard. Clio medica **1**, 341–350 (1965/66).

Grmek, M. D.: First Steps in Claude Bernard's Discovery of the Glycogenic Function of the Liver. J. Hist. Biol. **1**, 141–154 (1968).

Groen, J. J.: Discovery of Insulin Told as a Human Story. Israel J. Med. Sci. **8**, 476–483 (1972).

Guelpa, G.: Au sujet de la cure du diabète. Bull. gén. thér. Paris **157**, 494–508 (1909).

Gutsche, H.: Diabetes mellitus – zwei Jahrzehnte orale Therapie. Ther. Ber. (Bayer) **46**, 22–26 (1974).

Gutsche, K., Harwart, A., Horstmann, H., Priewe, H., Raspe, G., Schraufstätter, E., Wirtz, S., Wörffel, U.: Sulfonamidopyrimidine, eine neue Gruppe blutzuckersenkender Verbindungen. Arzneimittel-Forsch. **14**, 373–376 (1964).

Haack, E.: Sulfanilyl- und Sulfonylcarbaminsäure-Derivate und ihre blutzuckersenkende Wirkung. Arzneimittel-Forsch. **8**, 444–448 (1958).

Habershon, S. O.: On the Internal Use of Carbolic Acid. Guy's Hospital Rep. 530–536 (1870).

HAGEDORN, H. C., JENSEN, B. N.: Zur Mikrobestimmung des Blutzuckers mittels Ferricyanid. Biochem. Zschr. **135**, 46–58 (1923).
HAGEDORN, H. C., JENSEN, B. N., KRARUP, N. B., WODSTRUP, I.: Protamine Insulinate. Acta med. Scand. Suppl. **78**, 678–684 (1936).
HAGEDORN, H. C., JENSEN, B. N., KRARUP, N. B., WODSRUP, I.: Protamine Insulinate. J. Amer. Med. Ass. **106**, 177–180 (1936).
HAINES, W. G.: On an Improved Test for Detecting Sugar in Urine. Med. Exam. **15**, 569–572 (1874).
HAINES, W. G., POND, G., WEBSTER, R. W.: An Improved Test for the Detection of Glucose, Especially in Urine. J. Amer. Med. Ass. **74**, 301–302 (1920).
HALLER, A. v.: Bibliotheca anatomica. Bd. 1, Zürich 1774, S. 415 u. 523.
HALLER, H., STRAUZENBERG, S. E.: Ein Beitrag zur Beurteilung der Testverfahren für die Indikationsstellung der Behandlung des Diabetes mellitus mit Sulfonylharnstoffen. Dtsch. Ges.wesen **13**, 1715–1719 (1958).
HAMARNEH, S.: Arabic Historiography as Related to the Health Professions in Medieval Islam. Sudhoffs Arch. Gesch. Med. Naturw. **50**, 2–24 (1966).
HANO, J.: Wlasnoci farmacologizne barwinka (Vinca minor L.). Acta Pol. Pharm. **15**, 171–176 (1957).
HANSEMANN, D.: Die Beziehungen des Pancreas zum Diabetes. Zschr. klin. Med. **26**, 191–224 (1894).
HARLEY, G.: Complete Obstraction to the Bile and Pancreatic Ducts. Transact. Path. Soc. London **13**, 118 (1862).
HARMSEN, E.: Zur Entdeckung des Glykogens vor 75 Jahren. Münch. med. Wschr. **79**, 1075 (1932).
HARMSEN, E.: Victor Hensen, der deutsche Entdecker des Glykogens. Med. Welt **8**, 1783–1784 (1934).
HARNACK, E.: Zur Pathogenese d. Diabetes mellitus. Med. Diss. Dorpat 1873.
HARRIS, G.: Hyperinsulinism and Dysinsulinism. J. Amer. Med. Ass. **83**, 729–733 (1924).
HARRIS, V. D., GOW, W. J.: Note upon One or Two Points in the Comparative Histology of the Pancreas. J. Physiol. **15**, 349–360 (1894).
HARTSEN, F. R.: Noch etwas über Diabetes mellitus. Arch. holländ. Beitr. Natur-Heilkd. **3**, 319 (1864).
HAZARD, R.: Un précurseur oublié dans la découverte de l'insuline E. Gley, Moniteur pharm. **25**, 2607 (1971).
HEDON, E.: Greffe sous-cutanée du pancréas: Ses résultats au point de vue de la théorie du diabète pancréatique. C. R. soc. biol. Paris **44**, 678–680 (1892).
HEDON, E.: Sur la consommation du sucre chez le chien. Arch. physiol. norm. path. **5**, 154–163 (1893).

HEDON, E.: Experiences de transfusion réciproque par circulation carotidienne croisée entre chiens diabétiques et chiens normaux. C. R. soc. biol. Paris **66**, 699–701 (1909).
HEDON, E.: Sur la sécrétion interne du pancréas. C. R. soc. biol. Paris **71**, 124–127 (1911).
HEDON, E.: Sur la sécrétion interne du pancréas et la pathologénèse du diabète pancréatique. (Experiences de transfusion). Arch. intern. physiol. **13**, 4–53 et 255–288 (1913).
HEIBERG, K. A.: Beiträge zur Kenntnis der Langerhans'schen Inseln im Pankreas nebst Darstellung einer neuen mikroskopischen Messungsmethode. Anat. Anz. **29**, 49–60 (1906).
HEIDENHAIN, L.: Beobachtungen über die Bauchspeicheldrüse. Berl. klin. Wschr. **12**, 198 (1875).
HEIDENHAIN, L.: Die Bauchspeicheldrüse. In: Handbuch der Physiologie. Hrsg. v. L. HERMANN, Bd. 5, 1, Leipzig 1883, S. 173ff.
HEINZEMANN, G.: Geschichte der Erforschung des Diabetes insipidus. Med. Diss. Göttingen 1948.
HELLER, J.F.: Neue Diagnose des Zuckers. Arch. physiol. path. Chemie Microscop. **1**, 212–213 (1844).
HELLER, J.F.: Höchst einfache und sichere Methode zur Diagnose des Zuckers in thierischen Flüssigkeiten. Arch. physiol. path. Chemie Microscop. **1**, 292–298 (1844).
HELLMAN, B., TÄLJEDAL, I. B.: Paul Langerhans' upptäckt av pankreasöarne. Läkartid. **66**, 518–519 (1969).
HELMONT, J.B. van: Opera omnia. Frankfurt/Main 1682, S. 589.
HELMONT, J.B.: Opuscula medica inaudita. Frankfurt, Erythropilus 1682, S. 162.
HENSCHEN, F.: On the Term Diabetes in the Works of Aretaeus and Galen. Med. Hist. (London) **13**, 190–192 (1969).
HENSEN, V.: Über die Zuckerbildung in der Leber. Verh. physik. Ges. Würzburg **7**, 219–222 (1857).
HENSEN, V.: Über Zuckerbildung in der Leber. Arch. path. Anat. **11**, 395–398 (1857).
HERON: Pneumatica, Lib. I, 1–3. In: Realencyclopädie der classischen Altertumswissenschaft. Hrsg. v. PAULY und WISSOWA. Bearb. v. G. WISSOWA und W. KROLL. Bd. 8, 1, Stuttgart 1912, Sp. 1044.
HERRLINGER, R.: Die Milz. CIBA Zschr. (Wehr) **8**, Nr. 90, 2082–3012 (1957).
HERTER, C.A., WAKEMAN, A.J.: Über Adrenalin-Glykosurie und verwandte, durch die Wirkung reducirender Substanzen und anderer Gifte auf die Pankreaszellen hervorgerufener experimenteller Glykosurien. Arch. path. Anat. **169**, 478–501 (1902).

HERZOG, M.: Zur Histopathologie des Pankreas beim Diabetes. Arch. path. Anat. **168**, 83–128 (1902).

HESSE, E., TAUBMANN, G.: Die Wirkung des Biguanids und seiner Derivate auf den Zuckerstoffwechsel. Arch. exp. Path. Pharmak. **142**, 290–308 (1929).

HIPPOKRATES: Oeuvres complètes. Hrsg. v. E. LITTRE, Bd. 4, Paris 1844, S. 458, Dtsch. Übers.: Hippokrates sämtliche Schriften. Hrsg. v. R. FUCHS, Bd. 1, München 1897, S. 67.

HIRSCH, A.: Handbuch der historisch-geographischen Pathologie. Bd. 1, Erlangen 1860, S. 569.

HIRSCHBERG, J.: Über diabetische Netzhautentzündung. Dtsch. med. Wschr. **16**, 1181–1185 (1890).

HIRSCHFELD, F.: Beobachtungen über die Acetonurie und das Coma diabeticum. Zschr. klin. Med. **28**, 176–201 (1895) und **31**, 212–278 (1897).

HÖFLER, M.: Deutsches Krankheitsnamen-Buch. München 1899, S. 103 und 525.

HOFFMANN, J.P.H.: Die Geschichte des Diabetes mellitus. Med. Diss. Düsseldorf 1960.

HOFMANN, J.M.: Idea machinae humanae anatomico-Physiologica. Altdorf 1703, Sect. 6, S. 41f.

HOFMEIER, H.: Zur Geschichte von Leber und Pankreas. Mat. med. Nordmark. **12**, 537–544 (1960).

HOLSCHER, H., KENDE, R.: Diabetes. Aus der Geschichte seiner Erforschung und Behandlung. Stolberg 1971.

HOLT, C. v., HOLT, L. v.: Die Wirkung von Kobalt und Cadmium auf die A Zellen der Langerhansschen Inseln. Zschr. Naturf. **9b**, 319–325 (1954).

HOLT, C. v., HOLT, L. v., KRÖNER, B., KÜHNAU, J.: Chemische Ausschaltung der A Zellen der Langerhansschen Inseln. Naturw. **41**, 166–167 (1954).

HOLT, C. v., HOLT, L. v., KRÖNER, B., KÜHNAU, J.: Chemische Ausschaltung der A-Zellen der Langerhansschen Inseln. Arch. exp. Path. Pharmak. **224**, 66–77 (1955).

HOME, F.: Clinical Experiments, Histories, and Dissections. Edinburgh 1780. Dtsch. Übers.: Klinische Versuche, Krankengeschichten und Leichenöffnungen Leipzig 1789.

HÖPKER, W.: Zur Theorie der diabetischen Stoffwechselstörung. Halle, Marhold 1956.

HORNOR, A.A.: History of Insulin. Ann. Int. Med. **76**, 330 (1972).

HORNUNG, S.: Synthalin und Leberschädigung. Klin. Wschr. **7**, 69–70 (1928).

HOUSSAY, B.A.: Carbohydrate Metabolism. N. Engl. J. Med. **214**, 971–986 (1936).

Houssay, B.A., Biasotti, A.: Hypophysectomie et diabète pancréatique chez le crapaud. C. R. soc. biol. Paris **104**, 407–410 (1930).
Houssay, B.A., Biasotti, A.: Hyphophysectomie et diabète pancréatique. Arch. intern. pharmacodyn. thér. **38**, 250–260 (1930).
Houssay, B.A., Biasotti, A.: La diabetes pancreatica de los perros hipofisoprivos. Rev. argent. biol. **6**, 251–296 (1930).
Houssay, B.A., Biasotti, A.: The Hypophysis, Carbohydrate Metabolism, and Diabetes. Endocrinol. **15**, 513–523 (1931).
Houssay, B.A., Biasotti, A.: Hypophysektomie und Pankreasdiabetes bei der Kröte. Arch. Physiol. **227**, 239–250 (1931).
Hovorka, O. v., Kronfeld, A.: Vergleichende Volksmedizin. Bd. 2, Stuttgart 1909 S. 269.
Howard, J.M., Moss, N.H., Rhoads, J.E.: Hyperinsulinism and Islet Cell Tumors of the Pancreas. Surg. Gynec. Obstr. **90**, 417–455 (1950).
Howland, G., Campbell, W.R., Maltby, E.J., Robinson, W.L.: Dysinsulinism; Convulsions and Coma Due to Islet Cell Tumor of the Pancreas with Operation and Cure. J. Amer. Med. Ass. **93**, 674–679 (1929).
Hugounenq, L., Doyon, M.: Recherches expérimentales concernant le traitement du diabète pancréatique par l'administration des diverses substances extraites du pancréas. Lyon méd. **86**, 281–286 (1897).
Ibrahim, J.: Trypsinogen und Enterokinase beim menschlichen Neugeborenen und Embryo. Biochem. Zschr. **22**, 24–32 (1909).
Ionescu, V.C., Angelescu, C.: L'insuline de Banting et Best (1922) et le pancréine de Paulesco (1921). Proc. 23 Congr. Hist. Med. London 1972, S. 783–785.
Jacobs, H.R.: Hypoglycemic Action of Alloxan. Proc. Soc. exp. Biol. Med. **37**, 407–408 (1937).
Jaeger, E.: Beiträge zur Pathologie des Auges. Wien, Hof- u. Staatsdrukkerei 1855, S. 33, T. 12.
Jaksch, R. v.: Über Acetonurie und Diaceturie. Berlin, Hirschwald 1885, S. 104.
James, T.: History of Diabetes. S. Afr. Med. J. **44**, 1344–1345 (1970).
Janbon, M., Chapal, J., Vedel, A.: Accidents nerveux irreversibles par hypoglycémie due à un sulfamide: Le sulfaisopropyl-thiodiazol (VK 57 ou 2254 RP). 45. congr. méd. aliénistes et neurologistes de France et des pays de langue française Montpellier 28.–30. 10. 1942. Paris 1942, S. 215.
Janbon, M., Chapal, J., Vedel, A., Schaap, J.: Accidents hypoglycémiques graves par un sulfamidothiazol (le VK 57 ou 2254 RP). Montpellier méd. **21/22**, 441 (1942).
Janbon, M., Lazerges, P., Metropolitanski, J.H.: Etude du métabolisme du sulfaisopropylthiodiazol (VK 57 ou 2254 RP) chez les sujet

sain et en cours de traitement. Comportement de la glycémia. Montpellier méd. **21/22**, 489 (1942) und Comm. soc. sci. méd. biol. Montpell. 1942, S. 212–221.

JOHANNES AKTUARIOS: De urinis libri VII. Basel 1529, S. 123, 170 u. 236.

JOSLIN, E.P.: Furtherance of Treatment of Diabetes mellitus. J. Amer. Med. Ass. **138**, 1–7 (1949).

JOSLIN, E.P., ROOT, H.F., WHITE, P., MARBLE, A.: The Treatment of Diabetes mellitus. London, Kimpton 1916, 9. Aufl. London 1952.

KALBFLEISCH, K.: Diabetes. Sudhoffs Arch. Gesch. Med. Naturw. **42**, 142–144 (1958).

KALKOFF, K.W.: Der derzeitige Stand der Lupusbehandlung. Strahlenheilkd. **78**, 201–216 (1948).

KALKOFF, K.W.: Die Thiosemicarbazontherapie der Hauttuberkulose im Vergleich zur hochdosierten D2-Therapie. Zschr. Haut Geschl.krh. **7**, 131–142 (1949).

KAMINURA, N.: Über die Bedeutung der Langerhansschen Inseln für den Kohlehydratstoffwechsel. Mitt. med. Fak. Univ. Tokio **17**, 95–126 und 127–136 (1917).

KALDOR, A., SZABO, Z.: Studies on the Hypoglycemic Effect of „Vincamin" Experientia **16**, 547 (1960).

KASAHARA, M.: Über das Bindegewebe des Pankreas bei verschiedenen Krankheiten. Arch. path. Anat. **143**, 111–132 (1896).

KATSOYANNIS, P.G., TOMETSKO, A., FUKUDA, K.: Insulin Peptides. IX. The Synthesis of the A-Chain of Insulin and its Combination with Natural B-Chain to Generate Insulin Activity. J. Amer. Chem. Soc. **85**, 2863–2865 (1963).

KATSOYANNIS, P.G., FUKUDA, K., TOMETSKO, A., SUZUKI, K., TILAK, M.: Insulin Peptides. X. The Synthesis of the B-Chain of Insulin and Its Combination with Natural or Synthetic A-Chain to Generate Insulin Activity. J. Amer. Chem. Soc. **86**, 930–932 (1964).

KAUFMANN, E.: Ein neuer Kohlehydratersatz zur Diabetesbehandlung. Klin. Wschr. **8**, 66–69 (1929).

KAULISCH, J.: Über Acetonbildung im thierischen Organismus. Prager Vrtjschr. prakt. Heilkd. **67**, 58–72 (1860).

KENEZ, J.: Zur Frühgeschichte der Insulin-Forschung. Münch. med. Wschr. **114**, 2003–2006 (1972).

KERP, L.: Insulinallergie und Insulinresistenz. Allergie Immun.-Forsch. Bd. 2 Stuttgart, Schattauer 1968, S. 23–45.

KERP, L., STEINHILBER, S., KIELING, F., CREUTZFELDT, W.: Klinische und experimentelle Untersuchungen zur Insulinallergie und Insulinresistenz. Dtsch. med. Wschr. **90**, 806–814 (1965).

KERR, R.B., BEST, C.H., CAMPBELL, W.R., FLETCHER, A.A.: Protamine Insulin. Canad. Med. Ass. J. **34**, 400–401 (1936).

Kimmelstiel, P., Wilson, C.: Intracapillary Lesions in the Glomeruli of the Kidney. Amer. J. Path. **12**, 83–96 (1936).

King, L. S.: Empiricism, Rationalism, and Diabetes. J. Amer. Med. Ass. **187**, 521–526 (1964).

Klebs, E.: Handbuch der pathologischen Anatomie. Bd. 3, Berlin 1870, S. 536ff.

Kleeberg, J.: A Personal Experience in the Early Days of Insulin. Koroth **20**, 130–135 (1972).

Kleiner, I. S.: The Action of Intravenous Injections of Pancreas Emulsion in Experimental Diabetes. J. Biol. Chem. **40**, 153–170 (1919).

Kleiner, I. S., Meltzer, S. J.: The Influence of Depancreatization upon the State of Glycemia Following the Intravenous Injection of Dextrose in Dogs. Proc. Soc. exp. Biol. Med. **12**, 58–59 (1914).

Kleiner, I. S., Meltzer, S. J.: The Influence of Depancreatization upon the State of Glycaemia Following the Intravenous Injection of Dextrose in Dogs. Amer. J. Physiol. **36**, 361–362 (1915).

Kleinsorge, H.: Diskussionsbemerkung. Verh. dtsch. Ges. Verdauungs Stoffwechselkrh. 18. Tag. 3.–5.10.1955, Stuttgart, Thieme 1956, S. 279–280.

Kleinsorge, H.: Bemerkung zu den Arbeiten über N_1-sulfanilyl-N_2-n-butylcarbamid als perorales Antidiabetikum. Dtsch. med. Wschr. **81**, 750–751 (1956).

Kleinsorge, H.: Zur Sulfonamidtherapie des Diabetes mellitus. Med. Klin. **51**, 1222–1224 (1956).

Kleinsorge, H.: Blutzuckersenkung durch Sulfonamidverbindungen (nach einem Vortrag am 7.12.1955). Zschr. ärztl. Fortb. **50**, 407–411 (1956).

Klemperer, G.: Zur Erinnerung an Oskar Minkowski. Ther. Gegenwart N. F. **33**, 335–336 (1931).

Kloppe, W.: Paul Langerhans (1847–1888) und seine Berliner Dissertation (1869). Dtsch. med. J. **20**, 581–583 (1969).

Kloppe, W.: Die Zuckerkrankheit – historisch betrachtet. Der Diabetiker, 252–254 (1970).

Klostermeyer, H., Humbel, R. E.: Chemie und Biochemie des Insulins. Angewandte Chem. **78**, 871–886 (1966).

Klostermeyer, H., Zahn, H.: Struktur, Eigenschaften und Synthese des Insulins. In: Handbuch der experimentellen Pharmakologie. N. S. Bd. 32, 1, Heidelberg-Berlin-Wien, Springer 1971, S. 273–312.

Knick, B.: Zur Geschichte der diätetischen Behandlung der Zuckerkrankheit. Therapiewoche **23**, 905–911 (1973).

Knoop, F.: Der Abbau aromatischer Fettsäuren im Tierkörper. Beitr. chem. Physiol. Path. **6**, 150–162 (1905).

Kolditz, W.: Historische Betrachtungen zum Diabetes mellitus – 50 Jahre nach der Entdeckung des Insulins. Lit. Dienst (Roche) **39**, 41–44 und 49–53 (1971).

Koopman, J.: Jets uit de geschiedenis van den diabetes. Bijdr. gesch. geneesk. **14**, 81–91 (1934).

Korp, W., Zweymüller, E.: 50 Jahre Insulinbehandlung an der Wiener Kinderklinik – das Schicksal zuckerkranker Kinder aus der ersten Insulinära. Wien. klin. Wschr. **85**, 385–390 (1973).

Korseck, C.: Historia de diabete mellito. Med. Diss. Berlin 1840.

Kracht, J., Rausch-Stroomann, J.G.: Das Inselzellsystem unter N_1-sulfanilyl-N_2-n-butylcarbamid. Naturw. **43**, 180–181 (1956).

Krall, L.P., Camerini-Davalos, R.: Early Clinical Evaluation of a New Oral Non-Sulfonylurea Hypoglycemic Agent. Proc. Soc. Exp. Biol. Med. **95**, 345–347 (1957).

Kuhlmann, F.: 40 Jahre Insulinbehandlung – ein vorbildlicher Diabetiker. Der Diabetiker **15**, 128–131 (1965).

Kuhlmann, F., Knorr, R.: Über klinische Erfahrungen bei der Behandlung der Tuberkulose mit TB I/698/E. Med. Mschr. **2**, 297–302 (1948).

Kühne, W.: Über künstlichen Diabetes bei Fröschen. Med. Diss. Göttingen 1856.

Kühne, W.: Notiz zur Geschichte des künstlichen Diabetes. Arch. Anat. Physiol. **27**, 261–262 (1860).

Kühne, W.: Über die Verdauung der Eiweißstoffe durch den Pankreassaft. Arch. path. Anat. **39**, 130–174 (1867).

Kühne, W.: Über das Trypsin (Enzym des Pankreas). Verh. naturhist. med. Verein Heidelberg NF **1**, 194–198 (1877).

Kühne, W., Lea, A.S.: Über die Absonderung des Pankreas. Verh. naturhist. med. Verein Heidelberg NF **1**, 445–450 (1877).

Kühne, W., Lea, A.S.: Beobachtungen über die Absonderung des Pankreas. Unters. Physiol. Inst. Heidelberg **2**, 448–487 (1882).

Külz, R.E.: Beiträge zur Pathologie und Therapie des Diabetes mellitus. Marburg 1874.

Külz, R.E.: Über eine neue linksdrehende Säure (Pseudooxybuttersäure). Zschr. Biol. **20**, 165–178 (1884).

Kusche, H.J., Frantz, J.: Über eine hyperglykämische Wirkung von Reserpin. Arch. exp. Path. Pharmak. **224**, 269–274 (1955).

Kussmaul, A.: Zur Lehre vom Diabetes mellitus. Über eine eigenthümliche Todesart bei Diabetischen, über Acetonämie, Glycerin-Behandlung des Diabetes und Einspritzungen von Diastase in Blut bei dieser Krankheit. Dtsch. Arch. klin. Med. **14**, 1–46 (1874).

Labarre, J., Reuse, J.: A propos de l'action hypoglycémiante de certains dérivés sulfamidés. Arch. néerl. physiol. **28**, 475–480 (1947).

LACEY, A.H.: The Unit of Insulin. Diabetes **16**, 198–200 (1967).

LAGUESSE, E.: Sur la formation des îlots de Langerhans dans le pancréas. C. R. soc. biol. Paris **46**, 819–820 (1894).

LAGUESSE, E.: Sur quelques détails de structure du pancréas humain. C. R. soc. biol. Paris **46**, 667–669 (1894).

LAGUESSE, E.: Structure et développement du pancréas d'après les travaux récents. J. Anat. Paris **30**, 591–608 und 731–783 (1894).

LAGUESSE, E.: Sur le pancréas du crénilabre et particulièrement sur le pancréas intra-hépatique. Rev. biol. méd. Nord Fr. **7**, 343–363 (1895).

LAGUESSE, E.: Endokrine Inselchen und Diabetes. Einige Worte über den ersten Ursprung der Inseltheorie. Zbl. allg. Path. **15**, 865–869 (1904).

LAGUESSE, E.: Sur l'évolution des îlots endocrines dans le pancréas de l'homme adulte. Arch. anat. microscop. **11**, 1–93 (1909/10).

LAGUESSE, E.: Importance des îlots endocrines et de leur cycle évolutif dans la physiologie normale et pathologique du pancréas et particulièrement dans le diabète. Presse méd. **18**, 449–453 (1910).

LAIPPLY, T.C., EITZEN, O., DUTRA, F.R.: Intercapillary Glomerulosclerosis. Arch. Int. Med. **74**, 354–364 (1944).

LANCEREAUX, E.: Notes et réflexions à propos de deux cas de diabète sucré avec altération du pancréas. Bull. Acad. méd. Paris **6**, 1215–1240 (1877).

LANCEREAUX, E.: Le diabète maigre, ses symptoms, son évolution. Études comparatives du diabète maigre et du diabète gras. Union méd. Paris **29**, 161–205 (1880).

LANE, W.A.: The Cytological Characters of the Areas of Langerhans. Amer. J. Anat. **7**, 409–421 (1907).

LANG, F.J.: Über einige Geschwulstbildungen des Pankreas. Arch. path. Anat. **257**, 235–248 (1925).

LANGE, H., SCHOEN, R.: Beiträge zur Cholesterinwirkung. Arch. exp. Path. Pharmak. **113**, 92–101 (1926).

LANGERHANS, P.: Beiträge zur mikroskopischen Anatomie der Bauchspeicheldrüse. Med. Diss. Berlin 1869.

LAPIERE, A.: Sur le diabète maigre dans ses rapports avec les altérations du pancréas. Thèse méd. Paris 1879.

LAQUEUR, E., DE JONGH, S.E.: Über die individuelle Empfindlichkeit der Kaninchen gegen Insulin. Biochem. Zschr. **163**, 308–337 (1925).

LARCAN, A.: L'insulino-résistence. Journées diabétologie Hôtel Dieu Paris, Flammarion 1962, S. 21–41.

LAUSCH, E.: Diabetes. Siege, Hoffnungen und immer neue Rätsel. Weinheim, Verlag Chemie 1971.

LEBENSOHN, J.E.: The Semicentenary of Insulin. Amer. J. Ophthalmol. **72**, 1155–1157 (1971).

LEBER, T.: Über die Erkrankungen des Auges bei Diabetes mellitus. Graefes Arch. Ophthalmol. **21, 3**, 206–337 (1875).

LEGAL, E.: Über eine neue Acetonreaktion und deren Verwendbarkeit zur Harnuntersuchung. Jber. schles. Ges. vaterl. Kultur. (Breslau 1882), S. 89ff. und Breslauer ärztl. Z. 25–27 und 38–40 (1883).

LEGALLOIS, J. J. C.: Le sang, est-il identique dans tous les vaisseaux qu'il parcourt? Thèse méd. Paris 1801.

LEHMANN, C. G.: De urina diabetica. Med. Diss. Leipzig 1835.

LEHMANN, C. G.: Lehrbuch der Physiologischen Chemie, 2. Aufl. Bd. 1, Leipzig 1850, S. 291 ff.

LEIBOWITZ, J. O.: Maimonides on the Incidence of Diabetes. Israel J. Med. Sci. **2**, 714 (1966).

LEIBOWITZ, J. O.: The Concept of Diabetes in Historical Perspective. Israel J. Med. Sci. **8**, 469–475 (1972).

LEICKERT, K. H.: Insulin-Vorläufer – ein historischer Abriß. Erste Diabetes-Behandlungsversuche mit Pankreasextrakten. Arzneimittelforschung **25**, 435–442 (1975).

LEOPOLD, E. J.: Aretaeus the Cappadocian. His Contribution to Diabetes mellitus. Ann. Med. Hist. **2**, 424–435 (1930).

LEPINE, R.: Die Pathogenese des Diabetes. Berl. klin. Wschr. **28**, 461–464 (1891).

LEPPLA, W., HOLT, C. v.: Blutzuckersenkende Peptide aus Blighia sapida. Arch. exp. Path. Pharmak. **228**, 166–167 (1956).

LESCHKE, E.: Über die Wirkung des Pankreasextraktes auf pankreasdiabetische und auf normale Tiere. Arch. Anat. Physiol. **24**, 401–436 (1910).

LESKY, E.: Etappen in der Erforschung des Diabetes mellitus. Österreichische Ärztez. **24**, 2373–2375 (1969).

LEVINE, R.: History of Etiology of Diabetes Mellitus. Arch. Path. **78**, 405–408 (1964).

LEVINE, R.: Insulin. The Biography of a Small Protein. New Engl. J. Med. **277**, 1059–1064 (1967).

LEVINE, R.: Changing Concepts of Etiology and Pathogenesis of Diabetes mellitus. In: Handbuch des Diabetes mellitus. Hrsg. v. E. F. PFEIFFER, Bd. 1, München Lehmann, 1969, S. 3–7.

LEVINE, R.: The Influence of Insulin on Scientific Thought of the 2Oth Century. Acta Diabet. Latina **7**, Suppl. 429–433 (1970).

LEVINE, R., PFEIFFER, E. F. (Hrsg.): HB 419. A New Oral Antidabetic Drug. Hormon-Stoffw. Forsch. **1**, 1–92 (1969).

LEWASCHEW, S. W.: Über eine eigenthümliche Veränderung der Pankreaszellen warmblütiger Tiere bei starker Absonderungstätigkeit der Drüse. Arch. mikrosk. Anat. **26**, 453–485 (1886).

LEWIS, J.J.: Diabetes and the Insulin-Administration Problem. Physiol. Res. **29**, 75–90 (1949).
LEWIS, R.C., BENEDICT, S.R.: A Method for the Estimation of Sugar in Small Quantities of Blood. Proc. Soc. exp. Biol. Med. **11**, 57–58 (1913/14).
LEWIS, R.C., BENEDICT, S.R.: A Method for the Estimation of Sugar in Small Quantities of Blood. J. Biol. Chem. **20**, 61–72 (1915).
LEYDEN, F. v.: Diskussionsbeitrag. Dtsch. med. Wschr. **20**, 311 (1894).
LEYTON, O.: The Administration of Insulin in Suspension. Lancet **I**, 756–759 (1929).
LIEBIG, J.: Die organische Chemie in ihrer Anwendung auf Agricultur und Physiologie. Braunschweig, Vieweg 1840.
LIEBIG, J.: Die Tierchemie oder die organische Chemie in ihrer Anwendung auf Physiologie und Pathologie. Braunschweig, Vieweg 1842.
LIEUTAUD, J.: Historia anatomico-medica. Hrsg. v. A. PORTAL. Paris 1767. Dtsch. Hrsg. T. SCHLEGEL, Bd. 1, Langensalza, Zochling 1786, Obs. 1016, S. 300ff.
LIEUTAUD, J.: Anatomie historique. Hrsg. v. A. PORTAL, Paris 1776/77. Dtsch. Übers.: Zergliederungskunst, Bd. 2, Leipzig 1782, S. 576ff.
LIEUTAUD, J.: Synopsis universae praxeos medicae. Amsterdam 1775, Bd. 1, S. 270 ff.
LINDEN, J.A. van der: Medicina physiologica. Amsterdam 1653, Cap. 5, Art. 5, § 115.
LINNE, C. v.: Systema naturae. Leiden, Haack 1735.
LIPPMANN, O. v.: Zur Geschichte des diabetischen Zuckers. Chem. Z. **29**, 1197–1198 (1905).
LIPPMANN, O. v.: Abhandlungen zur Geschichte der Nahrung. Bd. 1, Leipzig 1906, S. 328.
LISSER, I.L.: Pankreasklysmen bei Diabetes. Ther. Wschr., 133 (1895).
LOENING, K., VAHLEN, E.: Über Organotherapie bei Diabetes mellitus. Dtsch. med. Wschr. **48**, 217–219 (1922).
LOENING, K., VAHLEN, E.: Diskussionsbeiträge zur Therapie des Diabetes mellitus. Verh. dtsch. Ges. inn. Med. **36**, 122–125 (1924).
LORCH, E., GEY, K.F., SOMMER, P.: Glibornurid, ein neues hochwirksames Antidiabeticum. Arzneimittel-Forsch. **22**, 2154–2163 (1972).
LOUBATIERES, A.: Analyse du mécanisme de l'action hypoglycémiante du p-aminobenzènesulfamidothiodiazol (2254 RP). C. R. soc. biol. Paris **96**, 766–767 (1944).
LOUBATIERES, A.: Relation entre la structure moléculaire et l'activité hypoglycémiante des Aminobenzènesulfamidoalkylthiodiazols. C. R. soc. biol. Paris **96**, 830–831 (1944).
LOUBATIERES, A.: Etude physiologique et pharmacodynamique de certains dérivés sulfamidés hypoglycémiants. Arch. intern. physiol. **44**, 174–177 (1946).

LOUBATIERES, A.: La part des recherches d'Emmanuel Hédon dans nos connaissances sur le diabète. Le diabète **1**, 1–3 (1953).

LOUBATIERES, A.: L'utilisation de certaines substances sulfamidées dans le traitement du daibète sucré expérimental. Recherches personelles (1942–1946). Presse méd. **63**, 1701–1730 (1955).

LOUBATIERES, A.: Analyse de l'action béta-cytotrope des sulfamides hypoglycémiants. I. Fondements de son utilisation pour la thérapeutique du diabète. Presse méd. **68**, 1421–1444 (1960).

LOUBATIERES, A.: The Discovery of Hypoglycemic Sulfonamides and Particularly of Their Action mechanism. Acta diabet. latina **6**, Supp. 20–56 (1969).

LOUBATIERES, A.: Zur Geschichte der Entdeckung der oralen Antidiabetica. In: Handbuch des Diabetes mellitus. Hrsg. v. E.F. PFEIFFER, Bd. 2, München, Lehmann 1969, S. 1179–1197.

LOUBATIERES, A.: Historique de la découverte des sulfamidés hypoglycémiants. Vie méd. Nr. spécial **52**, 36–50 (1971).

LOUBATIERES, A.: Evolution de la pathogénie et du traitement du diabète sucré. Bull. Acad. méd. Paris **155**, 302–304 (1971).

LOUBATIERES, A., BOUYARD, P., FRUTEAU DE LACLOS, C., SASSINE, A., ALRIC, R.: Renforcement et prolongation des effets de l'insuline par les sulfamidés hypoglycémiants antidiabétiques. C. R. soc. biol. Paris **150**, 1601–1603 (1956).

LOUBATIERES, A., BOUYARD, P., FRUTEAU DE LACLOS, C., SASSINE, A.: Hypophyse et mécanism d'action du para-aminobenzènesulfamido-isopropylthiodiazol. J. Physiol. Paris **48**, 620–624 (1956).

LOUBATIERES, A., GOLDSTEIN, L., METROPOLITANSKI, J., SCHAAP, J.: Etude expérimentale chez les chiens des accidents nerveux irréversibles consécutifs à l hypoglycémie prolongée provoqué par le sulfa-isopropylthiodiazol. 43. congr. méd. alienistes neurologistes de France et des pays de langue française, 28.–30.10.1942 Montpellier. Paris, Flammarion 1942, S. 415.

LOUBATIERES, A., MARIANI, M.M.: Etude pharmacodynamique d'un sulfonylurée hypoglycémiant particulièrement actif, le glybenyclamid. C. R. Acad. Sci. Paris **265**, 643–645 (1967).

LUFT, R.: Vem upptäckte insulinet? Läkartid. **68**, 4997–5004 (1971).

LUSK, G.: Metabolism in Diabetes. Arch. int. Med. **3**, 1–22 (1909).

MACCALLUM, W.G.: On the Relation of the Islands of Langerhans to Glycosuria. Amer. J. Dermat. **13**, 519–523 (1909).

MACCALLUM, W.G.: On the Relation of the Islands of Langerhans to Glycosuria Bull. Johns Hopkins Hosp. **20**, 265–268 (1909).

MACLEOD, J.J.R.: The Source of Insulin. J. Metabol. Res. **2**, 149–172 (1922).

MACLEOD, J.J.R.: Pancreatic Extract and Diabetes. Canad. Med. Ass. J. **12**, 423–426 (1922).
MACLEOD, J.J.R.: Carbohydrate Metabolism and Insulin. New York-London 1926. Dtsch. Übers.: Kohlenhydratstoffwechsel und Insulin. Hrsg. v. H. GREMELS. Berlin 1927.
MACKENZIE, H.W.G.: The Treatment of Diabetes Mellitus by Means of Pancreatic Juice. Brit. Med. J. **I**, 63–64 (1893).
MAGENDIE, F.: Note sur la présence normale du sucre dans le sang. Gaz. méd. Paris 3. sér **1**, 734–736 (1846).
MAGNUS-LEVY, A.: Die Oxybuttersäure und ihre Beziehungen zum Coma diabeticum. Arch. exp. Path. Pharmak. **42**, 149–237 (1899).
MAGNUS-LEVY, A.: Untersuchungen über die Acidosis im Diabetes melitus und die Säureintoxikation im Coma diabeticum. Arch. exp. Path. Pharmak. **45**, 389–434 (1901).
MAGNUS-LEVY, A.: Diabetikerdiäten der Vorinsulinära. Bull. Hist. Med. Suppl. **3**, 161–169 (1944).
MAHLER, P., PASTERNY, K.: Klinische Beobachtungen über Insulinwirkung bei Diabetes mellitus. Med. Klin. **20**, 337–340 (1924).
MAIWALD, K.H.: Johann Peter Frank 1745–1821. Sein Beitrag zur Kenntnis des Diabetes mellitus. Ther. Monat (Boehringer, Mannheim) **10**, 14–20 (1960).
MAJOR, R.H.: Johann Conrad Brunner and His Experiments on the Pancreas. Ann. Med. Hist. **3**, 91–100 (1941).
MAJOR, R.H.: Classic Descriptions of Disease. 3. Auflage, Springfield, Thomas 1959.
MANI, N.: Die Entdeckung des Glykogens durch Claude Bernard. Zschr. klin. Chem. **2**, 97–128 (1964).
MANI, N.: Die historischen Grundlagen der Leberforschung. II: Die Geschichte der Leberforschung von Galen bis Claude Bernard. Basler Veröff. Gesch. Med. Biol. Bd. 21, Basel-Stuttgart, Schwabe 1967.
MANKOWSKI, A.: Über die mikroskopischen Veränderungen des Pankreas nach Unterbindung einzelner Theile und über einige mikrochemische Besonderheiten der Langerhansschen Inseln. Arch. mikroskop. Anat. **59**, 286–294 (1901).
MANN, R.J.: Historical Vignette „Honey Urine" to Pancreatic Diabetes: 600 BC–1922. Mayo Clin. Proc. **46**, 56–58 (1971).
MARBLE, A.: John Rollo. Diabetes **5**, 325–327 (1956).
MARABELLI, F.: Memoria sui principi e sulle differenze dell'urina in due specie di Diabete confrontata colla naturale. Med. chir. Ztg. Salzburg **1**, 113–118 (1794).
MARABELLI, F.: Italienische medicinisch chirurgische Bibliothek. Bd. 2, Ser. 1 Leipzig 1794.

MARSH, H.: Observations on Treatment on Diabetes mellitus. Dublin J. med. Sci. **17**, 1–19 (1854).
MARTIN, E.: Problèmes de priorité dans la découverte de l'insuline. Schweiz. Med. Wschr. **101**, 164–167 (1971).
MARTINOTTI, G.: Sulla estirpazione del pancreas. Giorn. Real Accad. med. Turin 3. ser. **36**, 348–360 (1888).
MASKE, H.: Über die orale Behandlung des Diabetes mellitus mit N-(4-Methylbenzolsulfonyl)-N-butyl-harnstoff (D 860). Dtsch. med. Wschr. **81**, 823–825 (1956).
MEAD, R.: Opera medica. Göttingen 1748, Tent. 1, S. 39f. und cap. 9, sect. 2, S. 92.
MEHNERT, H., KARG, E.: Glybenclamid (HB 419): ein neues orales Antidiabetikum der Sulfonylharnstoff-Reihe. Dtsch. med. Wschr. **94**, 819–824 (1969).
MEHNERT, H., SEIZ, W.: Klinische Erfahrungen mit dem blutzuckersenkenden Biguanid DB 1. Münch. med. Wschr. **100**, 1056–1058 (1958).
MEHNERT, H., SEIZ, W.: Weitere Ergebnisse der Diabetesbehandlung mit blutzuckersenkenden Biguaniden. Münch. med. Wschr. **100**, 1844–1851 (1958).
MEIENHOFER, J., SCHNABEL, E., BREMER, H., BRINKHOFF, O., ZABEL, R., SROKA, W., KLOSTERMEYER, H., BRANDENBURG, D., OKUDA, T., ZAHN, H.: Synthese der Insulin-Ketten und ihre Kombination zu insulinaktiven Präparaten. Z. Naturf. **18b**, 1120–1121 (1963).
MEILER, H.: Ergebnisse der Redul-Prüfung an 13000 Diabetikern. Ther. Berichte (Bayer) **37**, 36–39 (1965).
MEINDL, R.: Zur Geschichte der Zuckerharnruhr. Med. Diss. Göttingen 1948.
MELLINGHOFF, K.H.: Georg Ludwig Zuelzers Beitrag zur Insulinforschung. Med. Diss. Düsseldorf 1971 und Düsseldorfer Beitr. Gesch. Med. H. 36, Düsseldorf, Triltsch 1971.
MELLINGHOFF, K.H.: Georg Ludwig Zuelzers Beitrag zur Pankreasforschung. Med. Welt N. F. **23**, 622–626 (1972).
MERING, J. v.: Über experimentellen Diabetes. Verh. Kongr. inn. Med. **5**, 185–189 (1886).
MERING, J. v.: Über Diabetes mellitus. Zschr. klin. Med. **14**, 404–423 (1888) und **16**, 431–446 (1889).
MERING, J. v., MINKOWSKI, O.: Diabetes mellitus nach Pankreasexstirpation. Zbl. klin. Med. **10**, 393–394 (1889).
MERING, J. v., MINKOWSKI, O.: Diabetes mellitus nach Pankreasexstirpation. Arch. exp. Path. Pharmak. **26**, 371–387 (1890).
METTLER, C.C.: A History of Medicine. Philadelphia-Toronto, Blackiston 1947.

MEYER, J. de: Action de la sécrétion interne du pancréas sur differents organes et en particulier sur la sécrétion rénale. Arch. Fisiol. **7**, 96–99 (1909).
MEYTHALER, F., KOTLORZ, H.: Insulinresistenz. Ärztl. Forsch. **19**, 241–258, 325–338 und 379–446 (1965).
MINKOWSKI, O.: Über das Vorkommen von Oxybuttersäure im Harn bei Diabetes mellitus. Ein Beitrag zur Lehre vom Coma diabeticum. Arch. exp. Path. Pharmak. **18**, 35–48 (1884).
MINKOWSKI, O.: Diabetes mellitus und Pankreasaffection. Berl. klin. Wschr. **27**, 167–169 (1890).
MINKOWSKI, O.: Über die Folgen partieller Pankreasexstirpationen. Zbl. klin. Med. **11**, 81–83 (1890).
MINKOWSKI, O.: Weitere Mittheilungen über den Diabetes mellitus nach Exstirpation des Pankreas. Berl. klin. Wschr. **29**, 90–94 (1892).
MINKOWSKI, O.: Untersuchungen über den Diabetes mellitus nach Exstirpation des Pankreas. Arch. exp. Path. Pharmak. **31**, 85–189 (1893).
MINKOWSKI, O.: Synthetische insulinähnlich wirkende Substanzen. Klin. Wschr. **5**, 2107 (1926).
MINKOWSKI, O.: Die Lehre vom Pankreas-Diabetes in ihrer geschichtlichen Entwicklung. Münch. med. Wschr. **76**, 311–315 (1929).
MIROUZE, J.: Histoire du coma diabétique et de son traitement. Vie méd. Nr. spécial, **52**, 25–35 (1971).
MITSCHERLICH, E.: Untersuchungen von Gummi, Dextrin, Traubenzukker und Rohrzucker (durchgeführt von K. A. TROMMER). Ann. Chem. Pharm. **39**, 360–362 (1841).
MOHNIKE, G., STÖTTER, G.: Klinische Ergebnisse mit D 860. Dtsch. med. Wschr. **81**, 826–835 (1956).
MOHR, L., VAHLEN, E.: Versuche mit Metabolin an diabetischen Hunden. Zschr. physiol. Chem. **90**, 198–207 (1914).
MOORE, J.: Liquor Potasse, a Test for Sugar in the Urine. Lancet **I**, 751–752 (1844).
MORGAGNI, G. B.: De sedibus et causis morborum. Venedig 1761. 3. Aufl. Bd. 2. Yverdon 1779, Lib. 3, Ep. 29, 12, S. 94ff., Ep. 41, 14 u. 15, S. 383ff. u. Ep. 42, 43, S. 431.
MORGENSTERN, L.: The Murder of Johann Georg Wirsung. Surg. **57**, 906–907 (1965).
MORRISON, H.: Contributions to the Microscopic Anatomy of the Pancreas. Bull. Hist. Med. **5**, 259–267 (1937).
MORTON, R.: Phthisiologia. London 1689, Cap. 8, S. 22 u. 106ff.
MOSSE, A.: L'amélioration des diabètes sucrés par le régime des pommes de terre. J. physiol. path. gén. **4**, 128–138 (1902).
MOURET, J.: Tissu lymphoïde du pancréas et cellule centro-acineuse. C. R. soc. biol. Paris **46**, 731–733 (1894).

Mouret, J.: Dégénérscence du pancréas chez le lapin consécutive à la ligature du canal de Wirsung. C.R. soc. biol. Paris **47**, 33–34 (1895).
Mouret, J.: Lésions du pancréas produites par l'injection d'huile dans le canal de Wirsung suivie de la ligature de ce canal. C. R. soc. biol. Paris **47**, 132–134 (1895).
Müller, H., Reinwein, H.: Zur Pharmakologie des Galegins. Arch. exp. Path. Pharmak. **125**, 212–228 (1927).
Müller, R.F.G.: Die Harnruhr der Alt-Inder, Prameha. Sudhoffs Arch. Gesch. Med. **25**, 1–42 (1932).
Müller, R.F.G.: Grundlagen altindischer Medizin. Nova Acta Leopoldina NF **11**, H. 74 (1942).
Munck, I.: Der Einfluß des Glycerins, der flüchtigen und festen Fettsäuren, auf den Gasstoffwechsel. Arch. Physiol. **46**, 303–334 (1890).
Murlin, J.R. Clough, H.D., Gibbs, C.B.F., Stokes, A.M.: Aqueous Extracts of Pancreas. I. Influence on the Carbohydrate Metabolism of Depancreatized Animals. J. Biol. Chem. **56**, 253–296 (1923).
Murlin, J.R., Kramer, B.: The Influence of Pancreatic and Duodenal Extracts on the Glycosuria and the Respiratory Metabolism of Depancreatized Dogs. J. Biol. Chem. **15**, 365–384 (1913).
Murlin, J.R., Kramer, B.: Pancreatic Diabetes in Dog. I. The Influence of Alkali and Acid upon the Glycosuria and Hyperglycemia. J. Biol. Chem. **27**, 481–498 (1916).
Murlin, J.R., Kramer, B.: Pancreatic Diabetes in Dog. The Influence of Alkali on the Respiratory Metabolism after Total and Partial Pancreatectomy. J. Biol. Chem. **27**, 417–538 (1916).
Murlin, J.R., Kramer, B.: A Quest for the Anti-Diabetic Hormone 1913–1916. J. Hist. Med. **11**, 288–298 (1956).
Murlin, W.R.: History of Insulin. Ann. Int. Med. **76**, 330 (1972).
Murnaghan, J.H., Talalay, P.: John Jacob Abel and the crystallization of Insulin. Perspect. Biol. Med. **10**, 334–380 (1967).
Murray, J.: The Search for Insulin. Scot. med. J. **14**, 286–293 (1969).
Murray, J.: Insulin: Credit for its Isolation. Brit. Med. J. **II**, 651–652 (1969).
Murray, J.: Paulesco and the Isolation of Insulin. J. Hist. Med. **26**, 150–157 (1971).
Myers, V.C., Bailey, C.V.: The Lewis' and Benedict Method for the Estimation of Blood Sugar, with Some Observations Obtained in Disease. J. Biol. Chem. **24**, 147–161 (1916).
Nadel, M.B.: Reserpin in cholinergischer Behandlung und cholinergische Behandlung von Diabetes mellitus. Wien. klin. Wschr. **70**, 193–195 (1958).
Naumann, M.E.A.: Handbuch der medizinischen Klinik. Bd. 6, Berlin 1836, S. 570ff.

NAUNYN, B.: Der Diabetes melitus. In: Specielle Pathologie und Therapie. Hrsg. v. H. NOTHNAGEL, Bd. 7, 1, Wien 1898.

NEEDHAM, J., LU GWEI-DJEN: Protoendocrinology in Medieval China. In: Clerks and Craftmen in China and the West. Cambridge, University Press, 1970, S. 307 und Jap. Stud. Hist. Sci. **5**, 150 (1966).

NEUBAUER, R., LANG, K.K.: Der Einfluß von Rauwolfia serpentina Bentham Gesamtextrakten auf den Kohlenhydrathaushalt. Wien. med. Wschr. **103**, 966–967 (1953).

NEWBURGH, L.H., MARSH, P.I.: The Use of a High Fat Diet in the Treatment of Diabetes mellitus. Arch. Int. Med. **26**, 647–662 (1920).

NICOLAS, P., GUEUDEVILLE, C.V.: Recherches et éxperiences chimiques sur le diabète sucré. Ann. chim. **24**, 45–74 (1802).

NICOLAS, P., GUEUDEVILLE, C.V.: Chemische und medicinische Versuche über Diabetes. Med. chir. Ztg. Salzburg **3**, 56–59 (1803).

NIEMEYER, F. v.: Lehrbuch der speciellen Pathologie und Therapie. 7. Aufl. Bd. 2, Berlin 1868, S. 875.

NOBLE, R.L.: Memories of James Bertram Collip. Canad. med. Ass. J. **93**, 1356–1364 (1965).

NOORDEN, C. v.: Die Zuckerkrankheit und ihre Behandlung. Berlin, Hirschwald 1895, S. 176.

NOORDEN, C. v.: Über Hafercuren bei schwerem Diabetes mellitus. Berl. klin. Wschr. **40**, 817–821 (1903).

NOORDEN, K.H.v.: Sionon in der Diabetesbehandlung. Dtsch. med. Wschr. **55**, 483–484 (1929).

NOORDEN, C. v., ISAAC, S.: Allgemeine Erfahrungen über 50 mit Insulin behandelte Diabetesfälle. Klin. Wschr. **2**, 1968–1970 (1923).

NOORDEN, C. v., ISAAC, S.: Weitere Erfahrungen über Insulinbehandlung des Diabetes. Klin. Wschr. **3**, 720–723 (1924).

NOTELOVITZ, M.: Milestones in the History of Diabetes-A Brief Survey. South Afr. Med. J. **44**, 1158–1161 (1970).

NOTHMAN, M.M.: The History of the Discovery of Pancreatic Diabetes. Bull. Hist. Med. **28**, 272–274 (1954).

NOYES, H.D.: Retinitis in Glycosuria. Transact. Amer. Ophthal. Soc. **1**, 71–75 (1869).

NYLANDER, E.: Über alkalische Wismuthlösung als Reagenz auf Traubenzucker im Harne. Zschr. physiol. Chem. **8**, 175–185 (1883).

OBERDISSE, K., DAWEKE, H., MICHAEL, G. (Hrsg.): 2 intern. Biguanid-Symposium Düsseldorf 1967. Stuttgart, Thieme 1968.

OLIARO, T.: Le diabete a la sua storia. Min. med. **57**, varia (1962).

OPIE, E.L.: On the Histology of the Islands of Langerhans of the Pancreas. Bull. Johns Hopkins Hosp. **11**, 205–209 (1900).

OPIE, E.L.: The Relation of Diabetes mellitus to Lesions of the Pancreas;

Hyaline Degeneration of the Islands of Langerhans. J. exp. Med. **5**, 527–540 (1900).
ORIBASIOS: Medici Opera. Basel 1553, Lib. 9, Cap. 5 und 36, S. 194 und 317. In: Corpus Medicorum Graecorum, Hrsg. v. J. RAEDER, Bd. 6, 3, Leipzig 1926, S. 297.
ORTH, H.: Die antiken Diabetes-Synonyme und ihre Wortgeschichte. Janus, Leiden **51**, 193–201 (1964).
OSER, L.: Die Erkrankungen des Pankreas. In: Specielle Pathologie und Therapie. Hrsg. v. H. NOTHNAGEL, Bd. 18, 2, Wien 1898, S. 125ff.
OTT, I., SCOTT, J.C.: Note on the Production of Glycosuria by Parathyroids, Pancreas and the Infundibular Extract of the Pituitary. Proc. Soc. exp. Biol. Med. **7**, 48 (1909/10).
OTTEN, J.H.: Die Geschichte der oralen Diabetestherapie. Med. Diss. Freiburg/Breisgau 1966.
OTTEN, J.H.: Zur Geschichte der oralen Diabetestherapie. Med. Klin. **63**, 22–25, (1968).
PAPASPYROS, N.S.: The History of Diabetes Mellitus. 2. Auflage, Stuttgart, Thieme 1964.
PARACELSUS, B.T.: Sämtliche Werke. Hrsg. v. K. SUDHOFF, Bd. 5, München-Berlin, Oldenbourg 1931, Bd. 11, München-Berlin 1928.
PARE, A.: Opera chirurgica. Frankfurt 1544, Lib. 2, Cap. 17, S. 85.
PARNAS, J.K.: Ernst Josef Lesser. Biochem. Zschr. **196**, 1–2 (1928).
PATON, A.: Notes for a History of Diabetes mellitus. Brit. J. clin. Pract. **15**, 37–39 (1961).
PAULESCO, N.C.: Action de l'extrait pancréatique injecté dans le sang, chez un animal diabétique. C.R. soc. biol. Paris **73**, 555–557 (1921).
PAULESCO, N.C.: Influence de la quantité de pancréas employée pour préparer l'extrait injecté dans le sang chez un animal diabétique. C. R. soc. biol. Paris **73**, 557–558 (1921).
PAULESCO, N.C.: Influence du laps de temps écoulé depuis l'injection intraveneuse de l'extrait pancréatique chez un animal diabétique. C. R. soc. biol. Paris **73**, 558 (1921).
PAULESCO, N.C.: Action de l'extrait pancréatique injecté dans le sang chez un animal normal. C. R. soc. biol. Paris **73**, 558 (1921).
PAULESCO, N.C.: Recherche sur le rôle du pancréas dans l'assimilation nutritive. Arch. intern. physiol. **17**, 85–109 (1921).
PAULOS VON AEGINA: De arte medendi. Köln 1534, Lib. 3, Cap. 45. In: Corpus Medicorum Graecorum. Hrsg. v. I.L. HEIBERG, Bd. 9, 1, Leipzig u. Berlin 1921, S. 94f. u. Lib. 2, Cap. 13, S. 247. Dtsch. Übers.: Paulos von Aegina, des besten Arztes sieben Bücher. Hrsg. v. I. BRENDES, Leiden 1914, S. 282.
PAVEL, I.: Le cinquantenaire de la découverte de l'insuline. La priorité de cette découverte. Le Diabète **18**, 171–173 (1970).

Pavel, I.: Insuline. Priorité de Paulesco. Med. Hyg. **29**, 954 (1971).

Pavel, I.: The Role of Paulesco in the Discovery of Insulin. Israel J. Med. Sci. **8**, 488–490 (1972).

Pavel, I.: Comments on the Report of the Special Commission of Buenos Aires (L.D.F.) on „Summary Work Leading up to the Discovery of Insulin". Intern. Diabetes Fed. News Bull. **17**, 74–77 (1972).

Pavel, I.: Zur Frühgeschichte der Insulin-Forschung. Münch. med. Wschr. **115**, 729–730 (1973).

Pavel, I., Sdrobici, D.: Le cinquantenaire de la découverte de l'insuline. N. Paulesco. Journées diabétologie de l'Hôtel Dieu Paris 6.–8.5.1971, Paris, Flammarion 1971, S. 7–11.

Pavy, F. W.: Researches on the Nature and Treatment of Diabetes. London 1862. Dtsch. Übers.: Untersuchungen über Diabetes mellitus. Dessen Wesen und Behandlung. Hrsg. v.W. Langenbeck, Göttingen, Vandenhoeck u. Ruprecht 1864, S. 60ff.

Payne, W. W., Poulton, E. P.: A Clinical Study of Diabetic Coma. Lancet **II**, 638–642 (1925).

Peligot, E.: Recherches sur la nature et les propriétés chimiques des sucres. Ann. chim. phys. n. S. **67**, 113–177 (1838).

Peligot, E.: Recherches sur la nature et les propriétés chimiques des sucres. C. R. Acad. Sci. Paris **6**, 337–338 (1838).

Pestel, M.: Le cinquantenaire de la découverte de l'insuline. E. Gley, précurseur de F.J. Banting et C.H. Best. Nouvelle Presse méd. **1**, 1527–1528 (1972).

Petren, K.: Die diätetische Behandlung schwerer Diabetesfälle. Verh. dtsch. Ges. inn. Med. **32**, 185–188 (1921).

Petters, W.: Untersuchungen über die Honigharnruhr. Prager Vjschr. prakt. Heilkd. **55**, 81–94 (1857).

Pflüger, E.: Ein Beitrag zur Frage nach dem Ursprung des im Pankreas-Diabetes ausgeschiedenen Zuckers. Arch. Physiol. **108**, 115–188 (1905).

Pflüger, E.: Das Glykogen und seine Beziehungen zur Zuckerkrankheit. Bonn 1902, 2. Aufl. Bonn 1905.

Pflüger, E.: Professor O. Minkowski's Abwehr gegen meine ihn treffende Kritik. Arch. Physiol. **110**, 1–20 (1905).

Pflüger, E.: O. Minkowski's neueste Vertheidigung seiner über den Pankreasdiabetes aufgestellten Lehre. Arch. Physiol. **111**, 61–93 (1906).

Pflüger, E.: Über die durch Resektion des Duodenums bedingten Glykosurien. Arch. Physiol. **124**, 1–28 (1908).

Pflüger, E.: Die Aufklärungen, welche Errico (sic!) de Renzi und Enrico Reale soeben (August 1908) über ihre den Duodenaldiabetes betreffenden Versuche gegeben haben. Arch. Physiol. **124**, 529–531 (1908).

PICCOLOMINI, A.: Anatomiae Praelectiones. Rom 1586, S. 99.

PIRART, J.: L'utilisation des sulfamides hypoglycémiants. Vie. méd. Nr. spécial **52**, 53–59 (1971).

PISCHINGER, O.: Beiträge zur Kenntnis des Pankreas. Med. Diss. München 1895.

PLATTER, F.: De Corporis Humani Structura et Usu. Basel 1603, S. 154 u. Taf. 38.

PODWYSSOTZKY, W.: Beiträge zur Kenntnis des feineren Baues der Bauchspeicheldrüse. Arch. mikrosk. Anat. **21**, 765–768 (1882).

POLLAK, L.: Über Insulinbehandlung. Wien. klin. Wschr. **37**, 55–60 (1924).

POMERANZE, J., FUJIY, H., MOURATOFF, G.T.: Clinical Report of a New Hypoglycemic Agent. Proc. Soc. exp. Biol. Med. **95**, 193–194 (1957).

POREP, R.: Der Physiologe und Planktonforscher Victor Hensen. Med. Diss. Kiel 1970 und Kieler Beitr. Gesch. Med. H. 9, Neumünster 1970, S. 76f.

POREP, R.: Der Prioritätenstreit um die Entdeckung des Glykogens zwischen Claude Bernard und Victor Hensen. Med. Mschr. **25**, 314–321 (1971).

POULET, J.: Le diabète avant la découverte de l'insuline. Vie méd. Nr. spécial **52**, 5–10 (1971).

PRATT, J.H.: The Relation of the Pancreas to Diabetes. J. Amer. Med. Ass. **55**, 2112–2117 (1910).

PRATT, J.H.: A Reapraisal of Researches Leading to the Discovery of Insulin. J. Hist. Med. **9**, 281–289 (1954).

PRATT, J.H.: Zur Geschichte der Entdeckung des Insulins. Sudhoffs Arch. Gesch. Med. Naturw. **38**, 48–57 (1954).

PRIESEL, R., WAGNER, R.: Weitere Erfahrungen über die Insulinbehandlung des Diabetes mellitus im Kindesalter. Ztschr. f. Kinderheilkunde **39**, 89–113 (1925).

PROUT, W.: The Nature and Treatment of Stomach and Renal Diaeases. London 1842, S. 24 ff. Dtsch. Übers.: Über das Wesen und die Behandlung des Magens und der Harnorgane. Hrsg. v. G. KRUPP, Leipzig, Kollmann 1843, S. 143.

PULS, W., KRONEBERG, G., FERICHS, H., GERHARDS, E., KOLB, K.H.: Pharmakologie eines neuen Antidiabetikums. In: Niere und Stoffwechselkrankheiten. Hrsg. v. H. SARRE u. H.J. HOLTMEIER, Stuttgart: Thieme 1973, S. 67–75.

QUABBE, H.J., KLIEMS, G.: Glycémie et insuline plasmatique sous l'influence du tolbutamide et du HB 419 chez des sujets normaux et diabétiques. Journés diabétologie de l'Hôtel Dieu Paris 1969, Paris Flammarion 1969, S. 77–85.

RAJU, D.C.S.: Indian Herb for the Control of Blood Sugar. Sci. Rep. **5**, 252 (1968).

RAPTIS, S., PFEIFFER, E.F.: Sulfonylharnstoffe als orale Antidiabetika der 1. und 2. Generation. Ther.woche **21**, 578–590 (1971).

RAPTIS, S., RAU, M.A., SCHRÖDER, K.E., FAULHABER, J.D., PFEIFFER, E.F.: Comparative Study of Insulin Secretion Following Repeated Administration of Glucose, Tolbutamide and Glibenclamid (HB 419). In: Diabetes and Non Diabetic Subjects. Horm. Stoffwechsel-Forsch. **1**, 65–72 (1969).

RAZES: Opera. Basel 1544, Lib. 9, Cap. 78, S. 263f.

RECKENDORF, H.K.: Medizinische Konzeption und Therapie. Die Behandlung des Diabetes mellitus zu Beginn des 19. Jahrhunderts durch John Rollo. Ther. Monat (Boehringer Mannheim) **21**, 17–19 (1961).

RECKLINGHAUSEN, F.D.v.: Drei Fälle von Diabetes mellitus. Arch. path. Anat. **30**, 360–366 (1864).

REINWEIN, H.: Über die Verwertbarkeit des d-Sorbit in der Behandlung des Diabetes mellitus. Dtsch. Arch. klin. Med. **164**, 61–72 (1929).

RENAUT, J.: Sur les organes lympho-glandulaires et le pancréas des vertébrés. C. R. Acad. Sci. Paris **89**, 247–250 (1879).

RESHEF, A.: The History of Diabetes. Dapim Refulim **18**, 15–21 (1959).

REUTER, C.: La fonction endocrine du pancréas et la découverte de l'insuline. Ges. Luxemb. Naturfreunde 7–15 (1924).

RICHARDS, D.W.: The Effect of Pancreas Extract on Depancreatized Dogs: Ernest L. Scott's Thesis of 1911. Perspect. Biol. Med. **10**, 84–95 (1966).

RIOLAN, J.: Encheiridium Anatomicum et Pathologicum. Paris 1648, Lib. 2, Cap. 17, S. 107ff.

RIOLAN, J.: Opera anatomica vetera recognita et auctiora. Paris 1649, S. 813 ff.

RIOS, M.S.: Contributo spagnolo alle conoscenze sull'insulina. Min. med. **60**, 4659–4666 (1969).

ROBERTS, F.: Insulin. Brit. Med. J. **II**, 1193–1194 (1922).

RODIN, A.: Sur un travail de M. le Dr. Dinguizli (de Tunis) intitulé: „Diabète sucré et son traitement sans régime, d'après les auteurs arabes anciens. Bull. Acad. méd. Paris 3. sér. **79**, 629–635 (1913).

ROGERS, F.A.: Islet Cell Tumors of the Pancreas and Hyperinsulism. Amer. J. Surg. **99**, 268–282 (1960).

ROGERS, J.C.T.: Large Fibrogenic Tumors and Hypoglycemia. J. Amer. Med. Ass. **178**, 1132–1135 (1961).

ROKITANSKY, C.v.: Handbuch der pathologischen Anatomie. Bd. 3, 2 (Specielle Pathologie) Wien 1861, S. 393ff.

ROLLO, J.: An Account of Two Cases of the Diabetes mellitus, with

Remarks as They Arose During the Progress of the Cure. London, Dilly 1797.
RONDELET, G.: Methodus curandorum omnium morborum, Lyon 1570. In: Opera omnia, Genf 1620.
ROSEMANN, R.: Zur Entdeckung des Glykogens vor 75 Jahren. Münch. med. Wschr. **79**, 1367–1368 (1932).
ROSENFELD, G.: Die Grundgesetze der Acetonurie und ihre Behandlung. Zbl. inn. Med. **16**, 1233–1244 (1895).
ROSENFELD, G.: Die Oxydationswege des Zuckers. Berl. klin. Wschr. **44**, 1663–1666 (1907).
ROTH, H. J.: Chemie der oralen Antidiabetica. Pharm. Z. **116**, 1265–1270 (1971).
RUBINSTEIN, A.H., LEVIN, N.W., ELLIOTT, G.A.: Manganese-Induced Hypoglycemia. Lancet **II**, 1348–1351 (1962).
RUFUS VON EPHESOS: Oeuvres de Rufus d'Ephèse. Hrsg. v. C. DAREMBERG und C.E. RUELLE, Paris 1879, S. 35 ff.
RUIZ, C.L., SILVA, L.L., LIBENSON, L.: Contribución al estudo sobre la composición quimica de la insulina. Estudo de algunos cuerpos sintéticos sulforados con acción hypoglycemiante. Rev. soc. argent. biol. **6**, 134–141 (1930).
RYLE, A.P., SANGER, F., SMITH, L.F., KITAI, R.: The Disulphide Bonds of Insulin. Biochem. J. **60**, 541–556 (1955).
SAJOUS, C.E.: The Internal Secretions and the Principles of Medicine. Philadelphia 1903.
SALOMON, M.: Geschichte der Glycosurie von Hippokrates bis zum Anfange des 19. Jahrh. Dtsch. Arch. klin. Med. **8**, 489–582 (1871).
SANDMEYER, W.: Über die Folgen der Pankreasexstirpation beim Hund. Zschr. Biol. **29**, 86–114 (1892).
SANDMEYER, W.: Über die Folgen der partiellen Pankreasatrophie beim Hund. Zschr. Biol. **31**, 12–85 (1895).
SAUERBECK, E.: Langerhanssche Inseln und Diabetes. Verh. dtsch. path. Ges. **7**, 217–232 (1904).
SAUERBECK, E.: Die Langerhansschen Inseln des Pankreas und ihre Beziehungen zum Diabetes mellitus. Erg. allg. Path. path. Anat. **8**, 538–697 (1904).
SAVAGNONE, L.: Sulfamidi e ricambio idrocarbonico; influenza della somministrazione di sulfamidi sul tasso glicemico in condizioni normali e patologiche. Settimana med. **29**, 1005 (1941).
SAVIOTTI, G.: Untersuchungen über den feineren Bau des Pancreas. Arch. mikrosk. Anat. **5**, 404–414 (1869).
SCHADEWALDT, H.: Das Pankreas in der Geschichte der Medizin. In: Pathogenese, Diagnostik, Klinik und Therapie der Erkrankungen des exokrinen Pankreas. Hrsg. v. N. HENNING, K. HEINKEL, H. SCHÖN, Stuttgart, Schattauer 1964, S. 1–46.

SCHADEWALDT, H.: Die Geschichte des Diabetes. Allergie Immun. Forsch. Bd. 2, S. 9–22. Stuttgart, Schattauer 1968.
SCHADEWALDT, H.: Die Geschichte des Diabetes. In: Diabetes im Bild, H. 5, o.J.
SCHÄFER, E.A.: On Internal Secretion. Brit. Med. J. **II**, 341–348 (1895).
SCHÄFER, E.A.: The endocrine Organs. London 1916, S. 125.
SCHENK VON GRAFENBERG, J.: ΠΑΡΑΤΗΡΕΣΕΩΝ sive Observationum, Medicarum, Novarum ... Volumen. Frankfurt 1609, Lib. 3, S. 443 ff.
SCHIFF, M.: Mittheilungen von Herrn Prof. Schiff in Bern. Arch. physiol. Heilkd. N F **1**, 263–266 (1857).
SCHIFF, M.: Untersuchungen über die Zuckerbildung in der Leber und den Einfluß des Nervensystems auf die Erzeugung des Diabetes. Würzburg 1859, S. 74.
SCHIFF, M.: De la nature des granulations qui remplissent les cellules hépatiques: amidon animal. C. R. Acad. Sci. Paris **48**, 880–886 (1859).
SCHILLING, E., ARNOLD, R.: Die Beeinflussung des Diabetes mellitus durch die Injektion von Schwermetallen. Klin. Wschr. **4**, 1818–1819 (1925).
SCHIRMER, A.M.: Beitrag zur Geschichte und Anatomie des Pankreas. Basel 1893.
SCHLESINGER, E.: Die Erkrankung des Pancreas bei hereditärer Lues. Arch. path. Anat. **154**, 501–628 (1898).
SCHMIDT, F.: Insulin-Herstellung in Deutschland durch einen Mecklenburger Landapotheker. Pharm. Z. **117**, 1195–1196 (1972).
SCHMITT, H., HÖHLER, H., DAWEKE, H., JAHNKE, K.: Klinische Untersuchungen zur Wirksamkeit des neuen oralen Antidiabetikums Glybenclamid (HB 419). Dtsch. med. Wschr. **94**, 824–829 (1969).
SCHNEIDER, T.: Diabetes Through the Ages: A Salute to Insuline. South Afr. Med. J. **46**, 1394–1400 (1972).
SCHOLZ, J., BÄNDER, A.: Pharmakologie (D 860). Dtsch. med. Wschr. **81**, 825–826 (1956).
SCHÖFFLING, K., HAUPT, E., KÖBERICH, E., BEYER, J.: Klinisch-experimentelle Untersuchungen mit Glisoxepid (BS 4231) und anderen blutzuckersenkenden Sulfonylharnstoffen. In: Niere und Stoffwechselkrankheiten. Hrsg. v. H. SARRE u. H.J. HOLTMEIER, Stuttgart: Thieme 1973, S. 47–59.
SCHÖFFLING, K., KRONEBERG, G., LAUDAHN, G. (Hrsg.): Pro-Diaban (Glisoxepid). Stuttgart-New York: Schattauer 1974.
SCHULTZEN, O.: Beiträge zur Pathologie und Therapie des Diabetes mellitus. Berl. klin. Wschr. **9**, 417–418 (1872).
SCHULZ, C.: Beiträge zur Geschichte des Glykogens. Med. Diss. Berlin 1877.

SCHULZ, F.: Zeittafel zur Geschichte des Diabetes mellitus. In: Diabetes in Klinik und Praxis. Hrsg. v. H. MEHNERT u. K. SCHÖFFLING, Stuttgart: Thieme 1974, S. 563–566.

SCHULZE, W.: Die Bedeutung der Langerhans'schen Inseln im Pankreas. Arch. mikrosk. Anat. **56**, 491–509 (1900).

SCHUMACHER, H., SCHUMACHER, J.: Einst und Jetzt: 100 Jahre Diabetes mellitus. Münch. med. Wschr. **96**, 517-521, 581-588 u. 601-604 (1956).

SCHUMACHER, J.: Index zum Diabetes mellitus. München-Berlin, Urban und Schwarzenberg 1961.

SCHUMACHER, J.: Geschichte des Diabetes mellitus bis zur Insulin-Ära. Dtsch. med. J. **22**, 707–715 (1963).

SCHUMACHER, R.: Die Carl v. Noorden'sche Haferkur, ihre Weiterentwicklung und ihr Einfluß auf die Diättherapie des Diabetes mellitus unter Berücksichtigung ihrer heutigen Bedeutung. Med. Diss. Freiburg/Breisgau 1963.

SCHWARZ, H., AMMON, J., YEBOAH, J.E., HILDENBRANDT, H.E., PFEIFFER, E.F.: Förderung der Insulinsekretion in vitro durch ein neues, hochwirksames Antidiabetikum. Diabetologia **4**, 10–15 (1968).

SCHWEISHEIMER, W.: Aspirin und Diabetes. Med. Klin. **58**, 1761–1762 (1963).

SCOTT, D.A.: Crystalline Insulin. Biochem. J. **28**, 1592–1602 (1934).

SCOTT, D.A., FISHER, A.M.: The Effect of Zinc Salts on the Action of Insulin. J. Pharmacol. exp. Ther. **55**, 206–222 (1935).

SCOTT, D.A., FISHER, A.M.: The Insulin and The Zinc Content of Normal and Diabetic Pancreas. J. Clin. Invest. **17**, 725–728 (1938).

SCOTT, E.L.: On The Influence of Intravenous Injection of an Extract of the Pancreas on Experimental Pancreatic Diabetes. Amer. J. Physiol. **29**, 306–310 (1911/12).

SCOTT, E.L.: The Relation of Pancreatic Extract to the Sugar of Blood. Proc. Soc. exp. Biol. Med. **10**, 101–103 (1913).

SCRIBONIUS LARGUS: Compositiones medicamentorum auf Grundlage zahlreicher Beobachtungen dargestellt. In: Das Rezeptbuch des Scribonius Largus. Hrsg. v. F. RINNE. Hist. Stud. Pharmak. Inst. Dorpat **5**, S. 1 (1896).

SEALE, H.: Banting's Miracle. The Story of the Discovery of Insulin. Philadelphia, Lippincott 1946.

SECKENDORF, E.: Kurze Geschichte des Diabetes mellitus. Med. Welt **5**, 1443–1445 (1931).

SEEGEN, J.: Der Diabetes mellitus. Paris, Ruellius 1529, S. 1. 3. Aufl. Berlin 1893, S. 216f.

SELMI, G.: Gli studi di Claude Bernard sul pancreas. Med. nei Secoli. **3**, H. 3, 29–34, H. 4, 3–8 (1966).

SELYE, H.: Textbook of Endocrinology. 2. Aufl. Montreal, Acta Endocrinologica 1949, S. 478ff.

SENATOR, H.: Diabetes mellitus und insipidus. In: Handbuch der speciellen Pathologie und Therapie. Hrsg. v. H. v. ZIEMSSEN Bd. 13, 1, Leipzig 1879, S. 379.

SIBLEY, W.K.: On the Treatment of Diabetes mellitus by Feeding on Raw Pancreas. Brit. Med. J. **I**, 579–580 (1893).

SIEBER, P., KAMBER, B., HARTMANN, A., JÖHL, A., RINIKER, B., RITTEL, W.: Totalsynthese von Humaninsulin unter gezielter Bildung der Disulfidbindungen. Helv. Chim. Acta **57**, 2617–2621 (1974).

SIMONET, H.: L'insuline. Etat actuel de la question. Bull. soc. chim. biol. Paris **6**, 44–112 (1924).

SIMONET, H., TANRET, G.: Sur les propriétés hypoglycémiantes du sulfate de galégine. Bull. soc. chim. biol. Paris **9**, 908–927 (1927).

SKOUGE, E., SCHRUMPF, A.: Der Einfluß des Lecithins auf die Insulinwirkung. Zbl. inn. Med. **120**, 754–767 (1932).

SLOTTA, K.H., TSCHESCHE, R.: Über Biguanide II: Die blutzuckersenkende Wirkung der Biguanide. Ber. dtsch. chem. Ges. **62 B**, 1398–1405 (1929).

SOKOLOFF, D. D.: Über die Bauchspeicheldrüse in den verschiedenen Stadien ihrer Tätigkeit. Jber. Fortschr. Anat. Physiol. **13**, 240–253 (1884).

SÖMMERING, S. T.: Vom Baue des menschlichen Körpers. Bd. 5, 2, Frankfurt, Varrentrapp u. Wenner 1796, S. 150.

SPIEGELHOFF, W.: Die Geschichte der Pankreaserkrankungen. Med. Diss. Düsseldorf 1937.

SPIGEL, A. van der: De Humani Corporis Fabrica. Frankfurt/Main 1632, Lib. 8, Cap. 11, S. 301.

SSOBOLEW, L. W.: Über die Struktur der Bauchspeicheldrüse unter gewissen pathologischen Bedingungen. Zbl. allg. Path. **11**, 202–203 (1900).

SSOBOLEW, L.W.: Zur normalen und pathologischen Morphologie der inneren Secretion der Bauchspeicheldrüse. (Die Bedeutung der Langerhans'schen Inseln). Arch. path. Anat. **168**, 91–128 (1902).

STADELMANN, E.: Über die Ursachen der pathologischen Ammoniakausscheidung beim Diabetes mellitus und dem Coma diabeticum. Arch. exp. Path. Pharmak. **17**, 419–444 (1883).

STAHL, J.: La découverte de l'insuline. Strasbourg méd. **12**, 871–879 (1961).

STANGL, E.: Zur Histologie des Pankreas. Wien. klin. Wschr. **14**, 964–968 (1901).

STANNIUS, H.: Lehrbuch der vergleichenden Anatomie der Wirbeltiere. Berlin 1848, T. 2, S. 94f.

STARLING, E. H.: The Croonian Lecture on the Chemical Correlation of the Functions of the Body. Lancet **II**, 339–341, 423–425, 501–503 und 579–583. (1905).

STAUB, H.: Insulin. Klin. Wschr. **2**, 2089–2092 und 2139–2143 (1923).

STAUB, H.: Über Synthalin. Verh. Ges. Verdauungs Stoffwechselkrh. **7**, 250–301 (1928).
STAUB, H.: 40 Jahre Insulin und intermediärer Stoffwechsel. Klin. Wschr. **43**, 61–69 (1965).
STEIGERWALDT, F.: Das Insulin. Med. Mschr. **15**, 541–544 (1961).
STEIN, P.: A propos de la découverte de l'insuline. Les travaux de Zuelzer. Med. Hyg. **29**, 1102 (1971).
STEIN, P.: Prioritäten und Prioritätsansprüche ums Insulin. Gesnerus **31**, 107–112 (1974).
STEPP, W.: Altes und Neues in der Therapie des Diabetes mellitus. Münch. med. Wschr. **82**, 1307–1312 (1935).
STILLING, B.: Physiologische, pathologische und medicinisch-practische Untersuchungen über die Spinal-Irritation. Leipzig, Wigand 1840, S. 321.
STÖCKER, W.: Zur Geschichte des Diabetes mellitus. Ther.woche **16**, 1077–1082 (1966).
STÖCKER, W.: 50 Jahre Insulin. Ther.woche **21**, 2444–2450 (1971) und Pharm. Z. **116**, 1667–1671 (1971).
STOCKER, W.: Der Prioritätenstreit um das Insulin. Ther.woche **21**, 3464–3467 (1971) und Pharm. Z. **116**, 1764–1765 (1971).
STRAUSS, H.: Über insulin-resistente Diabetiker. Klin. Wschr. **4**, 491–493 (1925).
STRAUZENBERG, S. E., HALLER, H.: Beitrag zum Wirkungsmechanismus der blutzuckersenkenden Sulfonylharnstoffe. Dtsch. med. Wschr. **84**, 1097–1103 (1959).
STRIECK, F.: Über auffallende Besserungen mittelschwerer Diabetes-Erkrankungen. Klin. Wschr. **16**, 381–382 (1937).
STRIKER, C.: Famous Faces in Diabetes. Boston, Hall, 1961.
STRIKER, C.: History of Insulin. Ann. Int. Med. **76**, 329–330 (1972).
STRÜMPELL, A. v.: Lehrbuch der speziellen Pathologie und Therapie innerer Krankheiten. 2. Aufl., Bd. 2, Leipzig 1897, S. 575.
STURM, A.: Zweijährige Erfahrungen mit Thiosemicarbazonen (Tb 1/698) bei schwerer Lungentuberkulose. Dtsch. med. Wschr. **74**, 726–732 (1949).
SUTHERLAND, E. W., DE DUVE, C.: Origin and Distribution of the Hyperglycemic Glycogenolytic Factor of the Pancreas. J. Biol. Chem. **175**, 663–674 (1948).
SWALWE, B.: Pancreas pancrene, seu Pancreatis et Succi ex eo Profluentis Commentum Succinctum. Amsterdam 1667.
SYDENHAM, T.: Opera universa. London 1685. Dtsch. Übers.: Medizinische Werke. Hrsg. v. J. J. MASTALIR. Bd. 2, Wien 1787, S. 650.
SYLVER, A.: Transact. Path. Soc. London **24**, 181 (1873).

TAPPEINER, F. v.: Über die giftigen Eigenschaften des Acetons. Dtsch. Arch. klin. Med. **34**, 450–454 (1884).

TEE, G.J.: On Sami Hanarneh's Review of „Der Diabetestraktat Abd al-Latif al-Bagdadi's". Isis **64**, 232 (1973).

THANNHAUSER, S.J., MEYER, K.K.: Sorbit (Sionon) als Kohlehydratersatz für den Diabeteskranken. Münch. med. Wschr. **76**, 356–360 (1929).

THIROLOIX, J.: Diabète pancréatique experimentelle, clinique, anatomopathologique, Thèse méd. Paris 1892.

THIROLOIX, J.: Etude sur les effets de la suppression lente du pancréas. Note sur la physiologie du pancréas. Arch. physiol. norm. path. 5. sér. **4**, 716–720 (1892).

THIES, H.J.: Der Diabetestraktat Abd Al-Latif al-Bagdadi's. Bonner Orient. Stud. NS Bd. 21, Bonn 1971.

TIEDEMANN, F., GMELIN, L.: Die Verdauung nach Versuchen. Heidelberg, Groos 1826/27.

TOLLENS, B.: Über Eisenchlorid rothfärbenden Harn. Justus Liebig's Ann. Chem. **209**, 30–38 (1881).

TRINCAVELLA, V.: Consilia medica. Basel 1587, Ep. 15 u. 16, S. 824ff.

TROMMER, K.A.: Unterscheidung von Gummi, Dextrin, Traubenzucker und Rohrzucker Ann. Chem. Pharm. **39**, 360–362 (1841).

TSCHASSOWNIKOW, S.: Über die histologischen Veränderungen der Bauchspeicheldrüse nach Unterbindung der Ausführungsgänge. Arch. mikrosk. Anat. **67**, 758–772 (1906).

TSCHERNING, R.: Zur Klinik der Pankreasnekrose. Arch. Verdauungskrh. **35**, 103–107 (1925).

TUFT, L.: Insulin Hypersensitivness: Immunologic Consideration and Case Report. Amer. J. Med. Sci. **176**, 707–720 (1928).

UHLE, J.P.: Experimenta de saccharo in urinam aliquamdiu transeunte. Med. Diss. Leipzig 1852.

UNGAR, G., FREEDMAN, L., SHAPIRO, S.L.: Pharmacological Studies of a New Hypoglycemic Drug. Proc. Soc. exp. Biol. Med. **95**, 190–192 (1957).

UMBER, F.: Die Stoffwechselkrankheiten in der Praxis. München, Selmann 1925, S. 112.

UMBER, F., ROSENBERG, M.: Über insulinrefraktäre Zuckerausscheidungen und Klassifikation des Diabetes auf Grund seines Verhaltens gegenüber Insulin. Klin. Wschr. **4**, 583–588 (1925).

VAHLEN, E.: Über den Einfluß bisher unbekannter Bestandteile des Pankreas auf den Zuckerabbau. Z. physiol. Chem. **59**, 194–222 (1909).

VAHLEN, E.: Über Metabolin und Antibolin aus Hefe. Zschr. physiol. Chem. **106**, 133–177 (1919).

VALENTINI, M.B.: Praxis Medicinae Infallibilis. Frankfurt/Main 1711, Cap. 7, S. 384f.

Vanni, L.: Sugli Effetti del estirpazione del pancreas. Arch. ital. clin. med. **33**, 157–206 (1894).

Vanni, L., Burzagli, G.B.: Due casi di diabetes trattati con iniezioni ipodermiche di estratto glicerico e con l'uso interno di pancreas fresco Morgagni **37**, 470–486 (1895).

Vargas, F.L.: Descubrimiento de la insulina y de sus antagonistas, y repercusión en el conociemento de la diabetes. Rev. med. Chile **92**, 789–794 (1964).

Vargas, F.L.: Revisión histórica de la contribución de Houssay y collaboradóres al rol de la hipáfisis anterior en la diabetes mellitus. Rev. med. Chile **100**, 728–732 (1972).

Veith, I.: Four Thousand Years of Diabetes. Modern Med. **39**, 118–125 (1971).

Vesal, A.: De Corporis Humani Fabrica. Basel 1543, Lib. 5, F. 4, S. 606.

Virchow, R.: Zur Chemie des Pankreas. Arch. path. Anat. **7**, 580 (1854).

Vonkennel, J., Kimmig, J.: Versuche und Untersuchungen mit neuen Sulfonamiden. Klin. Wschr. **20**, 2–8 (1941).

Voss, F.: Ältere Geschichte des Diabetes. München 1936.

Voss, H.: 100 Jahre Langerhanssche Inseln. Anat. Anz. **125**, 333–335 (1969).

Wagner, R.: 50 Jahre erlebte Kinderheilkunde. Öster. Ärzteztg. **26**, 1501–1507 (1971).

Waldberg, W.: Pioniere der Medizin. München: Markus 1971, S. 242ff.

Warren, S.: Adenomas of the Islands of Langerhans. Amer. J. Path. **2**, 335–340 (1926).

Watanabe, C.K.: Studies in the Metabolic Changes Induced by Administration of Guanidine Bases. I.: Influence of Injected Guanidine Hydrochloride upon Blood Sugar Content. J. Biol. Chem **33**, 253–265 (1918).

Weichselbaum, A., Stangl, E.: Zur Kenntnis der feineren Veränderungen des Pankreas bei Diabetes mellitus. Wien. klin. Wschr. **14**, 968–972 (1901).

Weichselbaum, A., Stangl, E.: Weitere histologische Untersuchungen des Pankreas bei Diabetes mellitus. Wien. klin. Wschr. **15**, 969–977 (1902).

Wepfer, J.J.: Cicutae Aquaticae Historia et Noxae. Basel, König 1679.

Wessing, A.: Die diabetische Retinopathie. In: Diabetes im Bild. H. 8 o.J.

Wharton, T.: Adenographia: sive, Glandularum Totius Corporis Descriptio. London 1656, Ausgabe Amsterdam 1671, Cap. 8, S. 65ff.

WHITE, H.: On the Treatment of Diabetes mellitus by Feeding on Raw Pancreas and by the Subcutaneous Injection of Liquor Pancreaticus. Brit. Med. J. **I**, 452–453 (1893).

WIENER, Arch. exp. path. Pharmakol. **42**, 375 (1899).

WIENER, H.: Über Zersetzung und Bildung der Harnsäure im Thierkörper. Archiv für experimentelle Pathologie und Pharmakologie **42**, 375–398 (1899).

WILDER, R.M.: Karl Petrén. A Leader in Pre-Insulin Dietary Therapy of Diabetes. Diabetes **4**, 159–160 (1955).

WILDER, R.M., ALLAN, F.N., POWER, M.H., ROBERTSON, H.E.: Carcinoma of the Islands of the Pancreas. Hyperinsulinism and Hypoglycemia. J. Amer. Med. Ass. **89**, 348–355 (1927).

WILLIS, T.: Pharmaceutice Rationalis siva Diatriba de Medicamentorum Operationibus. London 1674, Sect. 4, Cap. 3, S. 113f.

WILLS, W.A.: A Case of Diabetes Treated by the Administration of Raw Pancreas. Brit. Med. J. **I**, 1265–1266 (1895).

WINTERNITZ, H.: Der Anteil J. von Merings an der Entdeckung des Pankreasdiabetes. Med. Klin. **27**, 1299 (1931).

WINTERNITZ, H.: Noch einmal der Anteil J. von Merings an der Entdekkung des Pankreasdiabetes. Med. Klin. **28**, 138–139 (1932).

WINTERNITZ, W., STRASSER, A.: Strenge Milchkuren bei Diabetes mellitus. Zbl. inn. Med. **20**, 1137–1139 (1899).

WIRSUNG, J.G.: Figura Ductus Cuiusdam cum Multuplicis Suis Ramis in Pancreate ... noviter Observati. Padua 1642.

WIRSUNG, J.G.: Epistola ad Riolanum. In: RIOLAN, J.: Opera Anatomica Vetera Recognita et Auctiora. Paris 1649, S. 811ff.

WOLFF, G.: Abriß der Geschichte der Zuckerkrankheit. Med. Mschr. **7**, 253–254 und 527–529 (1953) **9**, 37–41 (1955).

WOLFF, G.: Zucker, Zuckerkrankheit und Insulin. Eine medizin- und kulturhistorische Studie. Remscheid-Lennep, Dustri 1955.

WOLFF, G.: Die Entdeckung des Insulins vor 35 Jahren durch Banting und Best. Med. Mschr. **10**, 468–470 (1956).

WOLFF, G.: Der Zuckerstoffwechsel – eine biographische Studie. Med. Mschr. **12**, 766–774 (1958).

WOLFF, G.: Beiträge berühmter Studenten zur Erforschung des Zuckerstoffwechsels. Münch. med. Wschr. **102**, 1203–1208 (1960).

WOLFF, G.: Insulinresistenz. Med. Welt N F **19**, 1139–1143 (1968).

WOLFF, G.: La découverte de l'insuline. Med. Hyg. **29**, 1102 (1971).

WOLFF, G.: Zur Geschichte der Harnzuckeruntersuchung. Ther. Monat (Boehringer Mannheim) **7**, 321–323 u. 838–846 (1957).

WOLFF, J.: Die Lehre von der Krebskrankheit von den ältesten Zeiten bis zur Gegenwart. Bd. 2, Jena 1911. S. 749ff.

WOLLASTON, W. H.: On the Non-Existence of Sugar in the Blood of Persons Labouring under Diabetes mellitus. Phil. Transact. Roy. Soc. London (1811) 96–109.
WON, K. C., WU, L. T.: History of Chinese Medizine. 2. Aufl. Shanghai, National Quarantaine Service 1936.
WOOD, N.: The Treatment of Diabetes by Pancreatic Extracts. Brit. Med. J. **I**, 64 (1893).
WRENSHALL, G. A., HETENYI, G., FEASBY, W. R.: The Story of Insulin. London 1962. Dtsch. Übers.: Insulin. Die Geschichte eines Sieges. Hrsg. v. H. GRAUPNER. Oldenburg-Hamburg, Stalling 1963.
WRIGHT, J. H., JOSLIN, E. P.: Degeneration of the Islands of Langerhans of the Pancreas in Diabetes mellitus. J. Med. Res. **1**, 360–365 (1901).
YOUNG, F. G.: Permanent Experimental Diabetes Produced by Pituitary (Anterior Lobe) Injections. Lancet **II**, 372–374 (1937).
YOUNG, F. G.: Claude Bernard and the Discovery of Glycogen. Brit. Med. J. **I**, 1431–1436 (1957).
YOUNG, F. G.: Intern. Diab. Fed. News Bull. **16**, 3–4 (1971).
ZACUTUS LUSITANUS: Opera. Lyon 1649, S. 445.
ZAHN, H.: Präparative Insulinchemie und Medizin. Jb. Univ. Düsseldorf 1972/73, Düsseldorf 1975, Triltsch, S. 115–128.
ZAHN, H., BRINKHOFF, O.: Zur Chemie der Rekombination von Insulinketten zu biologisch aktivem Insulin. Angew. Chem. **77**, 509 (1965).
ZANDER, K.: Zur Begriffsbestimmung des Diabetes mellitus. Med. Diss. Freiburg/Breisgau 1972.
ZAREMBA, R. W. V.: Die Heilkunst in China. Janus, Leiden **9**, 257–269 (1904).
ZIMMERMANN, O. C.: Die erste Beschreibung von Symptomen des experimentellen Pankreas-Diabetes durch den Schweizer Johann Conrad Brunner (1653–1727). Med. Diss. Basel 1944 und Gesnerus **2**, 109–130 (1945).
ZUELZER, G. L.: Experimentelle Untersuchungen über den Diabetes. Berl. klin. Wschr. **44**, 474–475 (1907).
ZUELZER, G. L.: Untersuchungen über den experimentellen Diabetes. Verh. dtsch. Ges. inn. Med. **24**, 258–263 (1907).
ZUELZER, G. L.: Über Versuche einer specifischen Fermenttherapie des Diabetes. Z. exp. Path. Pharmakol. **5**, 307–318 (1908).
ZUELZER, G. L.: Über Versuche einer spezifischen Fermenttherapie des Diabetes. Z. exp. Path. Ther. **23**, 307–318 (1909).
ZUELZER, G. L.: Über Acomatol, das deutsche Insulin. Med. Klin. **47**, 1551–1552 (1923).

ZUELZER, G.L.: Diskussionsbeitrag zur Diabetesbehandlung mit Insulin. Verh. dtsch. Ges. inn. Med. **36**, 135–136 (1924).
ZUELZER, G.L., DOHRN, M., MARXER, A.: Neuere Untersuchungen über den experimentellen Diabetes. Dtsch. med. Wschr. **34**, 1380–1385 (1908).
ZUELZER, G.L., DOHRN, M., MARXER, A.: Zur oralen Diabetestherapie mit Glibenclamid. Dtsch. Ärztebl. **67**, 2371 (1970).

Sachverzeichnis